N 生 理 学

田中 明 編著

青峰 正裕
荒木 英爾
京泉 誠之
中条 偉正
深尾 里晴
山里 晃弘
共著

建帛社
KENPAKUSHA

はじめに

　人体を構成する基本単位は細胞です。細胞が集まって特定の働きをする組織をつくり，組織が集まって特定の働きをする器官をつくります。そして，器官が集まって特定の働きをする器官系をつくり，複数の器官系が集まってひとつの個体，人体をつくります。

　人体を構成するこれら細胞，組織，器官，器官系の構造を学ぶのが「解剖学」です。そして，人体を構成する細胞，組織，器官，器官系がどのような働き（機能）をしているか，すなわち，人体を構成する構造物の生命現象を学ぶのが「生理学」です。生理学は正常の状態での人体構造物の働きを学ぶ学問ですが，人体の構造物，あるいは構造物の働き（機能）がどのように変化するか，どのように異常になるかを学ぶのが「病理学」です。さらに，疾患ごとに人体の構造物がどのように変化して，異常になっているかを学ぶ学問が「臨床学」です。このように，生理学は，解剖学から病理学，臨床学への橋渡しをする重要な学問領域です。生理学で正常な状態での生命現象を十分に理解しておくことは，病理学，臨床学での異常を理解するのに大変重要なことです。また，生理学で人体の構造物の機能を理解するためには，構造物そのもの，すなわち解剖学の知識が必要であることはいうまでもありません。

　本書は，生理学が，解剖学から病理学，臨床学への橋渡しをするという立場から，人体の構造―解剖学―に関すること，また，人体の構造物の異常―病理学，臨床学―に関することにも十分触れるように努力しました。

　生理学は人体の構造物の働き―生命現象―を学ぶ学問ですが，正常状態での生命現象のほとんどは，体内の恒常性（ホメオスタシス）を保つための働きであるといっても過言ではありません。恒常性とは，外部環境の変化に応じて，体内環境を一定に保とうとして起こる反応をいいます。例えば，体内の水分が不足する状態（脱水）になると，体内の水分を増やそうとする反応が起こります。すなわち，口渇感が起こり，飲水が増加し，腎臓からの尿の排泄が減少して，体内の水分を一定に保とうとします。これが恒常性です。生理学では，体内の水分が不足するメカニズム，体内の水分が増加するメカニズムを学びます。体内水分が不足した場合，恒常性を保つためにはどのような反応―生命現象―が起こるかを考えることが生理学を理解するコツです。つまり，恒常性をいつも念頭において生命現象を考えることが生理学の理解を容易にするといえます。

学生に苦手な分野についてのアンケートをとると，生理学はいつも上位にあがってきます．生理学の講義を担当していて感じることは，生理学を苦手とする学生は教科書を丸暗記しようとしていることです．ただ丸暗記をしたのでは，時間が過ぎれば簡単に忘れてしまいます．人体を構成する構造物である細胞，組織，器官，器官系はなぜ，教科書に書かれているような働きをするのかを理解してください．理解して覚えたことは時間がたっても忘れません．外部環境が変化した場合，どのような反応が起こるか考えてください．すなわち，恒常性をいつも念頭において理解するように心がけてください．

　最後に，この本の編集にあたり，各執筆者には多大なご協力をいただきましたことを深謝いたします．また，各先生方，読者諸氏の忌憚のないご意見をいただければ幸いです．

　　2005年8月

　　　　　　　　　　　　　　　　　　　　　　編　者　田　中　　明

生理学 目次

第1章 生理学序論―人体の基本構造と生命活動― 1

1. 細胞とその機能 1
- 1.1 細胞の構造 　1
- 1.2 細胞の機能 　3
- 1.3 細胞の一生 　6

2. 人体の構成成分とその機能 9
- 2.1 たんぱく質 　9
- 2.2 脂質 　9
- 2.3 糖質 　9
- 2.4 核酸 　10
- 2.5 無機質 　10

3. 組織 10
- 3.1 上皮組織 　11
- 3.2 支持組織 　13
- 3.3 筋組織 　14
- 3.4 神経組織 　15

4. 器官，器官系 15
- 4.1 器官 　15
- 4.2 器官系 　15

5. 恒常性 15
- 5.1 体内の水分，pH，電解質の調節 　15
- 5.2 ホルモンのフィードバック 　17

第2章 内部環境 18

1. 内部環境 18
- 1.1 体液 　18

2. 血液 29
- 2.1 血液循環の意義と原理 　29
- 2.2 血液の組成と役割，血漿たんぱく質の機能，造血と血球分化 　30
- 2.3 赤血球の機能 　35
- 2.4 免疫系 　38
- 2.5 血液型 　40
- 2.6 出血と止血 　43

生理学

第3章　調節する働き ... 48

1. 調節系の構成と調節機能の概要：種類と特性 ... 48
- 1.1 恒常性の調節 ... 48
- 1.2 神経系と内分泌系 ... 48

2. 神経と神経系 ... 49
- 2.1 神経の構造と働き：興奮の伝導とシナプス伝達 ... 49
- 2.2 神経系の機能構成と特性 ... 56

3. 中枢神経系（脳・脊髄）の構造と基本的な働き ... 57
- 3.1 脊髄 ... 57
- 3.2 脳 ... 62

4. 自律神経系による内臓機能の自律調節 ... 71
- 4.1 自律神経の分布と機能（伝達物質受容機構） ... 71
- 4.2 自律機能調節の特性 ... 75

5. 内分泌系 ... 76
- 5.1 内分泌腺とホルモン ... 76
- 5.2 ホルモンの作用機序と分泌調節 ... 84
- 5.3 ホルモンによる生理機能の調節 ... 87
- 5.4 ホルモンと生殖機能 ... 90

第4章　人体を構築し支持する器官系 ... 101

1. 骨格系 ... 101
- 1.1 骨格の構成 ... 101
- 1.2 骨の内部構造 ... 103
- 1.3 骨の発生と成長 ... 104
- 1.4 骨のカルシウム代謝 ... 105
- 1.5 造血 ... 106
- 1.6 骨の生理機能 ... 106

2. 骨格筋系 ... 106
- 2.1 骨格筋の分布と運動における働き ... 106
- 2.2 骨格筋の働き ... 108

3. 皮膚 ... 113
- 3.1 皮膚の組織構造 ... 113
- 3.2 皮膚の生理機能 ... 115

生 理 学

第5章　調節されて恒常性を維持する器官系 …… 118

1. 血液循環機能 …… 118
    1.1 心臓の内部構造と血管連絡，冠循環系の特異性 …… 118
    1.2 心臓ポンプ機能（収縮・弛緩），心臓の仕事周期 …… 127
    1.3 血圧とその測定法 …… 136
    1.4 循環機能調節 …… 139
2. 呼吸機能 …… 142
    2.1 呼吸器系の構造と機能 …… 142
    2.2 呼吸運動と肺換気 …… 146
    2.3 呼吸機能調節 …… 156
3. 泌尿機能 …… 159
    3.1 泌尿器系の構成 …… 159
    3.2 腎臓の機能 …… 161
    3.3 排　尿 …… 166
4. 消化・吸収 …… 170
    4.1 消化・吸収の意義と基本過程 …… 170
    4.2 消化管系の構成と消化管運動 …… 170
    4.3 消化腺の分泌と調節 …… 183
    4.4 管内中間消化と膜消化 …… 189
    4.5 肝　臓 …… 191
5. 代謝と体温 …… 195
    5.1 エネルギー代謝の諸相と評価 …… 195
    5.2 体温の定義とその分布 …… 197
    5.3 熱 平 衡 …… 199
    5.4 体温の恒常性維持調節 …… 204
    5.5 体温調節の異常 …… 206

第6章　生活活動と健康 …… 210

1. 人間の知的行動 …… 210
    1.1 大脳の構造と大脳皮質における意識活動の局在性 …… 210
    1.2 行動の原理：恒常性行動（動機付け行動）と社会的・文化的行動 …… 210
    1.3 随意運動調節の機序 …… 211
    1.4 感覚と認知 …… 211
2. 生活活動としての運動 …… 220
    2.1 筋収縮の仕事と栄養供給過程 …… 220

生 理 学

  2.2　運動時の動的生理学的機能調節とその意義………… *221*
  2.3　生活活動能力（運動能力）の評価とライフサイクル … *222*
  2.4　運動の効果：運動不足の影響と運動鍛錬効果……… *222*
 3. 健康づくり …………………………………………………… ***223***
  3.1　生活バランスの体組成と生理学的機能に対する影響
   ………………………………………………………… *223*
  3.2　健康づくりの基本…………………………………… *224*

索　　引……………………………………………………………… ***234***

第 1 章

生理学序論 －人体の基本構造と生命活動－

　人体を構成する細胞は構造と機能の最小単位である。組織は同じような性質をもつ細胞の集合であり，複数の組織は集合して一定の機能をもつ器官を形成する。複数の器官は協力して一連の機能を営む器官系をつくり，複数の器官系が集まり人体という個体を形成する。

1. 細胞とその機能

1.1　細胞の構造（図1－1）

　細胞は，周囲を覆う**細胞膜**，**核**，および**細胞質**で構成される。ただし，赤血球，血小板は例外で核がない。核や細胞質を構成する物質を**原形質**という。細胞の大きさや形はさまざまで，小さいものは3 μmの血小板から，大きいものは直径約200 μmの卵細胞，長いものは1m以上の突起をもつ神経細胞がある。**細胞質**には特別な形と機能をもつ，小胞体，ゴルジ体，ミトコンドリア，中心体，リソゾームなどの**細胞小器官**がある。

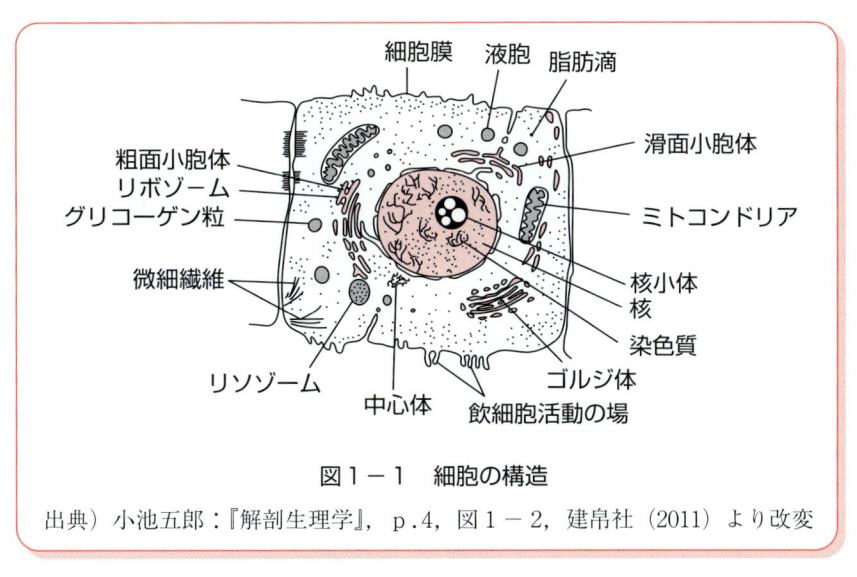

図1－1　細胞の構造

出典）小池五郎：『解剖生理学』，p.4，図1－2，建帛社（2011）より改変

（1）細胞膜（図1-2）

リン脂質の二重層から成り，その間にたんぱく質やコレステロールも含まれる。たんぱく質は酵素や受容体として働く。細胞膜は細胞の外面を包むだけでなく，外界との物質の移動や膜電位の発生にも働く。

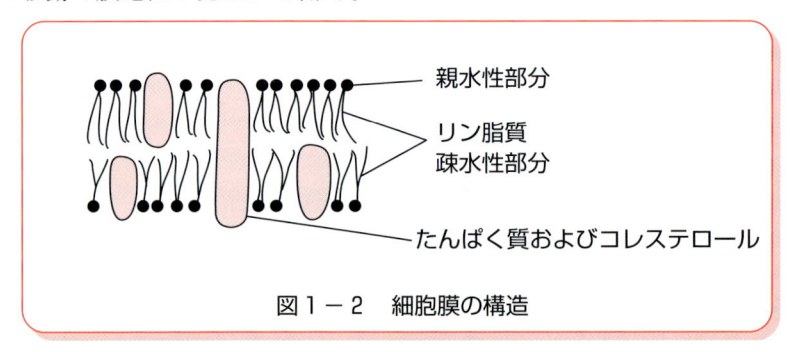

図1-2　細胞膜の構造

（2）核

核膜に包まれ，核膜には核膜孔という小孔がある。核には染色質と核小体がある。染色質には遺伝情報を担うデオキシリボ核酸（DNA），核小体にはリボ核酸（RNA）を含む。DNAを鋳型にしてつくられたRNAは核膜孔を通り細胞質に出て，小胞体に至る。

（3）細胞質

細胞質は細胞小器官とその間を満たす流動性のある細胞質ゾルから成る。

1）小胞体

外面にリボゾーム粒子が付着している粗面小胞体とリボゾーム粒子をもたない滑面小胞体がある。リボゾームはRNAを含み，粗面小胞体ではたんぱく質が合成される。遊離のリボゾームもある。滑面小胞体は細胞によりさまざまな働きをしており，肝細胞では解毒や脂質代謝，性腺細胞ではステロイドホルモンの合成，筋細胞ではカルシウムの取り込み，また，多くの細胞でグリコーゲンの合成分解に関与している。

2）ゴルジ体

扁平な円板状の小嚢が重なった構造をしている。小胞体で合成されたたんぱく質に糖を付加する。腺細胞や神経細胞で発達しており，分泌機能をもつ。

3）ミトコンドリア（図1-3）

粒状，または糸状の小器官で，外膜と内膜の二重膜で覆われ，内膜は内面に向かってクリスタというひだを突出している。内部にはマトリックスがあり，細

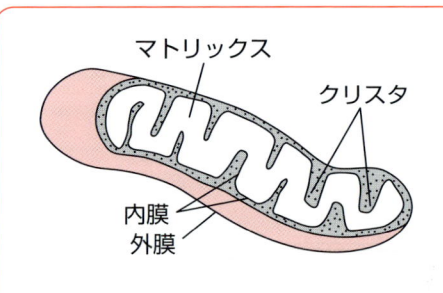

図1-3　ミトコンドリアの構造

出典）小池五郎：『解剖生理学』，p.5，図1-4，建帛社（2001）より改変

胞の活動エネルギーとなるアデノシン三リン酸（ATP）を合成する。

4）中　心　体
1対ある。細胞分裂のときに働き，紡錘糸の両端部に位置する。

5）繊毛，鞭毛
細胞の表面から突出した細長い突起で，運動機能をもつ。数の多いものを繊毛，少ないものを鞭毛という。

6）リソゾーム
球状の小体で，加水分解酵素を多数含み，細胞内の不要物を分解処理する。

7）細 胞 骨 格
細胞骨格は細胞質にあり，微小管やフィラメントから成る。

8）そ の ほ か
細胞質にはグリコーゲン顆粒，脂肪滴，色素顆粒，分泌顆粒，結晶などの封入体と化学反応の場である細胞質ゾルがある。

微絨毛は細胞表面から突出する小突起で，細胞表面積を大きくするのに役立つ。

1.2　細胞の機能
（1）エネルギー代謝
1）同化・異化と異化代謝
細胞の成分は常に，一部が合成され，一部が分解され，入れ換わっている。細胞の成分が合成されるのを同化，分解されるのを異化という。異化反応にはエネルギーを生じ，不用物を処理する働きがある。同化と異化により，細胞がさまざまな物質を合成したり，分解したり，エネルギーをつくったりすることを代謝という。

2）解　糖（図1-4）
細胞では生命活動に必要なエネルギーを異化により作り出している。エネルギー源として主に使用されるのは糖質と脂質であり，たんぱく質は飢餓状態の場合にはエネルギー源に使用されるが，通常は細胞をつくる材料になる。

グルコース（ブドウ糖）を分解してエネルギーを得る反応を解糖という。グルコースはグルコースリン酸を経て，ピルビン酸，さらに乳酸になる。この過程は酸素を必要としないので嫌気性解糖という。解糖は細胞質で行われる。

3）呼　吸（図1-4）
解糖で生じたピルビン酸は，アセチルCoAを経て，クエン酸回路（TCA回路）さらに電子伝達系に進み，解糖よりも多いエネルギーを作り出す。この過程は酸素を取り入れて，二酸化炭素と水を生じるので呼吸という。電子伝達系はミトコンドリアの内膜，クエン酸回路はミトコンドリアの基質にある。

脂肪が分解されるときにもエネルギーがつくられる。脂肪は分解されて脂肪酸となり，グルコースと同様に，クエン酸回路，電子伝達系に進む。

グルコースや脂肪が分解されてエネルギーを生じるが，その一部は熱に変わり体温

図1－4　解糖と呼吸

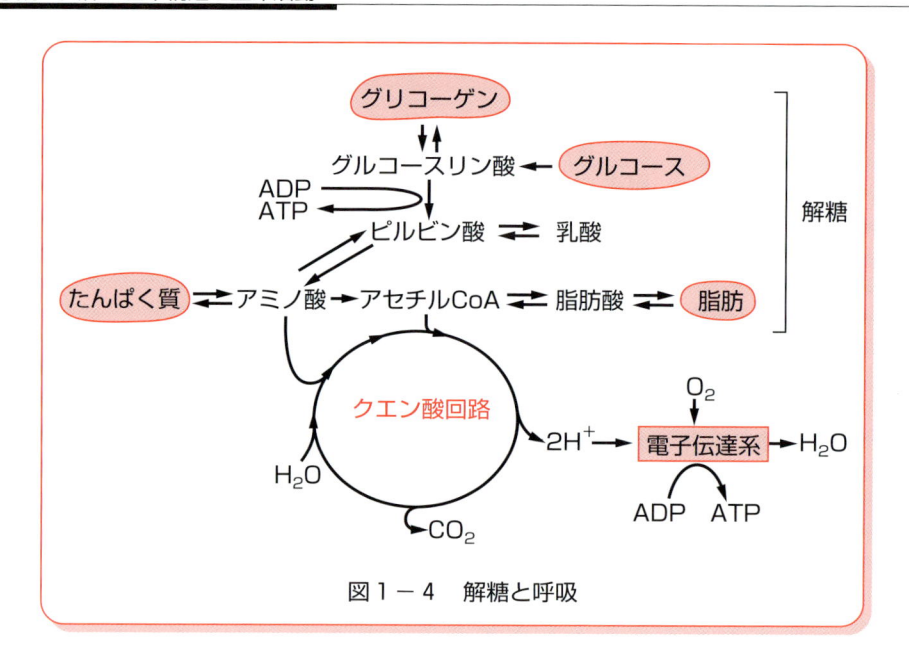

の維持に使用され，一部はADP（アデノシン5′－二リン酸）をATP（アデノシン5′－三リン酸）に変換するのに使用される。解糖や呼吸により生じるエネルギーもATPに変換され蓄えられる。ATPが分解してADPとなる際に生じるエネルギーは筋収縮などの活動に広く利用される（ATP→ADP＋リン酸＋エネルギー）。

（2）細胞膜の機能（表1－1）

表1－1　細胞膜の機能

- 物質の移動
- 物質の取り込み，排出（エンドサイトーシスとエキソサイトーシス）
- 興奮を伝導する
- 受容体

1）物質の移動（表1－2）

細胞膜を通じてさまざまな物質が細胞を出入りしている。その形式には，拡散，ろ過，浸透，および能動輸送がある。細胞内で合成された物質が細胞外に出されることを**分泌**という。分泌のうち，細胞内で不用になったものが細胞外に出されることを**排泄**という。

表1－2　物質の移動

受動輸送─拡散，ろ過，浸透
能動輸送

① 拡　　散

濃度の高いほうから低いほうに物質が移動する現象を**拡散**という。肺胞と血液のガス交換は拡散による。すなわち，酸素は濃度の高い肺胞から血液に，二酸化炭素は濃度の高い血液から肺胞に移動する。

② ろ　　過

　物質の大小によりふるい分けすることを**ろ過**という。腎糸球体の動脈壁はろ過機能をもち，たんぱく質のような大分子はろ過されない。

③ 浸　　透（図1-5）

　物質により細胞膜を通過できたり，できなかったりする性質を**半透性**という。このような性質をもつ生体膜を**半透膜**という。通過できない物質の濃度が半透膜の両側で異なる場合，濃度の低いほうから高いほうに水の移動が生じる。この現象を**浸透**といい，水が移動する力を**浸透圧**という。

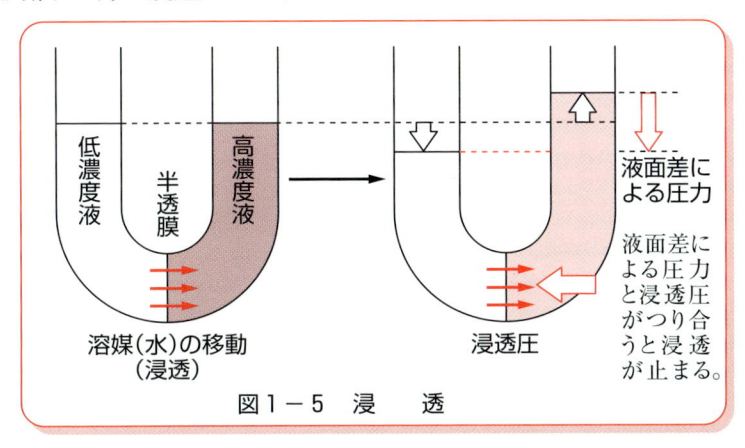

図1-5　浸　　透

④ 能動輸送

　細胞はエネルギーを使用して必要な物質を取り入れたり，不用な物質を排出したりすることがあり，これを**能動輸送**という。これに対して，拡散，ろ過，浸透は物質移動にエネルギーを必要としないので**受動輸送**という。腸管壁からグルコースやアミノ酸は能動輸送により吸収される。

２）エンドサイトーシスとエキソサイトーシス（図1-6）

　細胞膜の一部が小さく陥入して小胞をつくり，その小胞の中に物質を包んで細胞内に取り込む輸送方法を**エンドサイトーシス**という。逆に，細胞膜で小胞をつくり，物質をその中に入れて小胞ごと細胞外に排出する輸送方法を**エキソサイトーシス**という。腺の分泌や神経伝達物質の放出はこの方法による。

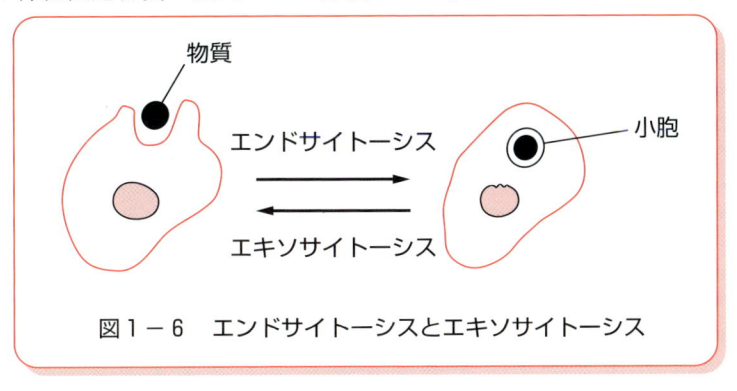

図1-6　エンドサイトーシスとエキソサイトーシス

3）興奮と伝導

細胞の内外ではイオン濃度が異なるため，細胞膜の内側は外側に対して－60～－90mVの負の電位をもつ。これを**静止電位**という。神経や筋細胞に外から刺激が加わると，細胞膜のイオン透過性が変わり，一過性の膜電位の変化を生じる。これを**活動電位**という。外部刺激に対する反応を**興奮**といい，神経細胞は活動電位によって興奮を伝導し，筋細胞は活動電位により収縮を起こす。一つの細胞の中で興奮が伝わることを伝導，他の細胞に興奮が移ることを**伝達**という。

4）受 容 体

細胞膜には細胞外からの特別な刺激を受け入れるたんぱく質から成る装置があり，これを**受容体**という。受容体はその受容体ごとに受け入れる刺激が決まっており，その刺激しか反応しない。舌の味細胞には味を感じる受容体，ホルモンを受け入れる受容体，薬の作用を受け入れる受容体などさまざまな受容体がある。

（3）細胞の運動

細胞の形が変化し，位置が移動することを細胞の運動という。白血球は細胞を変形させて移動するが，これを**アメーバ運動**という。また，白血球は細胞を変形させて異物を取り囲み，細胞内へ取り入れる。これを**食作用**という。特に，液体を取り込む場合は**飲作用**という。気管の上皮細胞には小さな繊毛があり，これを絶えず動かして，気管壁に付いた異物を外に排出する。これを**繊毛運動**という。精子は長い鞭毛をもち，これを動かして活発に運動をするが，これを**鞭毛運動**という。

筋細胞は，細胞内のフィラメントのスライドによって収縮する。筋肉の運動はすべてこの筋細胞の収縮によって行われる。

1.3 細胞の一生（表1-3）

(1) 細胞の分化

ヒトの細胞は1個の受精卵から始まる。発生の過程で，細胞分裂を繰り返し，細胞はその数を増していくとともに，特定の機能をもつ細胞群へと変化していく。この過程を**細胞の分化**という。特定の機能をもつ細胞群の基になる細胞を**幹細胞**という。

細胞には寿命があり，障害を受けた細胞や老化した細胞は新しい細胞に置き換えられていく。分化した細胞は自己増殖能力に劣ることが多く，増殖能力の旺盛な幹細胞から分化した細胞が供給されることが多い。

表1-3 細胞の一生

受精卵 → （増殖・分化） → 幹細胞 → （増殖・分化） → 特定の機能をもつ細胞 → 細胞死

（2）細胞の増殖

細胞分裂には有糸分裂と無糸分裂がある。ヒトの体細胞においては通常，有糸分裂が行われる。細胞は分裂能力のある限り，再生をするが，障害や老化により死んでいく。生殖細胞では減数分裂が行われる。

1）有糸分裂（図1-7）

1個の母細胞は2個の娘細胞に分裂する。分裂の際にDNAは複製され，母細胞と娘細胞は同じ遺伝子をもつことになる。有糸分裂は4期に分けられる。

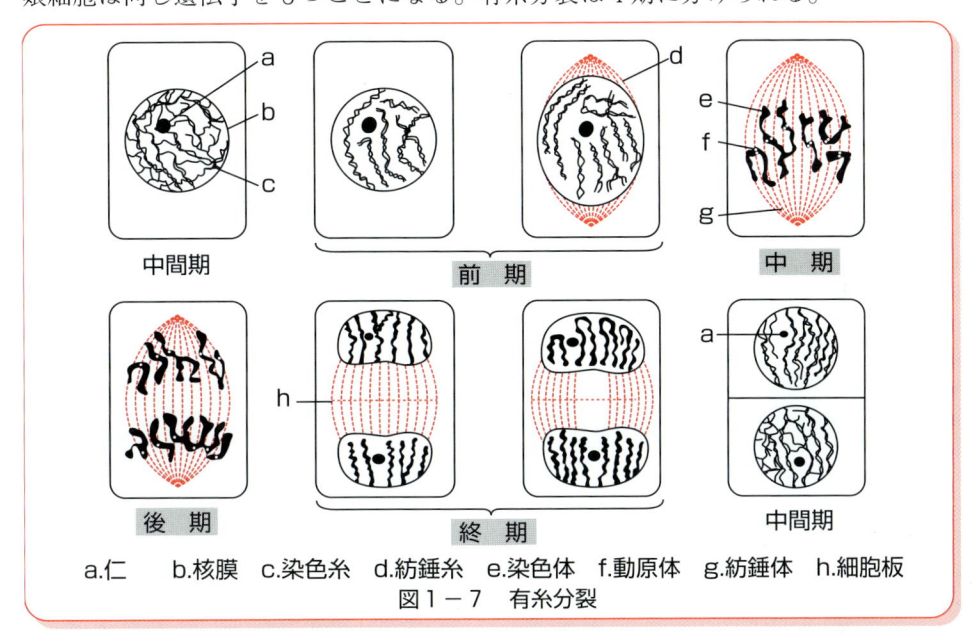

a．仁　　b．核膜　　c．染色糸　　d．紡錘糸　　e．染色体　　f．動原体　　g．紡錘体　　h．細胞板

図1-7　有糸分裂

① **前　期**：核は大きさを増し，染色質は太くなり染色体となる。核小体と核膜は消失する。1対の中心体は，それぞれ細胞の両極に移動し，両極の中心体を結ぶ有糸分裂紡錘が形成される。
② **中　期**：各染色体は有糸分裂紡錘の赤道面上に並ぶ。
③ **後　期**：染色体は縦に分裂し，2個の娘染色体となる。分裂した娘染色体は互いに遠ざかり，両極の中心体に向かい移動する。
④ **終　期**：細胞質の分裂が始まり，両極に移動した染色体が不明瞭になり元の核の状態になると，細胞質は完全に2分され，有糸分裂は完了する。

2）無糸分裂

核と細胞質が細長くなり，中央にくびれを生じて2個の細胞に分裂する。

3）減数分裂（表1-4，図1-8）

生殖細胞は減数分裂を行い，最終的にDNA量は半減する。2段階から成る。

① **第一分裂**：DNAの複製が行われ，DNA量は2倍（4倍体）になる。相同染色体の間で部分的な交叉が行われた後，最初の細胞分裂が行われる。分裂後の細胞のDNA量は変わらない（2倍体）が，染色体数は半減する。

表1－4　減数分裂

DNA複製 → 染色体の交叉 → 第一分裂（染色体数半減）→ 第二分裂（DNA量半減）

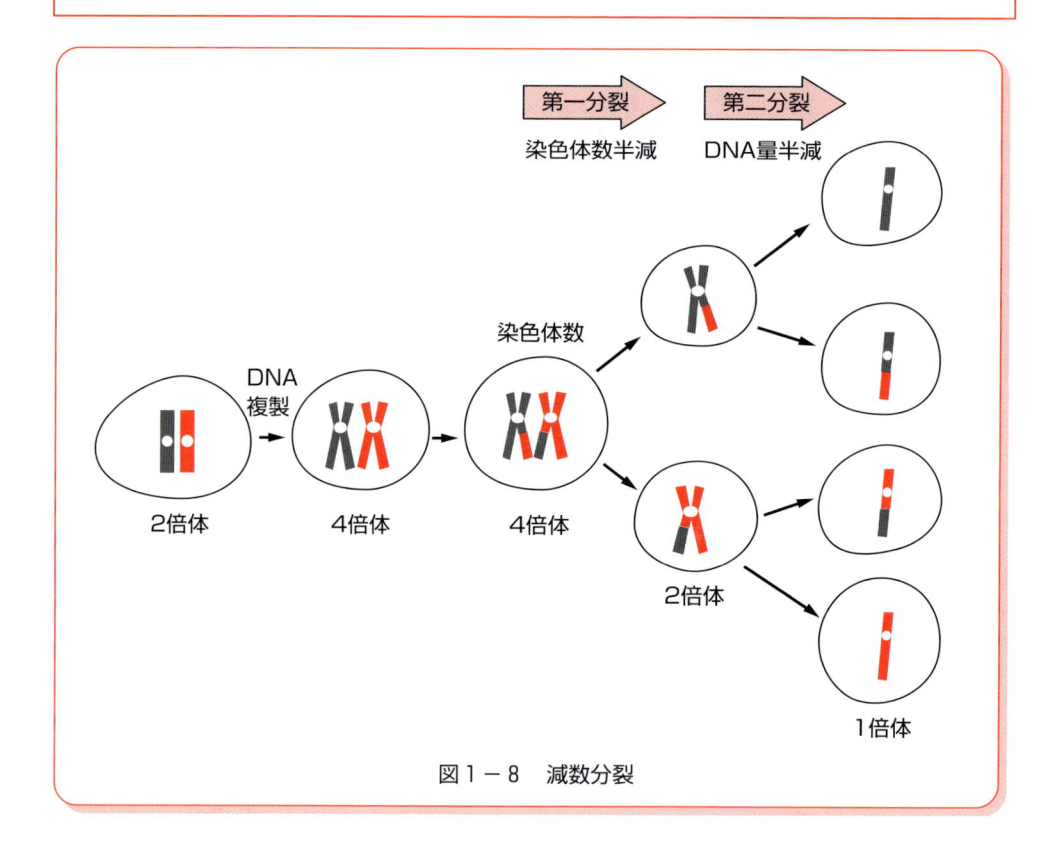

図1－8　減数分裂

② **第二分裂**：次いで，DNAは複製されずに，染色体は2分裂した後，2回目の細胞分裂が行われる。結局1個の母細胞から半分量のDNA（1倍体）をもつ細胞が4個できる。これを配偶子といい，男性では精子，女性では卵子となる。

(3) 細 胞 死（表1－5）

細胞の死には**ネクローシス**（壊死ともいう）と**アポトーシス**（自死）の2通りある。

1) ネクローシス

毒素や酸素欠乏，熱や酸，放射線などの物理化学的障害を受けることにより，細胞

表1－5　細胞死

ネクローシス	アポトーシス
非生理的，病的な現象 細胞は膨化した後，融解し，死に至る	生理的，予定された死 細胞は縮小し，断片化して死滅する

集団が一度に死滅する現象をネクローシスという。細胞は膨化した後，融解し，死に至る。この細胞死は非生理的で，病的な現象であり，不慮の死である。周囲に病的な反応を引き起こす。

2) アポトーシス

老化して機能を果たせなくなった細胞や，発生の段階で存在意義を失った細胞は生理的な現象として死に至る。小腸の上皮細胞は古い細胞は死に，新しい細胞に絶えず置き換わる。これは予定された死であり，合目的的な死である。このような細胞死をアポトーシスという。細胞は縮小し，断片化して死滅する。

2．人体の構成成分とその機能

人体を構成する細胞は，水分，たんぱく質，脂質，糖質，核酸，無機質などの成分から成る。細胞成分の割合は水分（約85％）を除くとたんぱく質（約10％）が最も多い。人体全体の成分割合は，水分が約60％を占める。水分を除くと脂質とたんぱく質が多く，この3成分で，体全体の90％以上を占める（表1－6）。

表1－6　人体の構成成分　　（重量％）

	成人男性	成人女性
水　　　分	60%	56%
脂　　　質	18%	23%
たんぱく質	16%	15%
そ　の　他	6%	6%

（小池五郎：『解剖生理学』図1－6，建帛社，p.9（2001）より改変）

2.1　たんぱく質

たんぱく質は細胞の構造をつくる原料になるとともに，生体内の化学反応にかかわる酵素となる。すべての酵素はたんぱく質である。また，たんぱく質はペプチドホルモン，抗体などの主成分である。

人体を構成するたんぱく質としては筋（50％）が最も多く，骨・歯（20％），消化管（12％）と続いている。

2.2　脂　　質

リン脂質は細胞膜，核膜などの生体膜をつくる材料になる。脂肪細胞には大量の脂肪（トリグリセリド）が蓄えられており，エネルギー源として利用される。また，コレステロールはステロイドホルモン，胆汁酸の材料になる。

2.3　糖　　質

グルコースは多くの細胞に存在し，生体活動のエネルギー源として利用される。多数のグルコース分子が結合して安定型のグリコーゲンになり，主に肝細胞や筋細胞に貯蔵される。グリコーゲンは必要に応じてグルコースに分解されて利用される。

2.4 核　　酸

リン酸と五炭糖と塩基の3成分から成るモノヌクレオチド分子が多数結合して大きい分子になったのが核酸である。細胞の核には主にデオキシリボ核酸（DNA）が，細胞質には主にリボ核酸（RNA）が存在する。DNAの五炭糖はデオキシリボースであり，RNAの五炭糖はリボースである。DNAの塩基はアデニン（A），グアニン（G），シトシン（C），チミン（T）の4種類から成る。RNAの塩基はチミンがウラシル（U）に代わり，A，G，C，Uの4種類から成る（表1－7）。

表1－7　核酸の構成

	五炭糖	塩基（4種類）
デオキシリボ核酸（DNA）	デオキシリボース	アデニン，グアニン，シトシン，チミン
リボ核酸（RNA）	リボース	アデニン，グアニン，シトシン，ウラシル

核酸はたんぱく質合成に関係する。核内のDNAがもつたんぱく質合成のための遺伝情報はmRNA（メッセンジャーRNA）に写し取られる。mRNAは細胞質のリボソームに運ばれ，リボソームはmRNAの遺伝情報に基づいてたんぱく質を合成する。

2.5 無　機　質

細胞内にはカリウム（K）イオンが大量に含まれる。そのほか，マグネシウム（Mg），カルシウム（Ca），塩素（Cl）などのイオンが存在する。

人体を構成する元素は，水分の割合の多いのを反映して酸素が最も多い（O：65.0％）。次は炭素（C：18％），水素（H：16％），窒素（N：3％），カルシウム（Ca：1.5％），リン（P：1.0％）の順に多く，このほかにカリウム（K），硫黄（S），ナトリウム（Na），鉄（Fe）などが微量含まれる。カルシウム塩は骨の主成分であるとともに，筋収縮，血液凝固などに関係する。鉄（Fe）は赤血球中のヘモグロビン分子の一部を構成する。

3. 組　　織

組織は，同じ方向に分化した細胞群と間質からつくられる。間質は繊維成分や液性成分から成る。細胞と間質の特徴から，組織は上皮組織，支持組織，筋組織，神経組織の四つに分けられる（表1－8）。

表1－8　組織の分類

・上皮組織
・支持組織（結合組織，軟骨組織，骨組織，血液・リンパ）
・筋組織
・神経組織

3.1 上皮組織

からだの表面を覆う皮膚や消化管，気道，尿路などの内腔面を覆う粘膜は上皮組織から構成されている。上皮組織は以下のような特徴をもつ。

① 間質に乏しく，ほとんどが細胞からできている。
② 上皮を構成する細胞は互いに接合している。
③ 上皮細胞は極性をもっており，外表に面する自由表面，隣接細胞に接する側面，結合組織に面する基底膜面が区別できる。

（1）上皮組織の種類（表1－9，図1－9）

細胞が1層に並ぶ単層上皮と2層以上に並ぶ重層上皮がある。単層上皮は，細胞の形から単層扁平上皮，単層立方上皮，単層円柱上皮に分けられる。重層上皮には，重層扁平上皮，多列繊毛上皮，移行上皮がある。重層扁平上皮は，最表面の細胞が扁平な細胞から成り，表皮，口腔や食道の粘膜などをつくる。気管や気管支の上皮にある多列繊毛上皮はすべての細胞は基底膜に乗っているが，背が低く自由表面に達しない細胞があるもので，自由表面に繊毛をもつ。尿管や膀胱の上皮にある移行上皮は伸縮性に富み，血管内腔が拡張すると，最表面の細胞は引っ張られて，立方形から扁平になる。

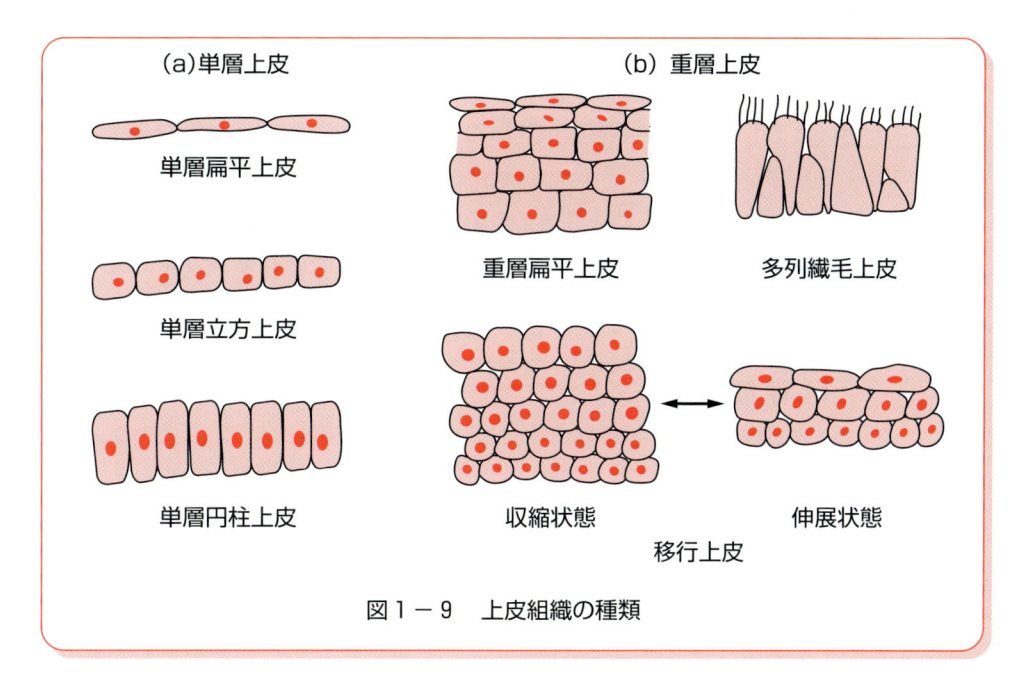

表1－9　上皮組織の種類

単層上皮 － 単層扁平上皮（血管内皮，肺胞）
　　　　　単層立方上皮（腎尿細管）
　　　　　単層円柱上皮（消化管上皮）

重層上皮 － 重層扁平上皮（食道上皮，皮膚）
　　　　　多列繊毛上皮（気道上皮）
　　　　　移行上皮（膀胱，尿管上皮）

図1－9　上皮組織の種類
（a）単層上皮：単層扁平上皮，単層立方上皮，単層円柱上皮
（b）重層上皮：重層扁平上皮，多列繊毛上皮，移行上皮（収縮状態／伸展状態）

（2）上皮細胞の接合（図1－10）
1）密着結合
上皮細胞は隣の細胞との間に隙間を認めない**密着結合**が発達している。密着結合は物質が細胞間隙を通過するのを抑制する働きがある。したがって，物質の移動は上皮細胞を通して行われる。

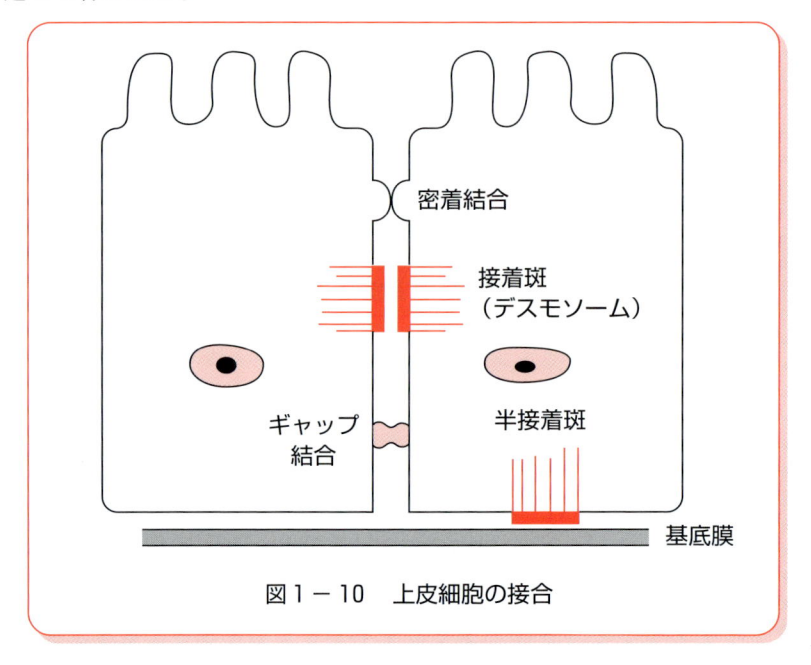

図1－10　上皮細胞の接合

2）接着斑（デスモソーム）
上皮細胞にみられる細胞同士の連結を強める装置である。接着斑には細胞内のフィラメントが集中しており，細胞の形を維持するのに役立っている。上皮細胞の基底膜面には同じような半接着斑が認められる。

3）ギャップ結合
上皮細胞や筋細胞では隣同士の細胞間で**ギャップ結合**を介して情報の伝達が行われる。小分子の物質はギャップ結合を介した細胞間の移動が可能である。

（3）上皮組織の働き
1）保護作用
上皮組織は外界と体内を区別し，外からの障害に対して内部を守る保護作用をもつ。
2）感覚作用
ある種の上皮細胞は外界の刺激を知覚する働きがある。鼻腔の嗅上皮はにおい物質に反応する。舌の味細胞は食物の味に反応する。
3）吸収作用
上皮細胞はさまざまな物質を選択的に取り入れる作用がある。

4）分泌作用

上皮細胞の中で，分泌機能の発達したものが分泌細胞で，その集合したものを分泌腺という。唾液腺，汗腺などのように分泌物を管腔に出す外分泌腺とホルモンを血管内に分泌する内分泌腺がある。

3.2 支持組織

支持組織は結合組織，軟骨組織，骨組織のほかに血液やリンパも含む。支持組織は細胞成分に比べて間質の割合が多いのが特徴である。

(1) 結合組織（表1-10）

全身に広く分布し，ほかの組織の間を埋め，器官の被膜や腱，じん帯などを形成する。細胞成分と繊維成分から成り，その割合から疎性結合組織，密性結合組織に分けられる。皮下組織，粘膜下組織は疎性結合組織で，繊維成分がまばらである。皮膚の真皮，腱，じん帯，筋膜などは密性結合組織で，繊維成分が多い。

表1-10 結合組織の種類

> 疎性結合組織（皮下組織，粘膜下組織）：繊維成分がまばら
>
> 密性結合組織（皮膚真皮，腱，じん帯，筋膜）：繊維成分が多い

1）間質の繊維成分（表1-11）

① **膠原繊維**：コラーゲンたんぱく質から成る繊維で，結合組織の主体となる。結合組織のほかに骨や軟骨にも含まれる。引っ張りの力に対して強い。
② **弾性繊維**：エラスチンから成る繊維で，弾性に富む。じん帯，血管壁，肺，皮膚などに含まれ，弾力性を与えている。
③ **細網繊維**：骨髄，咽頭扁桃，リンパ節，脾臓などの細網組織に含まれ，器官を保持する。

2）細胞成分（表1-11）

① **繊維芽細胞**：結合組織の主要な細胞成分で，間質の繊維成分をつくる。
② **脂肪細胞**：多量の脂肪を蓄える細胞で，密集する結合組織を脂肪組織という。
③ **マクロファージ**：食作用により，異物を処理する。リンパ球に抗原提示し，免疫に関係する。
④ **リンパ球**：T細胞とB細胞があり，免疫に関係する。B細胞は抗体をつくる形質細胞に分化する。
⑤ **肥満細胞**：好塩基球と同じ細胞。ヒスタミンを含みアレルギー反応を引き起こす。
⑥ **顆粒球**：顆粒をもつ白血球で，好中球，好塩基球，好酸球がある。

表1－11　結合組織の成分

繊維成分	細胞成分
膠原繊維：全身にみられる 弾性繊維：じん帯，血管壁，肺，皮膚 細網繊維：骨髄，咽頭扁桃，リンパ節，脾臓	繊維芽細胞：繊維形成 脂肪細胞：脂肪蓄積 マクロファージ：食作用 リンパ球（T細胞とB細胞）：免疫作用 肥満細胞：アレルギー反応を生じる 顆粒球（好中球，好塩基球，好酸球）

（2） 軟骨組織 (表1-12)

軟骨細胞と基質から成る。軟骨細胞は通常2, 3個ずつ軟骨小腔に入っている。軟骨には血管や神経は入らない。基質の性状により3種類に分類される。

表1－12　軟骨組織

硝子軟骨：肋軟骨，関節軟骨，気管軟骨，喉頭軟骨
弾性軟骨：耳介軟骨，喉頭蓋軟骨
繊維軟骨：椎間板，恥骨結合

① **硝子軟骨**：基質は半透明で，細い膠原繊維を含む。肋軟骨，関節軟骨，気管軟骨，喉頭軟骨。
② **弾性軟骨**：基質に弾性繊維を大量に含む。耳介軟骨，喉頭蓋軟骨。
③ **繊維軟骨**：太い膠原繊維を大量に含む。椎間板，恥骨結合。

（3） 骨組織

骨組織は骨芽細胞，骨細胞，破骨細胞の細胞成分と，膠原繊維と大量のカルシウム塩を含む間質から成る。膠原繊維は同心円状の骨層板を形成し，中心に血管の通路であるハーバース管がある。ハーバース管は骨の表面に開くフォルクマン管とも通じる。骨細胞は骨層板の間にある骨小腔の中に入っている。

3.3　筋組織 (表1-13)

筋組織は筋繊維を含む筋細胞から成り，平滑筋，骨格筋，心筋に分類される。平滑筋は臓器や血管の壁に存在する。骨格筋は自分の意志で収縮する随意筋で，平滑筋と心筋は意志によって収縮できない不随意筋である。骨格筋と心筋は横紋を認める。

表1－13　筋組織

平滑筋：不随意筋，横紋なし
骨格筋：随意筋，横紋あり
心　筋：不随意筋，横紋あり

3.4 神経組織

神経細胞と支持細胞から成る。**神経細胞**は神経細胞体とそれから出る樹状突起および1本の軸索から成り，ニューロンという。末梢神経の**支持細胞**には神経細胞体を覆う衛星細胞や軸索の周りを包むシュワン細胞がある。神経繊維はシュワン細胞の細胞膜である髄鞘をもつ有髄繊維（知覚神経，運動神経）と，もたない無髄繊維（自律神経節後繊維）がある。中枢神経の支持細胞はグリア細胞という。ニューロンとニューロンあるいはニューロンと筋細胞の興奮伝達が行われる接合部をシナプスという。

4．器官，器官系

4.1 器　官

いくつかの組織が集まり，ある特定の働きをする**器官**をつくる。器官には脳，心臓，肺，胃，小腸，肝臓，腎臓などがあり，体内で存在する場所が決まっている。

4.2 器 官 系（表1-14）

いくつかの器官が集まり一つのまとまった働きをする。これを**器官系**という。

表1-14 器官系

骨 格 系：骨，軟骨，結合組織	泌尿器系：腎臓，尿管，膀胱，尿道
筋　　系：筋，腱	生殖器系：精巣，卵巣，生殖器
循環器系：心臓，血管，リンパ管	神 経 系：脳，脊髄，末梢神経
呼吸器系：気道，肺	内分泌系：甲状腺など
消化器系：消化管，肝臓，膵臓，胆のう	感覚器系：眼球，内耳，皮膚など
	免 疫 系：リンパ組織

5．恒　常　性

人体は変化を嫌う。したがって，体内を常に同じ状況に保とうとするさまざまな調節機能が発達している。このような調節機能を**恒常性**（ホメオスタシス）という。以下に主なものを紹介する。

5.1　体内の水分，pH，電解質の調節
(1) 体内水分の調節（表1-15）

体内の**約60％**は水分である。この量を一定に保つために，体内水分量の調節機能が働いている。体内水分の調節は視床下部の**渇中枢**および**抗利尿ホルモン**による腎尿細管への作用による。水分不足の場合には，視床下部の渇中枢が刺激され口渇感が出現し飲水を増加させる。また，抗利尿ホルモンが分泌され，腎遠位尿細管における水分の再吸収が増加して尿量が減少する。その結果，体内水分が増加する。体内水分過剰の場合には逆の調節が働く。

表1−15 体内水分の調節

水分不足
├ 視床下部の渇中枢を刺激 → 口渇感 → 飲水増加
└ 抗利尿ホルモン増加 → 腎尿細管での水分再吸収増加 → 尿量減少 → 水分増加

（2）血液pHの調節（表1−16）

ヒトの血液のpHは7.35〜7.45で，一定に保たれている。体内に酸（H^+）が多量に生じ（糖尿病性ケトアシドーシスなど），酸の排泄が低下する結果（腎疾患），酸が蓄積する状態を**代謝性アシドーシス**という。その場合には，血液中のHCO_3^-が動員され，酸を中和する（$H^+ + HCO_3^- → H_2O + CO_2$）。その結果，血中の$HCO_3^-$は減少する。また，呼吸を亢進させ，換気を増やし，$CO_2$排出を増加させ，血液中の$CO_2$分圧を低下させる反応が生じる。$CO_2$は$H_2O$と反応して炭酸（$H_2CO_3$）となるので，$CO_2$分圧の低下は酸の減少に働く。

表1−16 血液pHの調節

血液pH低下（代謝性アシドーシス）
├ HCO_3^-によるH^+の中和
└ 換気の増加 → 肺からのCO_2排出増加

（3）電解質の調節

血中のナトリウム（Na），カルシウム，カリウムなどの電解質も一定に調節されている。

血中のナトリウムが低下すると腎から**レニン**の分泌が増加する。レニンは血中の**アンギオテンシン**を増加させ，アンギオテンシンは副腎皮質から**アルドステロン**を増加させる。アルドステロンは腎遠位尿細管のナトリウム再吸収を増加させて血中ナトリウムは上昇する。血中ナトリウムが上昇すると逆の調節が働く（図1−11）。

血中カルシウムは**副甲状腺ホルモン**（パラトルモン）と**カルシトニン**（甲状腺から分泌される）により調節される（表1−17）。副甲状腺ホルモンは骨から血中へ，カルシトニンは血中から骨へカルシウムを移動させる作用をもつ。血中カルシウムが低下すると副甲状腺ホルモンの分泌が増加，カルシトニンの分泌は低下する結果，血中カルシウムは上昇する。副甲状腺ホルモンは腎においてビタミンDを

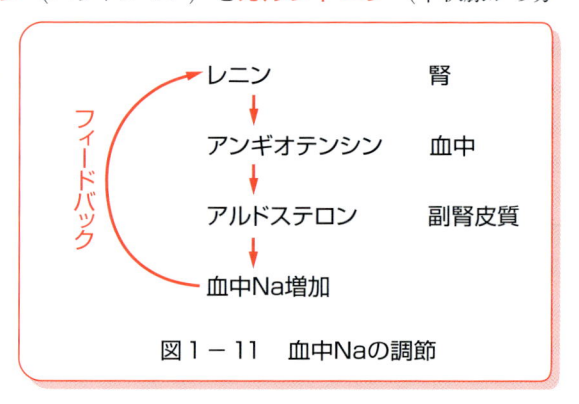

レニン　　　　　　腎
　↓
アンギオテンシン　　血中
　↓
アルドステロン　　　副腎皮質
　↓
血中Na増加

（フィードバック）

図1−11 血中Naの調節

活性化する。活性化されたビタミンDは腸管からのカルシウム吸収を増加させ、血中のカルシウムは上昇する。血中カルシウムが上昇する場合には、逆の調節反応が起こる。

表1-17 血中カルシウムの調節

血中カルシウム	副甲状腺ホルモン分泌	カルシトニン分泌	ビタミンD活性
増加のとき	低 下	増 加	低 下
低下のとき	増 加	低 下	増 加

5.2 ホルモンのフィードバック（図1-12）

　視床下部のホルモンは脳下垂体前葉ホルモンの分泌を刺激し、脳下垂体前葉ホルモンはそれぞれの標的臓器から分泌されるホルモン分泌を刺激する。もし、標的臓器から分泌されるホルモンが低下すると、それが刺激となり上位の視床下部や脳下垂体ホルモンの分泌が増加する。このような調節機構を**フィードバック**という。例えば、甲状腺ホルモンが低下すると、フィードバックが働いて上位の視床下部から甲状腺刺激ホルモン放出ホルモン、脳下垂体から甲状腺刺激ホルモンの分泌が増加して、結果として甲状腺ホルモンの分泌は増加する。甲状腺ホルモンが上昇すると、視床下部および脳下垂体に負のフィードバックが働き、逆の調節が働く。

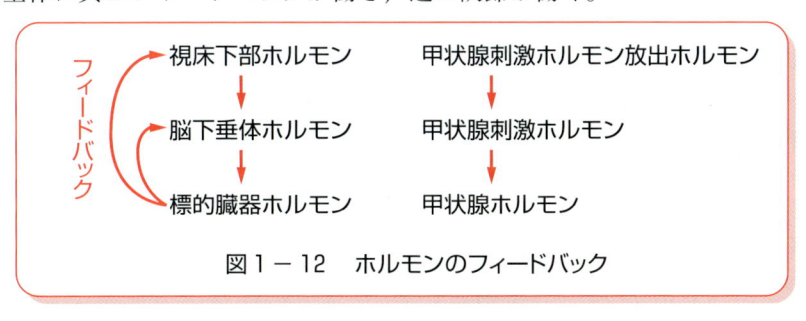

```
                視床下部ホルモン     甲状腺刺激ホルモン放出ホルモン
フィードバック       ↓                    ↓
                脳下垂体ホルモン     甲状腺刺激ホルモン
                     ↓                    ↓
                標的臓器ホルモン     甲状腺ホルモン
```

図1-12　ホルモンのフィードバック

第 2 章

内部環境

1. 内部環境

　フランスの生理学者クロード・ベルナール（Claud Bernard, 1813〜1878）は生体内の細胞を過不足なく循環・充満している血液やリンパ液などの体液部分を内部環境とよび，内部環境は生体の組織，器官や臓器の機能に重要な影響を与え，内部環境が平衡を保ち，常に一定の状態に保持されていることが健康にとって最も重要であると提唱した。すなわち，気温，気圧，湿度といった生体外的条件，外部環境に対比して生体内的条件，内部環境を想定したわけで，外部環境がいかに変動しようとも内部環境は常に一定に保持されることが生命維持に本質的なものであると考えたのである。以来，内部環境は正常な生命機能を維持するためのさまざまな体液性調節の行われる場としても理解されてきた。このように，内部環境の**恒常性維持**（ホメオスタシス：homeostasis）こそが正常な生命現象の本質であり，これは常に循環する血液によって制御される。本章では，体液およびその中でもとりわけ分化した血液について，その生理的機能について述べる。

1.1 体　　液

　生命活動の基本は単細胞生物にみられるように，栄養素を直接外界から取り込んで，逆に不要な代謝産物（老廃物）を直接外界に放出することである。すなわち外界である細胞外と生命単位である細胞内との**物質交換**にほかならない。しかし，ヒトなど高等な生物では生体を構成する細胞は直接外界との間で物質交換をするのではなく特殊なシステムをとっている。すなわち，全身を網羅する血管内に流れる血液から栄養素が組織液（間質液）中に移動し，間質液中から個々の細胞内に取り込まれるのであり，個々の細胞からの老廃物は逆に間質液中に放出され，血液中に（一部は最初にリンパ液として）回収されているのである。したがって，生体の細胞は外界からいったん血液内へ取り込まれた栄養素を受け取り，老廃物はいったん血液内へ排泄しているわけである（図2−1）。このような血液，リンパ液，間質液を**体液**とよぶ。体液はさらに後述のように細胞内液と細胞外液に区別することもできる。以下に解説する体液量，体液中に含まれる電解質および体液のpHはいずれも内部環境の恒常性維持のために重要なものである。

1. 内部環境

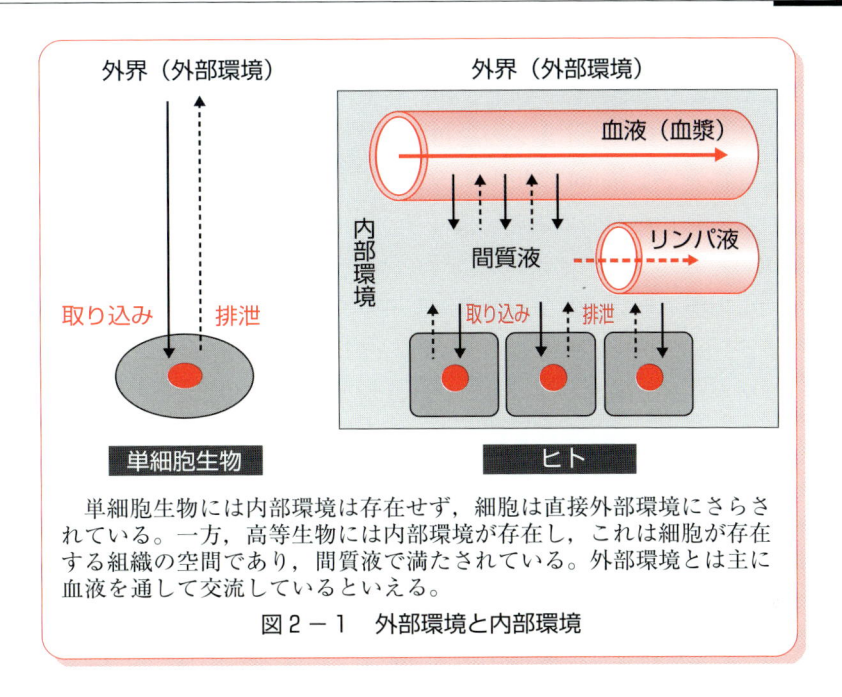

図2−1　外部環境と内部環境

単細胞生物には内部環境は存在せず，細胞は直接外部環境にさらされている。一方，高等生物には内部環境が存在し，これは細胞が存在する組織の空間であり，間質液で満たされている。外部環境とは主に血液を通して交流しているといえる。

(1) 体液量の分布とイオン組成（体液のイオンバランスと体液間イオン交換）

身体に含まれる水分（体液）は細胞外液と細胞内液として存在する。細胞外液とは細胞の外に分布する血漿，リンパ液，脳脊髄液のほか組織間隙にある間質液のすべてを示す。細胞外液はさらに血管・リンパ管の内部にあるか外部にあるかでそれぞれ管内液，管外液に分けることもできる。健常な成人の体液量は体重の約60%（女子では約55%）を占め，このうち細胞内液量は体重の約40%，細胞外液量は体重の約20%である。細胞外液のうち管外液として存在するものは体重の約15%であり，残り約5%が管内液であるが血漿として約4%，リンパ液として約1%が分布する（図2−2）。

体液はさまざまな物質を溶解させた溶液であり，この中では物質が正（＋）に荷電したもの（陽イオン），負（−）に荷電したもの（陰イオン）が存在する。こ

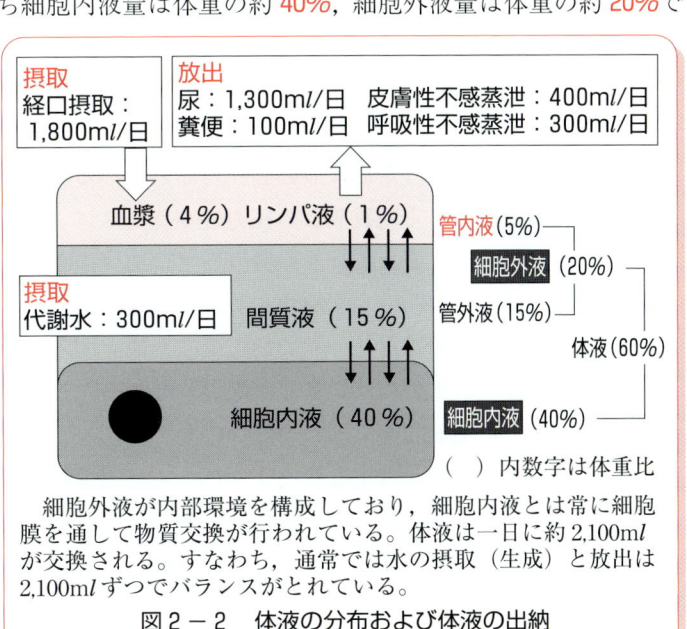

摂取
経口摂取：1,800ml/日

放出
尿：1,300ml/日　皮膚性不感蒸泄：400ml/日
糞便：100ml/日　呼吸性不感蒸泄：300ml/日

血漿（4%）リンパ液（1%）
間質液（15%）
細胞内液（40%）

摂取
代謝水：300ml/日

管内液（5%）
細胞外液（20%）
管外液（15%）
体液（60%）
細胞内液（40%）

（　）内数字は体重比

細胞外液が内部環境を構成しており，細胞内液とは常に細胞膜を通して物質交換が行われている。体液は一日に約2,100mlが交換される。すなわち，通常では水の摂取（生成）と放出は2,100mlずつでバランスがとれている。

図2−2　体液の分布および体液の出納

のような電気的性質を示す物質を電解質（イオン）とよび，イオンとならないで溶解しているものを非電解質とよぶ。体液中には種々の陽イオンと陰イオンが存在し，陽イオンの総和と陰イオンの総和は常に等しい（155 mEq/l）。mEq（ミリ当量）/lとは電解質分子 1 mmol に相当する質量をその分子の原子価で割った値をさらに溶液 1 l 中に換算したものである。陽イオンにはナトリウムイオン（Na^+），カリウムイオン（K^+），カルシウムイオン（Ca^{2+}），マグネシウムイオン（Mg^{2+}）があり，陰イオンには塩化物イオン（Cl^-），炭酸水素イオン（HCO_3^-），リン酸イオン（HPO_4^{2-}），硫酸イオン（SO_4^{2-}），有機酸イオン，たんぱく質イオンがある（表2-1）。非電解質としてはグルコースやたんぱく質の分解産物（尿素やクレアチニン）が存在する。

体液と海水では電解質濃度の総和は海水のほうが高いが，その組成はよく似ている。このことはかつて外部環境であった海水の組成をそのまま細胞外液として内部環境に取り込んだ陸上生物への進化を物語る証拠とも考えられる。したがって，海水の電解質濃度が体液より高いのは現在の海水は太古に陸上生物への進化が起きたであろうころの海水から濃縮されたものであると推定される。

電解質は，①酸塩基平衡の維持，②神経の信号伝達，③骨格筋，心筋の収縮などに重要な役割を担っている。

表2-1　血漿の電解質組成

陽イオン（mEq/l）		陰イオン（mEq/l）	
Na^+	142	Cl^-	103
K^+	5	HCO_3^-	27
Ca^{2+}	5	HPO_4^{2-}	2
Mg^{2+}	3	SO_4^{2-}	1
		有機酸イオン	6
		たんぱく質イオン	16
総和	155	総和	155
細胞内の主要なイオン		細胞外の主要なイオン	
K^+		Na^+	
HPO_4^{2-}		Cl^-	

（2）血漿膠質浸透圧の形成と血漿・組織間液の交流：浮腫

前述のように血液と組織液とは血管壁によって完全に隔絶されているわけではなく，両者の間では常に体液移動が行われている。すなわち，血液の液体部分である血漿と組織液である間質液との圧力のバランスによって液交換が起こり，これによって組織の細胞に必要な酸素や栄養素などは血漿中から間質へとろ過され，逆に組織の細胞からは不要になった老廃物や二酸化炭素などの再吸収が行われているのである。いわゆる血液と間質液との間で物質交換が成立するわけである。この原動力は以下に解説する種々の圧力バランスで制御されている。

1）毛細血管に加わる四つの力

毛細血管には①血管内圧（P_c），②血漿膠質浸透圧（Π_p），③間質膠質浸透圧（Π_{if}），および④間質液圧（P_{if}）の四つの力が発生している（図2-3）。血管内圧は動脈側で30 mmHg，静脈側で10 mmHg，毛細血管全体の平均は17.3 mmHgであり，いずれも血管内から間質への外向きの力である。血漿膠質浸透圧とは血漿たんぱく質によって生じる力であり，その関与はアルブミン（21.8 mmHg），グロブリン（6.0 mmHg），お

よびフィブリノゲン（0.2 mmHg）の総和28 mmHgであり，間質から血管内への内向きの力である。これら血漿たんぱく質は決して血管外へろ過されることはないので，動脈側でも静脈側でも同じ値であることはいうまでもない。一方，間質液中にも一定のたんぱく質が存在しているため，これによって

動脈側毛細血管 静脈側毛細血管

P_c　Π_{if}　Π_p　13 mmHg　　P_c　Π_{if}　Π_p　7 mmHg

毛細血管全体

P_c　Π_{if}　Π_p　0.3 mmHg

リンパ管

内部環境である間質の水分量は正常である限り常に過不足なく一定に維持されている。毛細血管に加わる圧バランスが崩壊すると間質に過剰の水分が貯留し，浮腫となる。

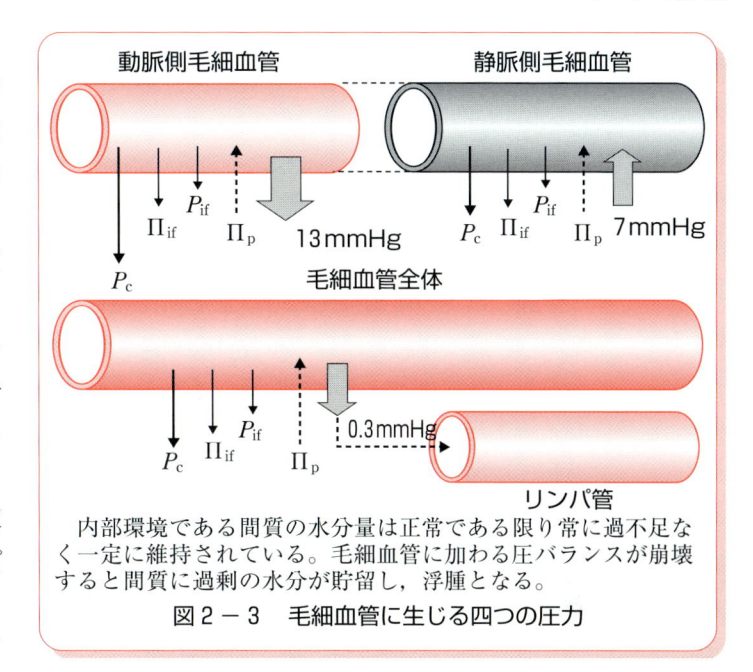

図2-3　毛細血管に生じる四つの圧力

間質液膠質浸透圧（8 mmHg）が血管内から間質への外向きの力として発生する。間質液自身による圧は血管内への内向きと考えられていたが実際は外向きに発生しており，負の**間質液圧**（3 mmHg）ともよばれる。

以上から，外向きをプラス（＋），内向きをマイナス（－）で以下に示す。

動脈側毛細血管では，

$$外向きの力：+30+8+3 = +41\,(\mathrm{mmHg})$$
$$内向きの力：-28\,(\mathrm{mmHg})$$
$$総和：+41-28 = +13\,(\mathrm{mmHg})$$

となり，この圧で血漿から間質へと物質移動（ろ過）が起こる。

静脈側毛細血管では，

$$外向きの力：+10+8+3 = +21\,(\mathrm{mmHg})$$
$$内向きの力：-28\,(\mathrm{mmHg})$$
$$総和：+21-28 = -7\,(\mathrm{mmHg})$$

となり，この圧で間質から血漿へと物質移動（再吸収）が起こる。

毛細血管全体では，

$$外向きの力：+17.3+8+3 = +28.3\,(\mathrm{mmHg})$$
$$内向きの力：-28\,(\mathrm{mmHg})$$
$$総和：+28.3-28 = +0.3\,(\mathrm{mmHg})$$

となる。すなわち，わずかな外向きの力が常に発生していることになり，この力によっ

て間質液の一部は周囲のリンパ管へ送液されている。

したがって，間質では体液移動のための力は過不足なく相殺され，常に間質液の量は一定に保たれている。

これらの力のバランスが崩壊した場合で，毛細血管組織全体で過剰の外向きの力が残る（消去できない）場合に，2）で述べる浮腫が発生する。

2）浮腫の成因

浮腫とは体の組織に生理的な量を超える過剰な水分が貯留することをいう。浮腫は細胞内浮腫と細胞外浮腫とに分けられる。細胞内浮腫とは組織での代謝系の障害，栄養不足，炎症などにより細胞膜のイオン透過性変化をきたし，細胞内にNa^+が過剰に取り込まれることから発生する細胞内液の増加である。細胞外浮腫とは間質液自体が過剰に増加することであり，主に毛細血管から間質への水分移動（血漿→間質液）が亢進する場合と間質からリンパを介しての血管への水分移動（間質液→リンパ液→血漿）が抑制される場合が要因となる。一般に浮腫は細胞外浮腫が多くみられ，過剰な水分が腹腔内に貯留する場合を腹水，胸腔内に貯留する場合を胸水とよぶ。浮腫を原因別に分類すると，①心性浮腫，②腎性浮腫，③肝性浮腫，④栄養性浮腫，⑤内分泌性浮腫などにまとめられる。例えば，心性浮腫では心臓疾患により心臓からの送血量が低下し，血流が停滞しやすくなると静脈圧が上昇するため，間質液の再吸収が低下する。さらに腎臓への血流量も低下するために糸球体ろ過量が減少し，尿の生成が減少し，結果的に水分は過剰に体内に貯留することになる。腎血流量の低下はさらに腎機能を低下させるため，ナトリウムの排泄困難からも惹起される。腎疾患のうちネフローゼ症候群ではアルブミンなど血漿たんぱく質が大量に尿中に漏出する場合や，肝機能障害や極度の栄養障害のため肝臓でのアルブミン合成の低下が起きる場合には血漿膠質浸透圧の低下を招くことになり，浮腫が発生する。

以上のような浮腫の疾患別分類を，さらに本節で解説した毛細血管およびその周囲での圧力バランスから分類すると表2-2のようになる。

（3）体液量と浸透圧の恒常性維持と水と塩分出納：脱水と補液

水分の摂取と放出のバランスがとれている限り，体液量は常に一定に保たれている。口から取り込まれた水分は消化器官を通過し，腸で吸収されて血管内に入り，血液の液体成分（血漿）となる。血漿中の水分は，血液が全身を循環する間に一部は末梢の毛細血管から間質へ移動し，間質液を構成する。間質液はさらに組織の細胞内に入り込み細胞内液となる。したがって，細胞からみれば細胞外に存在する間質液は細胞外液である。また，間質液の一部はリンパ管中にも流入し，リンパ液を形成し，リンパ管（右リンパ本幹，胸管）が鎖骨下静脈と内頸静脈との合流部（静脈角）で合流し，静脈系の循環系に戻される。

体内の水分は，食物の栄養素が体内で代謝された際に生じる代謝水（燃焼水）からも供給される。

表2-2 浮腫の成因

毛細血管圧の上昇	●腎臓での塩と水の過剰な貯留 　・急性もしくは慢性腎不全 　・鉱質コルチコイド分泌過剰 ●静脈圧の上昇 　・心不全 　・静脈閉塞 　・静脈ポンプ不全（筋麻痺，身体の動かせない部分，局所での静脈圧迫，静脈弁不全） ●細動脈抵抗の減少 　・体温の異常上昇 　・交感神経の機能低下 　・血管拡張薬の使用
血漿たんぱく質の減少	●尿中へのたんぱく質の喪失（ネフローゼ症候群） ●皮膚剥離部分からのたんぱく質の漏出 　・火傷 　・外傷 ●たんぱく質産生の障害 　・肝臓疾患 　・重度のたんぱく質あるいはカロリー栄養障害
毛細血管透過性の亢進	●毛細血管透過性の亢進 ●免疫反応によるヒスタミンやそのほかの免疫関連物質の放出 ●毒物 ●細菌感染 ●ビタミンCの不足 ●長期の虚血 ●火傷
リンパ還流の障害	●腫瘍 ●フィラリア感染 ●手術 ●リンパ管の先天的欠損あるいは異常

　一方，間質液の一部は再び毛細血管内へ回収され，血漿として循環し，水分は腎臓からは尿として，消化管からは糞便として体外に排泄されるほか，不感蒸泄（不感蒸散）によっても体外に放出される。不感蒸泄とは肺から呼気中の水蒸気として，または皮膚から直接蒸発する水分として無意識のうちに体外に水分が排泄される現象である。水分の排出が不感蒸泄だけで不十分になると汗腺からは汗として，水分が排出される（発汗）。ただし，不感蒸泄は水だけの排出であるのに対して，発汗は水とともに電解質（主にNa^+）も排泄される点が異なる。

　このように細胞外液は身体外部からの水分摂取および身体内部での代謝水によって供給される一方，身体外へは肺，皮膚からの不感蒸泄および尿，糞便としての排出によって放出され，供給と放出はそれぞれの総和が一日約2,100 mlであり，バランスがとれている（⇨ p.19，図2-2）。

　体液量の調節は同時に浸透圧の調節と表裏一体の関係にあり，さらにこのことは血

第2章 内部環境

圧調節機構の重要な部分でもある（図2－4）。体液量・浸透圧の調節中枢は視床下部の視索上核にある浸透圧受容器にあり，浸透圧変化の情報は下垂体後葉（神経下垂体）からの**抗利尿ホルモン**（anti-diuretic hormone：ADH）の分泌に反映される。ADHは腎臓の集合管に作用して水の再吸収を促進させており，正常なADHの分泌量があれば腎臓の糸球体でろ過された原尿の99％以上が尿細管全体で再吸収されることになる。しかし，分泌障害（低下）があると希釈された尿が多量に出る（一日8〜10 l）尿崩症となる。ADHは別名**バソプレッシン**（vasopression）ともよばれ末梢血管収縮作用もある。このため，血液量の維持，血圧の維持などの機能としてとらえることもできる。

一方，視床下部では下垂体門脈系を経て下垂体前葉からのホルモン放出を制御しているが，そのうちの**副腎皮質刺激ホルモン**（adrenocorticotropic hormone：ACTH）は副腎に作用して電解質コルチコイドである**アルドステロン**（aldosterone）の分泌を促進させる。アルドステロンは集合管でナトリウムの再吸収（尿→血漿）を促進させることから，血漿中のナトリウム濃度は上昇する。したがって，浸透圧も上昇するので血漿量は増加することになる。アルドステロンは同時に集合管でカリウムや水素イオンの分泌（血漿→尿）を促進するので電解質調節に重要なホルモンである。アルドステ

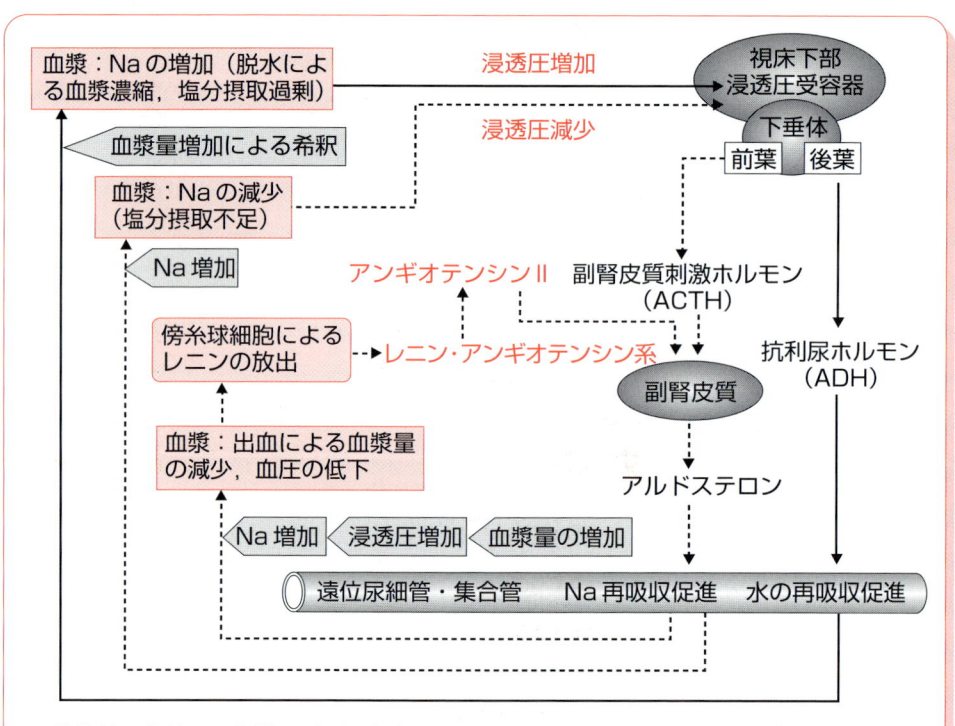

体液量の調節には腎臓が重要な役割を果たしている。すなわち内分泌系の支配を受けて，腎臓では水分やNaの排泄状態を調節することで体液量が調節される。また腎臓自体も血液量減少に伴う血圧低下を感知して内分泌系による血圧調節を行うが，これらは体液量の調節と同じ機構である。実線は浸透圧増加に対する制御系，点線は浸透圧減少および血圧低下に対する制御系を示す。▭は異常要因，▭はこれを改善する要因を示す。

図2－4　体液量の調節機構

1. 内部環境

ロンの分泌を促進するものには ACTH のほかに**アンギオテンシンII**（angiotensin II）がある。これは血圧の低下が起こると腎臓の血流が低下するので，これに反応して腎臓にある傍糸球体細胞から**レニン**（renin）が放出される。レニンは血漿たんぱく質であるアンギオテンシノーゲン（angiotensinogen）を限定分解し，**アンギオテンシンI**とし，さらに肺由来のアンギオテンシン変換酵素（angiotensin converting enzyme：ACE）によってアンギオテンシンIIへとさらに限定分解する。アンギオテンシンIIは末梢血管を収縮させる働きもあるので，最終的に血圧は上昇する。このように血漿量の調節は電解質および浸透圧の調節と同時に血圧調節機構からも制御されることがわかる。

（4）pH の恒常性維持機構とその異常

pHとは溶液中の水素イオン濃度を示す指標（水素イオン指数）である。体液中の水素イオン濃度は一定の範囲内に保たれるように調節されている。すなわち，正常な血漿の pH は7.35～7.45であり，弱アルカリ性である。pH は代謝反応にかかわる酵素の働き（活性）に重要であり，生体では常に酵素活性に**最適 pH**（至適 pH）が維持されなければならない。なぜなら，酵素の本体はたんぱく質であり，その機能（酵素活性）はたんぱく質の立体構造に起因することから，pH の変化は酵素活性に重大な影響を及ぼすからである。すなわち，pH の変化によってたんぱく質の立体構造は変化するため，酵素活性が減弱あるいは消失（失活化）するのである。したがって，常に一定の最適 pH が維持される意義がここにある。酵素活性には温度も重要であり，酵素活性のための**最適温度**（至適温度）およびその調節については後述する（⇨ p.195，第5章5.）。生理学では水素イオン（H^+）を発生するものを酸（酸性を示すもの），オキソニウムイオン（水酸化物イオン）（OH^-）を発生するものを塩基（アルカリ性を示すもの）として扱う。

1）pH の調節

pH の調節のための緩衝系が存在する理由は結局のところ，呼吸（外呼吸，内呼吸）により生じた二酸化炭素（CO_2）の血漿中への溶解が pH に大きな変動を及ぼすからである。さらに腎臓からの種々の電解質の排泄状態によっても pH に大きな変動を及ぼすからである。したがって，血漿中での緩衝作用に加えて，呼吸自体の制御によっても緩衝系は調節されるし，腎臓の機能によっても緩衝系は調節されるのである。ここでは pH 調節に関与する①血漿，②肺（呼吸），および③腎臓について解説する。

①　血漿の緩衝作用

血漿だけでなく細胞外液，細胞内液など体液は体内で発生したり，体外から取り込まれた過剰の酸やアルカリと結合して，これらを中和させる作用を有する。このような溶液を**緩衝液**（buffer solution：バッファー液）といい，血漿自体が緩衝液として作用し，pH の恒常性を維持することができる。血漿中では炭酸水素塩，種々の血漿たんぱく質や赤血球中のヘモグロビンが重要な役割を担っている。血漿中では，i）炭酸－重炭酸塩緩衝系，ii）血漿たんぱく質緩衝系，iii）ヘモグロビン緩衝系，iv）リン酸塩緩

衝系などが存在する。すなわち，炭酸水素塩，種々の血漿たんぱく質，赤血球中のヘモグロビン，特定の電解質などが重要な役割を担っている。いずれも血漿中でのH^+（水素イオン）の濃度を一定に維持するための緩衝系である。

② 肺による調節

血漿中で生じたH_2CO_3が過剰になれば，炭酸脱水酵素によってH_2OとCO_2に分解される。CO_2は肺（肺胞）から体外に放出される。すなわち，呼吸からとらえると換気不全になればCO_2分圧は増加し，換気が亢進すればCO_2分圧は減少（O_2分圧は増加）する。前述のようにCO_2分圧の増加はpHの低下（酸性側）を，CO_2の減少はpHの上昇（アルカリ側）となる。したがって，これらpHの変動を緩衝するために呼吸性の調節がなされる。これを呼吸性代償という。

呼吸性のpH調節とは，pH自体を直接感知して制御するシステムとpH変動につながる酸素や二酸化炭素の分圧を感知して制御するシステムとがある。これらは延髄の呼吸中枢に存在する中枢性化学受容体や頸動脈小体や大動脈体に存在する動脈化学受容体によって行われる。いずれの受容体でもpHやガス分圧に反応するが，特に中枢性化学受容体では動脈血中CO_2分圧上昇によるpH低下によく反応し，動脈化学受容体では動脈血中O_2分圧低下によく反応する。

③ 腎臓による調節

尿細管の細胞にも炭酸脱水酵素があり，$H_2O + CO_2 \rightarrow H_2CO_3$の反応が触媒される。生成された$H_2CO_3$は$HCO_3^-$と$H^+$に解離する。尿細管で$Na^+$の再吸収が起きるとき，これと交換に$H^+$が分泌されることになる。$H^+$はさらにリン酸水素イオン（$HPO_4^{2-}$）に結合してリン酸二水素イオン（$H_2PO_4^-$）の形で，あるいはアンモニア（$NH_3$）に結合してアンモニウムイオン（$NH_4^+$）の形で尿中に排泄される。塩化物イオン（$Cl^-$）や$HCO_3^-$も再吸収・分泌が行われる。このように，これらの電解質調節によって血漿のpHは一定の範囲に維持されている。これを腎性代償という。

2) pH異常：アシドーシスとアルカローシス

pHの調節機能が障害され，血漿のpHが生理的範囲（7.35＜pH＜7.45）を逸脱した場合には①アシドーシスや②アルカローシスとよばれる血液のpH異常を招く（表2－3）。これらは腎臓の異常や糖尿病，消化器疾患などの代謝障害が原因で生じる代謝性のものと，呼吸異常で起こる呼吸性のものとに分けられる。

① アシドーシス（acidosis）：血漿のpHが7.35以下の状態を示す。

   a．代謝性アシドーシス：これは臨床的に最もよくみられるもので，腎不全によって酸性イオン（リン酸イオン，硫酸イオンなど）が処理できない場合や，下痢によるナトリウムの排泄が亢進した場合など結果的にHCO_3^-が低下するため，血液は酸性側に傾く。糖尿病では有機酸（ケトン体）が増加する場合や骨格筋運動によって乳酸が過剰になった場合にも起こる。

   b．呼吸性アシドーシス：呼吸器疾患による換気不全のため血中に二酸化炭素および炭酸が過剰に貯留することから，血液は酸性側に傾く。急性呼吸性アシドーシ

表2-3 pHの変動とその要因

	酸性側		中性		アルカリ性側	
(pH) 6.8			7.0	7.35 7.45		7.8
死	\[アシドーシス\] **呼吸性** $P_{CO_2}>45\ mmHg$ 肺疾患（肺気腫，肺炎，気管支喘息など）による呼吸抑制が原因		正常	\[アルカローシス\] **呼吸性** $P_{CO_2}<35\ mmHg$ 過換気症候群，低酸素血症，アルコール中毒など呼吸促進が原因		死
	代謝性 $HCO_3^-<24\ mEq/l$ 糖尿病，腎不全，下痢，ショックなどによる酸性イオンの過剰蓄積，排泄障害が原因			**代謝性** $HCO_3^->30\ mEq/l$ 嘔吐，低カリウム血症など酸性イオンの喪失が原因		

スは肺浮腫，肺炎，気管閉塞，無気肺，気胸や麻薬中毒でも起こる。慢性呼吸性アシドーシスは肺気腫，肺線維症，気管支拡張症，気管支喘息や極度の肥満でも起こる。

② **アルカローシス（alkalosis）**：血漿のpHが7.45以上の状態を示す。
  a．**代謝性アルカローシス**：激しい嘔吐が持続すると塩化物イオンの豊富な胃液が大量に失われるためHCO_3^-が増加することから血液はアルカリ性側に傾く。
  b．**呼吸性アルカローシス**：呼吸が促進され，過換気のために血中の二酸化炭素が排出されすぎ，炭酸が減少することから血液はアルカリ性側に傾く。過換気症候群，発熱，脳疾患やアルコール中毒でも起こる。

（5）静止膜平衡と興奮の原理

細胞内外のイオンバランスは重要であり，通常，細胞外液には主な陽イオンにナトリウムイオン（Na^+），主な陰イオンに塩化物イオン（Cl^-），細胞内液には主な陽イオンにカリウムイオン（K^+），主な陰イオンにリン酸イオン（HPO_4^{2-}）が含まれる（⇨ p.20, 表2-1）。実際に細胞外Na^+濃度は約142 mMであるのに対して細胞内では約10 mM程度である。このため，細胞膜の内側は外側に比べて－60～－90 mVほどマイナス電位となっている。これを**静止膜平衡**という。特定の刺激によるこの電位差の乱れは活動電位として神経，骨格筋，心筋，平滑筋などの興奮性細胞による刺激伝達が行われる際に不可欠なものである。このように体液はその電解質によって細胞膜を隔てて電位差を形成し，これが正常な刺激伝達に重要な役割を担っている。興奮とは細胞が一定の電気刺激を受けることでイオンチャネルが開き，細胞内外の電解質（Na^+とK^+）の急激な交換によって，膜電位の反転が生じ，脱分極が起こることである。その結果，活動電位が発生する。ただし，細胞が興奮するためにはあるレベル以上の強さの刺激が必要であり，これを**閾値**という。閾値以下の刺激では，細胞は全く「無」反

第2章　内部環境

応であり，閾値を超えれば閾値の強さに関係なく細胞は「全て」100％の反応をする。このことを**全か無かの法則**とよぶ。

1）静止膜電位

細胞膜には電解質の選択的透過性（イオンチャンネルによる能動輸送機構）があるため，細胞内外の浸透圧は同じであっても細胞内外のイオン組成とその濃度は異なる。これによって細胞膜の外側と内側に電位差（**膜電位**）が生じる。すなわち，細胞膜は静止状態ではK^+は通すがNa^+は通しにくい性質があり，さらに細胞内に流入したNa^+を細胞内外の濃度勾配に逆らって，汲み出す機能を有している（**ナトリウムポンプ**）。このポンプ作用はATP（アデノシン5′-三リン酸）を必要としており，1分子のATPを消費して3分子のNa^+を汲み出し，これと入れ替えに2分子のK^+を汲み入れている。ナトリウムポンプによって膜の内外のイオン濃度の不等分布とそれによる濃度勾配が維持されるため，静止状態では常に細胞膜内側はマイナス，細胞膜外側はプラスに帯電しており，これを**静止膜電位**とよんでいる（図2-5左）。このように，細胞内外に電解質濃度差を発生させており，このことが静止膜電位を形成し，これをイオンチャンネルの開閉により電位変化を生じさせ，活動電位として発生させるのである。静止膜電位の形成は細胞が生理学的に生きていることの証明である。

2）活動電位

神経細胞や筋肉細胞の大きな特徴の一つに興奮を起こすことが挙げられる。これは，これらの細胞の膜電位が－70 mVから＋30 mVへと急激な変化をした後，速やかに元

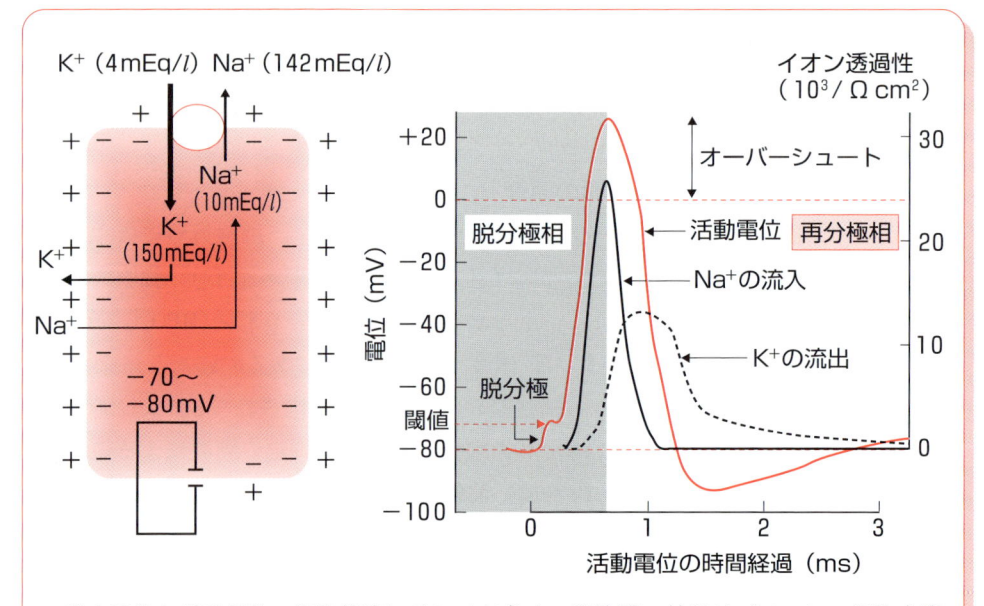

静止電位と活動電位：細胞外液にはNa^+が多く，細胞膜の外側はプラスに，細胞内液にはK^+が多く，細胞膜の内側はマイナスになって静止電位を形成している。これらのイオンバランスが変化を起こすと細胞膜の内外での電荷が逆転して活動電位を発生する。

図2-5　体液量の調節機構

の静止膜電位の状態に復帰する現象である。この一連の変化は数ミリ秒の間で起き，これを 活動電位（インパルス）とよぶ。活動電位発生の初期は膜電位が静止電位からゼロ方向に変化し（脱分極），細胞膜の内側が外側に対してプラスになり（極性逆転またはオーバーシュート），その後，元の静止膜電位へ復帰する（再分極）。電解質の動きからみれば，活動電位は膜の Na^+ 透過性が一過性に亢進することで生じる。すなわち，Na^+ は細胞内に大量に流入し，一方，K^+ の透過性は変わらないことから膜の電位差は急激に減少し，ついには内側はプラス，外側がマイナスへと逆転する。続いて K^+ の透過性が亢進して細胞内 K^+ は細胞外に流出するために膜電位は急速に静止膜平衡状態へ戻る（図2-5右）。細胞は活動電位を発生させている間とその直後には，新たな刺激に反応できない。この時間を 不応期 とよぶ。すなわち，一度発生した活動電位は次のイオンチャンネルの活性化のために一方向へしか伝導されず，決して逆行することはないのである。

2. 血　液

　血液（blood）は体液のうち細胞外液でかつ管内液（血管内の体液）として存在する赤色の液体である。血液とは単純な液体ではなく，液体成分と細胞成分から構成されており，赤血球などの細胞成分を浮遊させた一種の懸濁液であるといえる。液体成分には生体機能に直接的・間接的に関与するさまざまな物質が溶解しており，細胞成分にはやはり生体機能の維持に欠くことのできない機能細胞が多数存在している。すなわち，高等生物において血液の機能は多彩であり，血液の機能異常およびその循環障害は重篤な結果を招く。したがって，血液ほど生体の健康状態について詳細かつ豊富な情報を提供してくれるものはないといえる。

2.1　血液循環の意義と原理

　血液は間質液との交流を行い，常に内部環境を維持するために絶え間なく循環されなければならない。血液を機能別に分類すると，①物質の運搬と排泄，②体温調節，③酸塩基平衡の維持，④体液量の維持，⑤防衛反応の場（免疫），⑥止血などである。

① 　物質の運搬と排泄：血漿中に存在するさまざまな血漿たんぱく質，生理活性物質（酵素，ホルモンなど），種々の栄養素，酸素などが組織に運搬され，逆に組織からの二酸化炭素は肺へ，代謝反応で生じた種々の老廃物などは腎臓へ排泄のため運搬されることである。

② 　体温調節：臓器・組織で産生された熱を全身に均等に配分し，また皮膚表面では熱を放散することである。

③ 　酸塩基平衡の維持：血液自身が有する緩衝作用によってpHを常に一定の範囲内に調節し，酵素による代謝反応が効率的に進行するための体液pHを維持することである。

④ 　体液量の維持：間質から常に一定の水分を血液中に回収し（血漿膠質浸透圧），組

織での水分量を正常に維持することである。

⑤ 防衛反応の場（免疫）：血液内に進入した外敵（微生物，毒素などの非自己物質など）に対して，これを消去するための自己防衛反応が展開される場であることを示す。これらは血液中に存在する免疫系細胞が関与している。

⑥ 止血：血管が破綻した際，迅速に出血をくい止めるために循環している血小板や凝固因子によって出血部位に止血栓を形成させることであり，外傷からの防御機構でもある。

血液循環の経路は心臓を起点・終点として大循環系（肺を除くすべての体組織を循環するので体循環系ともいう）および小循環系（肺との循環のみなので，肺循環系ともいう）との2経路によって全身を網羅している。循環系はすべて一方向性であり，決して逆流しないようにできている。

2.2 血液の組成と役割，血漿たんぱく質の機能，造血と血球分化
（1）血液の組成と役割

血液は体重の約8％（女子では皮下脂肪が多いため，約7％）を占めており，例えば体重60kgの男子では約5 l が血管内に存在する。

一般に血液の組成を調べるためには例えば肘正中皮静脈から採血を行うが，採血した血液を試験管などに移してそのまま放置すると数分で血液は凝固する。凝固とは血漿たんぱく質であるフィブリノーゲンがフィブリンとなって析出することで，凝固した塊（フィブリン塊，凝血塊）は血球を含み，そのうちの血小板同士が互いに凝集するために凝血塊はしだいに縮小する（血餅退縮）。凝血塊から分離した上澄み液を血清（serum）とよぶ。凝血塊はさらに長時間放置するとやがて溶解するが，これを線維素溶解現象（線溶）とよぶ。

これとは別に採血した血液に抗凝固剤（クエン酸ナトリウム，ヘパリンなど）を加えておくと血液は凝固しないので，遠心分離によって血液を液体成分と血球成分とに分画することができる。このようにして血液を成分別にみると，液体部分（「血漿」とよぶ）は全体の体積の約55％ほどであり，残り約45％は細胞（血球：そのほとんどは赤血球で白血球と血小板はあわせて約1％ほどである）である（図2－6）。

（2）血漿（plasma）

血液の液体成分である血漿は，たんぱく質，糖，アミノ酸，脂質，無機質など数多くの物質を溶解しており，淡黄色を呈し，比重は1.023～1.032，pHは7.35～7.45である。血漿は血液量の約55～60％を占める。血漿と血清は血液の同じ液体成分であるが，血清は凝固系が作動した結果，血漿中のフィブリノーゲンがフィブリンとして析出した上澄み液であるから，フィブリノーゲンを含まない。血漿の機能は後述の血球細胞による機能を除いた血液機能のすべてに反映されることはいうまでもない。

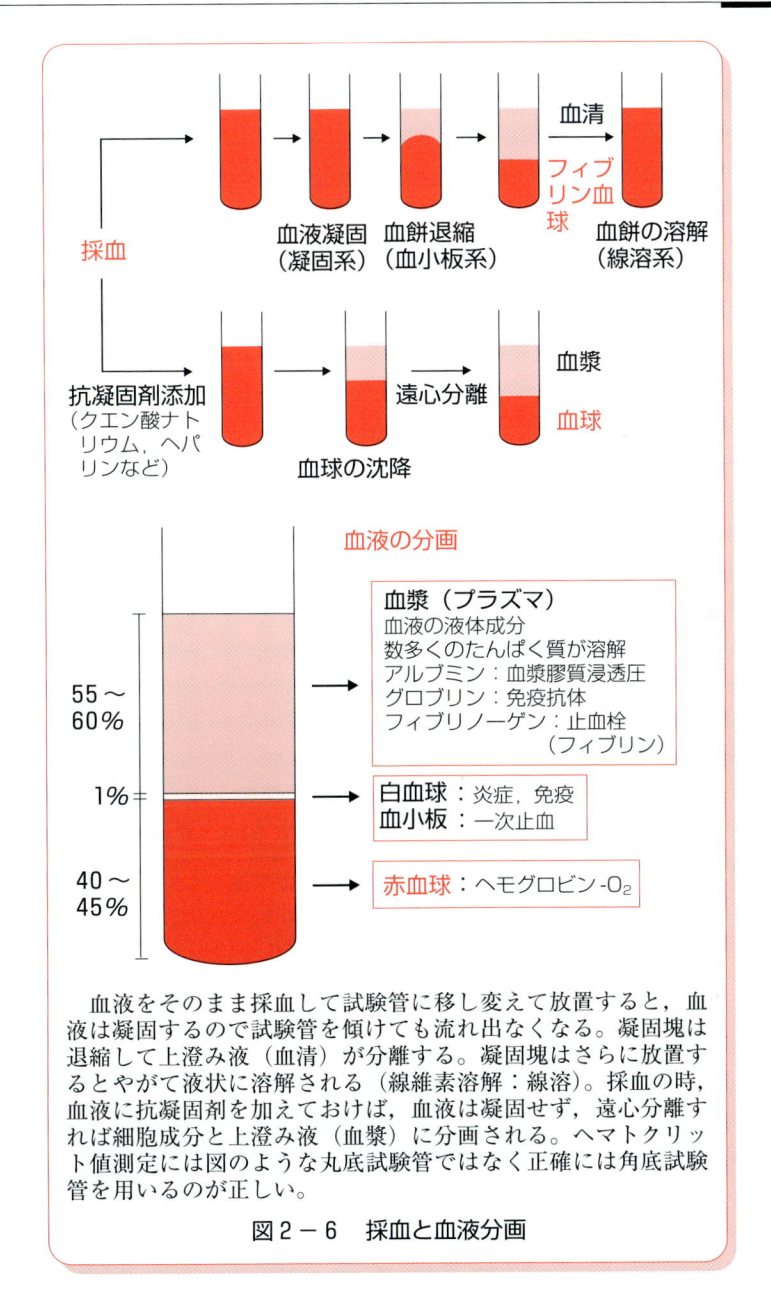

2. 血液

<figure>

採血 → 血液凝固（凝固系）→ 血餅退縮（血小板系）→ 血清／フィブリン血球 → 血餅の溶解（線溶系）

抗凝固剤添加（クエン酸ナトリウム，ヘパリンなど）→ 血球の沈降 → 遠心分離 → 血漿／血球

血液の分画

- 55〜60%：血漿（プラズマ）
  - 血液の液体成分
  - 数多くのたんぱく質が溶解
  - アルブミン：血漿膠質浸透圧
  - グロブリン：免疫抗体
  - フィブリノーゲン：止血栓（フィブリン）
- 1%：白血球：炎症，免疫／血小板：一次止血
- 40〜45%：赤血球：ヘモグロビン-O_2

血液をそのまま採血して試験管に移し変えて放置すると，血液は凝固するので試験管を傾けても流れ出なくなる。凝固塊は退縮して上澄み液（血清）が分離する。凝固塊はさらに放置するとやがて液状に溶解される（線維素溶解：線溶）。採血の時，血液に抗凝固剤を加えておけば，血液は凝固せず，遠心分離すれば細胞成分と上澄み液（血漿）に分画される。ヘマトクリット値測定には図のような丸底試験管ではなく正確には角底試験管を用いるのが正しい。

図2-6 採血と血液分画
</figure>

（3）血漿たんぱく質の機能

血漿中に溶解しているたんぱく質を**血漿たんぱく質**とよび，多数存在する。血漿たんぱく質は血中で何らかの特異的な機能を発揮するために存在している。中には物理化学的作用（浸透圧，緩衝作用，酸素結合など）を生じるものがあるが，ほとんどは酸素，その前駆体，酸素の基質，ホルモン，そのほかさまざまな生理活性物質として存在しており，生体における代謝調節，生体防御反応など生命活動とその維持のために必須である。ここでは血漿たんぱく質のうちとりわけ濃度の高い①アルブミン（albumin），

②グロブリン（globulin），および③フィブリノーゲン（fibrinogen）（いずれも肝臓で合成）について解説する。

① **アルブミン**：約 4.5 g／100 mℓ 溶解しており，主に血漿膠質浸透圧の発生要因となる。これはアルブミンなどの高分子たんぱく質は血管外へ移動することができないために発生する物理的な浸透圧のことであり，毛細血管では間質から血管内へ水分を引き込む力として作用する。

② **グロブリン**：α_1，α_2，β，γ の４種類が存在し，これらは全部で約 2.5 g／100 mℓ 溶解している。γ（ガンマ）グロブリンは免疫グロブリンともよばれ，免疫反応（液性免疫）の際，形質細胞によって産生される抗体のことである。

③ **フィブリノーゲン（線維素原）**：約 0.3 g／100 mℓ 溶解している。止血機構で作動する凝固系の最終産物であるフィブリン（線維素）の前駆体である。

（４）造血と血球分化

血液中に存在する細胞（血球）は赤血球，白血球，血小板の３種類であり，これらはすべて骨髄においてもともと単一の幹細胞（多能性幹細胞）から発生し，分化・成熟の過程を経てそれぞれの血球へと完成される（図２−７）。血球の産生（造血）は幼少

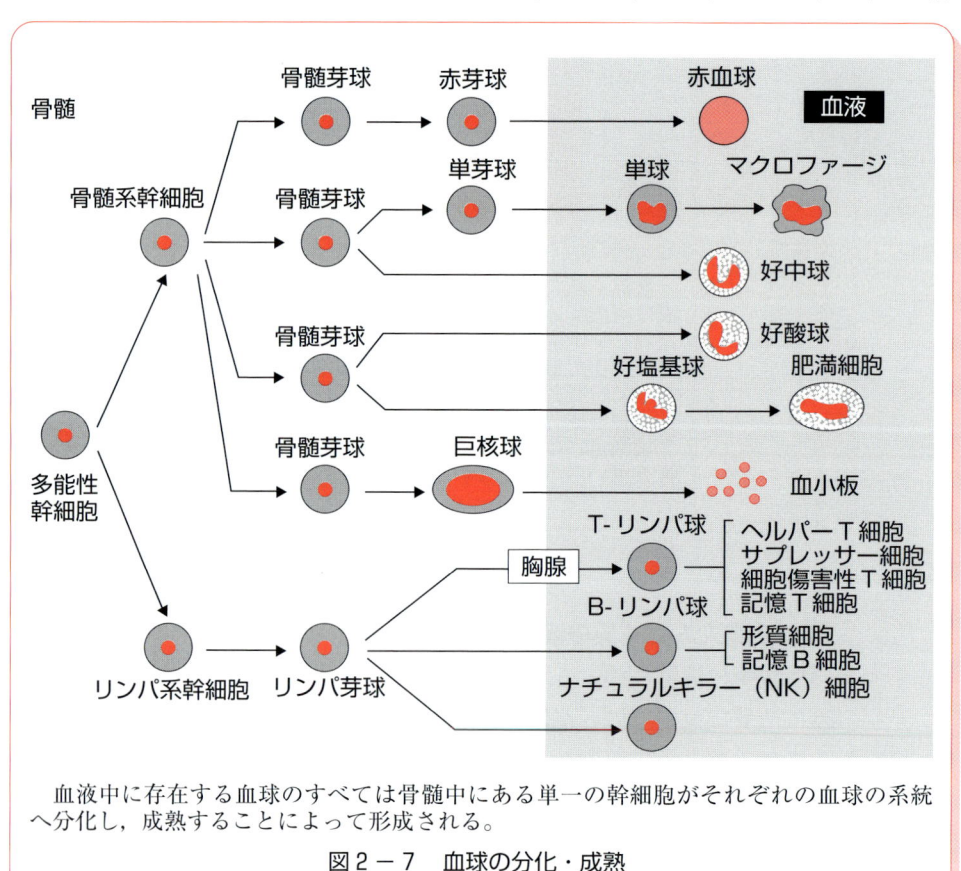

血液中に存在する血球のすべては骨髄中にある単一の幹細胞がそれぞれの血球の系統へ分化し，成熟することによって形成される。

図２−７　血球の分化・成熟

期（5歳前後）までは全身すべての骨の骨髄（赤色骨髄）で行われるが，上腕骨や大腿骨の近位部を除く長管骨の骨髄は次第に脂肪組織に置換され（黄色骨髄），血球の産生能を失う。成人（20歳）以降は前記の骨のほか，頭蓋骨，椎骨，胸骨，肋骨，腸骨などの骨髄でもっぱら血球の産生が行われる。しかし，これらの骨髄でも加齢とともにその造血機能は低下していく。

（5）血球の種類
1）赤血球（erythrocyte, red blood cell）

血液が赤色であるのは赤血球が存在するためである。すなわち，赤血球内部のヘモグロビン（hemoglobin：Hb，和名は血色素）の色調が赤血球の膜を通して赤色を呈しているわけで，赤血球は血漿という液体成分に数多く存在するため，血液全体は均質な赤色の液体として観察される。赤血球の数は男子で約500万個/μl，女子で約450万個/μlである。ヘマトクリット（hematocrit：Ht）とは血液全体の体積に占める赤血球の体積の割合（％）を示すもので（⇨p.31，図2-6），男子で約45％，女子で約40％ほどである。

赤血球は骨髄で多能性幹細胞→骨髄系幹細胞→前赤芽球→好塩基性赤芽球→多染性赤芽球→正染性赤芽球→網状赤血球へと分化・成熟し，血中に放出されて完全な赤血球となる。赤血球は骨髄中では本来，細胞としての核を有した赤芽球（有核赤血球）として存在するが，赤芽球の最終段階で核が細胞質から抜け出し（脱核），無核の赤血球として血中に放出される。このように血中に存在するものは無核であり，内部にヘモグロビンを含んだ円盤状（平均直径：7.7μm，厚さ：2μm，ただし円板の両面の中央部はややくぼんで1μmの厚みとなる）の形状を有する血球である。赤血球はこのような特殊な形状のおかげで末梢の微小血管内腔にまでも変形しながら，到達できる。

骨髄での赤血球産生には，栄養素として鉄，葉酸，ビタミンB_{12}などが必要であり，さらに造血因子として腎臓由来のホルモンであるエリスロポエチン（erythropoietin：EPO）が必要である。腎臓では血中の酸素不足を感知すると尿細管上皮細胞（と考えられている）からのEPO分泌が増加するので，赤血球数が増える。マラソン選手などが酸素の薄い高地でトレーニングするのは酸素不足を負荷させ，赤血球数を増加させておいてから，平地での大会に臨めば酸素運搬能力の高まった状態で走ることができるからである。

赤血球の寿命は約120日で，肝臓や脾臓で処理される。すなわち，赤血球膜が破壊され，内部のヘモグロビンが放出され（この現象を溶血という），ヘモグロビンはグロビンとヘムに分解され，さらにヘムから鉄が失われてビリルビン（胆汁の成分）となる。鉄は肝臓や脾臓で貯留され，必要に応じて骨髄に移行し，赤血球が産生される際に再利用される。

2）白血球（leukocyte, white blood cell）

白血球は骨髄で多能性幹細胞→骨髄系幹細胞→骨髄芽球と分化し，骨髄芽球からは

さらに染色性による3種類の顆粒球（好中球，好酸球，好塩基球）および単球へと分化・成熟し，血中に現れるものと，多能性幹細胞→リンパ系幹細胞へと分化し，リンパ球（Tリンパ球，Bリンパ球）へと分化・成熟し，血中に現れるものとがある。白血球は核を有し（顆粒球は多核白血球ともよばれる），大きさは8～12 μm，数は4,000～9,000個/μl（男女差はない）である。白血球のうちで好中球が最も多く（60～70％），ついでリンパ球（20～40％），単球（4～8％），好酸球（1～4％），好塩基球（0.5％）である。白血球は生体防御に重要な役割を担う。すなわち，感染（細菌，ウイルス，寄生虫）や腫瘍，そのほか有害物質に対して防衛機能を発揮する。アメーバ様の運動性があり，特に好中球や単球は炎症の際に血管外に漏出し，組織を移動し（化学走性），炎症の原因物質の処理をする（食作用）。食作用（貪食作用）とは細菌や異物を細胞が内部に取り込んで分解・処理をする機能である。単球は必要に応じて食作用の盛んなマクロファージ（大食細胞）になる。寿命は顆粒球で10時間程度であり，肝臓や脾臓で破壊される。リンパ球は免疫機構を構成している（⇨p.38, 2.4）。

3）血小板（platelet）

血小板は骨髄にある巨核球が崩壊し，その細胞質がちぎれて血液中に放出されたものである。したがって核がなく，2～3 μmの不定形をした細胞で，数は男女差なくおよそ20～40万個/μlである。その機能は止血機構の初期に重要な役割を演じている。すなわち，血管破綻部に粘着・凝集して止血栓を形成するだけでなく血管系や凝固系にも作用して止血反応を進行させることである。寿命はおよそ8～11日であり，脾臓で破壊される。

（6）貧　　血

貧血とは，血液の急激な喪失，あるいは骨髄での造血機能低下によって赤血球が欠乏することである。1）出血性貧血，2）再生不良性貧血，3）巨赤芽球性貧血，4）溶血性貧血，などに分類される。

1）出血性貧血

急激な出血の場合，血漿量は数日で回復するが，赤血球濃度は低下したままで貧血症状となる。再出血がなければ，赤血球濃度は1か月程度で回復する。しかし，慢性的な出血があると，腸から鉄の吸収を行いヘモグロビンが形成される一連の造血過程が追いつかなくなる。すなわち，平均赤血球体積の小さく，ヘモグロビン量の少ない小球性低色素性貧血（鉄欠乏性貧血）となる。

2）再生不良性貧血

骨髄機能欠失（骨髄無形成）によって造血機能が喪失すれば，赤血球は生産されず，致死的な貧血を招くことになる。

3）巨赤芽球性貧血

ビタミンB_{12}，葉酸，胃粘膜の壁細胞から分泌される内因子は，すべて赤血球産生に必須であり，これらのいずれかが欠如しても骨髄では赤芽球再生が遅延するために，

赤芽球は異常に巨大化し，奇形も伴う。ヘモグロビン量も増加するので，大球性高色素性貧血ともいう。細胞膜が脆弱であり，破壊されやすいため赤血球数は減少する。かつては悪性貧血ともよばれていた。

4）溶血性貧血

遺伝性の赤血球異常疾患で，細胞膜が脆弱であり，脾臓などの毛細血管を通過する際に容易に破壊されるために生じる貧血を示す。遺伝性球状赤血球症，鎌状赤血球症，胎児赤芽球症などがあり，細胞膜の形成異常，内部ヘモグロビンの異常，Rh因子不適合による抗体による障害などが要因である。そのほか，溶血性貧血は血液型不適合輸血，マラリアの感染，薬剤による反応などでも発症する。

2.3 赤血球の機能

赤血球の主な機能はガス運搬（酸素と二酸化炭素）および血漿のpH緩衝である。そのほか，赤血球は止血の際，血栓中に取り込まれ凝血塊の一成分として役立つ。また血液型を決定している。

（1）赤血球によるガスの運搬とpH緩衝
1）酸素の運搬：ヘモグロビンによる酸素解離曲線

肺で取り込まれた酸素は単純に血液内に溶け込んだ状態で運搬される場合に比べ，赤血球内部にあるヘモグロビンに結合した状態のほうがはるかに大量（約30～100倍）に運搬できる。100 mlの血液は赤血球がなければ（すなわち血漿だけなら）わずか0.5 mlの酸素しか溶解させることができない。しかし，正常な100 mlの血液は約45 mlの赤血球を含み，その中にあるヘモグロビンは約15 g存在するので20 ml以上の酸素が結合できる（ヘモグロビン1 gに酸素は約1.34 ml結合する）。

ヘモグロビンの量を血漿中の濃度で示すと男子で約16 g / 100 ml，女子で約14 g / 100 mlである。ヘモグロビンは複合たんぱく質であり，たんぱく質部分であるグロビンはα鎖2個とβ鎖2個から構成されており（α2β2と表記される），それぞれの鎖中には鉄1原子を含む色素のヘム1分子が存在する（図2－8）。酸素1分子はヘム中の鉄1原子と結合するので，ヘモグロビン1分子に酸素は最大4分子結合できる。酸素が結合するたびにヘモグロビンの立体構造が変化するために

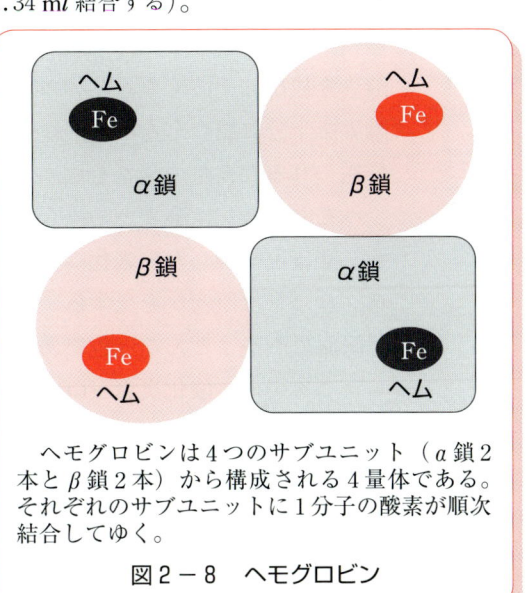

ヘモグロビンは4つのサブユニット（α鎖2本とβ鎖2本）から構成される4量体である。それぞれのサブユニットに1分子の酸素が順次結合してゆく。

図2－8　ヘモグロビン

酸素の結合親和性は変化し，より結合しやすくなる。酸素との結合は可逆的であり，酸素と結合したものを酸素化ヘモグロビン，酸素を放出したものを脱酸素化ヘモグロビンという（酸素との結合のいかんにかかわらず鉄の価数は変わらないので，酸化・還元ヘモグロビンとはよばない）。このようにヘモグロビンの構造上の特性から，酸素との結合・解離はアロステリック効果による協同性で進行するため，特殊なＳ字状カーブをとり，これを 酸素解離曲線 とよぶ（図2－9）。すなわち，ヘモグロビンの酸素との結合・解離様式こそ組織での酸素供給に合理的な役割を担っているのである。骨格筋中に多く存在するミオグロビンはやはり酸素と結合し，骨格筋細胞に酸素を供給するために酸素を適宜放出するが，ミオグロビンは酸素濃度が増加するにつれ，速やかに酸素が結合し飽和状態になるため，極めて酸素の不足した状態でないと酸素の放出が起こらない。一方，ヘモグロビンは酸素濃度の低い条件では酸素は結合しにくく，また同じ酸素濃度であっても二酸化炭素濃度が高くなれば酸素は結合しにくい。これらのことは，ヘモグロビンからは組織で酸素が必要な環境になるに従って酸素を放出しやすくなっていることを示している。このように，酸素濃度の高い肺で酸素を十分に結合したヘモグロビンは，血液循環によって末梢の酸素濃度の低い組織に送られると大量の酸素を放出することになる。

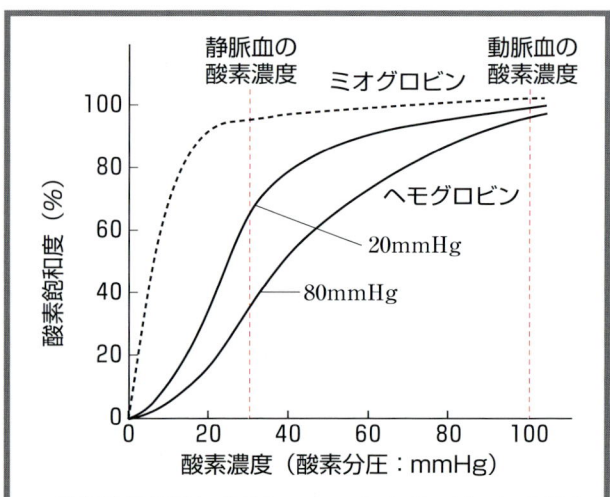

酸素濃度が増加するにつれ，ミオグロビンには速やかに酸素が結合し飽和状態になる（-----）のに対してヘモグロビンには酸素濃度の低い条件では酸素は結合しにくく，また同じ酸素濃度であっても二酸化炭素濃度（図中 20, 80mmHg）が高くなれば酸素はさらに結合しにくくなる（―）。

図2－9　ヘモグロビンの酸素解離曲線

　ヘモグロビンは酸素との結合度合いによって色調が変化する性質を有する。すなわち，酸素を結合した酸素化ヘモグロビンは 鮮紅色 を呈し，酸素を放出した脱酸素化ヘモグロビンは 暗赤色 を呈する。このため，動脈血は鮮やかな赤色であるのに対して，静脈血はややよどんだ赤色である。

　ところで，一酸化炭素（CO）はヘモグロビンに対して酸素よりも結合性（親和性ともいう）が約250倍とはるかに強い。このため，酸素の1/250量の一酸化炭素（これは0.4 mmHg相当）があると一酸化炭素のヘモグロビンへの結合は酸素と同等になる。すなわち，体内のヘモグロビンの約50％は酸素と結合できなくなるため酸素欠乏状態に陥る。一酸化炭素が0.6 mmHg以上あるいは大気中の濃度で0.1％になると致命的となる。これが 一酸化炭素中毒 である。重症一酸化炭素中毒患者へは高濃度の酸素を

投与して速やかにヘモグロビン結合の一酸化炭素を酸素と置き換えたり，二酸化炭素を積極的に投与したりすることによって呼吸中枢を刺激し，肺胞換気を促進させ，体内の一酸化炭素の排泄を増加させることが有効な処置である。

2）二酸化炭素（CO_2）の運搬

組織中の二酸化炭素は血液中に直接溶解して運搬されるのではなく，血液中の化学物質と結合して運搬されるため，単純な溶解による運搬に比べて15〜20倍の量が運ばれる。平常安静時には血液100 ml当たり約4 mlの二酸化炭素が組織から肺に運ばれる。

気体としての二酸化炭素（炭酸ガス）は水に溶解した後，以下の反応が進行する。血漿中，特に赤血球には炭酸脱水酵素が多く存在しており，この反応をどちらの方向にも触媒する。すなわち，

$$H_2O + CO_2 \rightleftarrows H_2CO_3$$

H_2CO_3（炭酸）は，さらにHCO_3^-と（炭酸水素イオン，重炭酸イオン）とH^+（水素イオン）に解離する。

$$H_2CO_3 \rightleftarrows HCO_3^- + H^+$$

したがって，

$$H_2O + CO_2 \rightleftarrows H_2CO_3 \rightleftarrows HCO_3^- + H^+$$

の反応式が右に進行すればH^+により血漿は酸性側にシフトし，左に進行すればCO_2が過剰となり，肺から排泄されなければならない。すなわち，CO_2やpHの状態は炭酸脱水酵素の作用に依存することになる。

二酸化炭素も一部赤血球内でヘモグロビンと結合してカルバミノヘモグロビン（CO_2Hb^-）を形成する。CO_2，H_2CO_3（炭酸），HCO_3^-（炭酸水素イオン）およびヘモグロビンと結合したCO_2の総和を**総炭酸**とよび，その分布は表2－4のようになる。すなわち，CO_2は血漿中にはおよそ5％しか直接溶解せず，大部分はHCO_3^-の形で存在している。その理由は組織で産生されたCO_2はほとんどが赤血球内で化学変化を受けるからである（図2－10）。血漿に溶解したCO_2は大部分が赤血球膜を容易に通過して赤血球内に入るが，それ以外のCO_2は血漿中に残る。血漿中には炭酸脱水酵素がないので，CO_2から炭酸への生成はわずかしか進行しない。また生成したわずかのH^+は血漿たんぱく質などによって中和される（⇨ p.25, ①－ ii))。赤血球内のCO_2はヘモグロビンと結合してカルバミノヘモグロビンとなり，H^+が解離する場合（⇨ p.25, ①－ iii))と炭酸脱水酵素によってH_2CO_3となり，これがHCO_3^-とH^+とに解離する場合とがある（⇨ p.25, ①－ i))。

表2－4 二酸化炭素の分布様式 （％）

場所＼様式	物理的溶解CO_2	HCO_3^-	CO_2Hb^-
赤血球	4	31	14
血漿	5	46	－

3）pH 緩 衝

赤血球内で生じたH^+はヘモグロビンによって中和され，ヘモグロビンの負電荷は減少する。赤血球内で増加したHCO_3^-は血漿中に浸出するが，赤血球内の陽イオン濃度

は能動輸送機構によって一定に維持されているので、電気的中性を保つために塩化物イオン（Cl^-）が血漿から赤血球内へ移動する（塩化物イオン移動）。血漿たんぱく質によるH^+の中和もあり、全体として血漿のpHは主にヘモグロビンによって緩衝作用を受け、一定に維持されているのである。

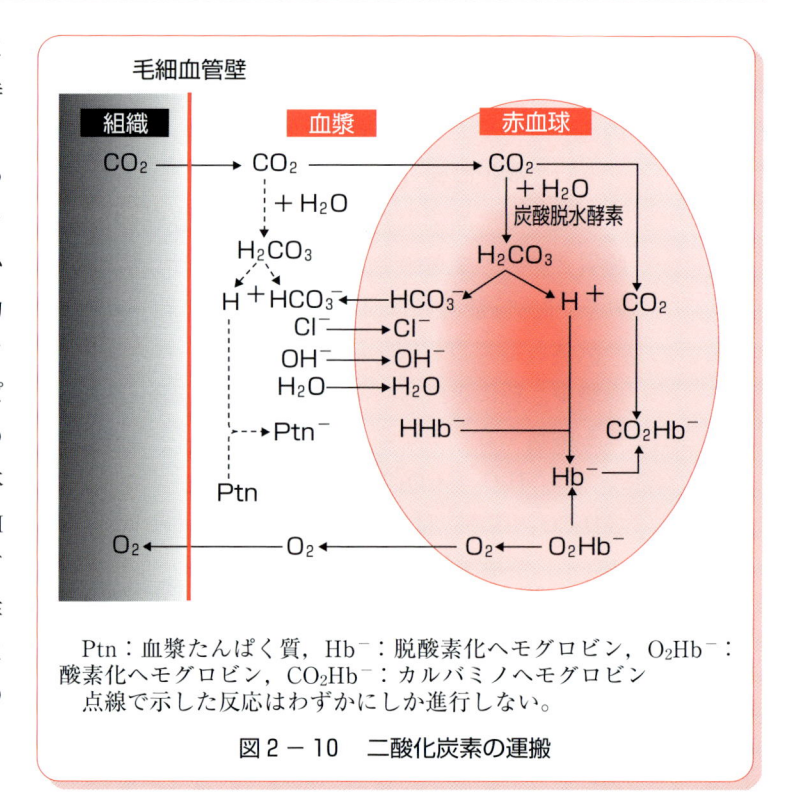

Ptn：血漿たんぱく質，Hb^-：脱酸素化ヘモグロビン，O_2Hb^-：酸素化ヘモグロビン，CO_2Hb^-：カルバミノヘモグロビン
点線で示した反応はわずかにしか進行しない。

図2-10　二酸化炭素の運搬

2.4　免疫系

本章のはじめに述べた「内部環境」の恒常性維持のために外因性物質（要因）に対して、生体はさまざまな防御反応を有している。微生物感染、物理化学的刺激、心的ストレスなどの外因性要因だけでなく、さらに遺伝子変異、癌化、アポトーシス（細胞死）、老化などの生体内での内因性要因に対しても、私たちの内部環境は常に健常でいられるように的確な防御反応が展開される。内部環境を変動させる要因をすべてストレッサーとしてとらえると、生体はストレッサーに対して、中枢神経系、内分泌系、および免疫系の連携プレーによって生体を防衛している。このことはストレス学説（汎適応症候群）で説明される。

さて、これらの生体防御機構は、①非特異的防御反応、②特異的防御反応、に分類される。非特異的防御反応には物理的、化学的、および生物学的な防御反応が含まれる。これらは生体の構造自身が一種のバリアとして機能することであり、このうち生物学的な防御反応は特に自然免疫とよばれ、外界から侵入するものに対して非選択的、非特異的にこれを排除する機構である。その例はマクロファージなど食細胞による病原体や異物の貧食作用である。特異的防御反応は獲得免疫とよばれるものを示し、リンパ球による精巧な免疫システムである。すなわち、免疫とは本来、「疫病（感染症）から免れる」現象を示したものであるが、さらに定義は拡大され、「自己」と「非自己」とを判別し、非自己に対して防御反応を起こす機構である。すなわち非自己とは

細菌，ウイルス，寄生虫，腫瘍細胞，異物など自己の組織に存在しない成分であり，生体はこれらを特異的に認識し，排除する機能を有する。血液内に存在するリンパ球の種類によって，（1）細胞性免疫と（2）液性免疫が存在する。一方で，免疫の過程ではアレルギーや自己免疫疾患，臓器移植や輸血でみられるように正常な自己の組織を障害する一面もある。いずれにせよ，血液は免疫反応が起きる場であり，すべて血液中に侵入した非自己に対してのリンパ球による精巧な生体防御反応である。

（1）細胞性免疫

骨髄で分化し，胸腺の影響下で成熟したTリンパ球が直接，抗原を排除する系であり，抗体は関与しない。Tリンパ球とは胸腺（thymus）由来の細胞であることを示す。Tリンパ球はマクロファージが取り込んだ抗原を提示されることにより，分化・増殖を行い，種々の関連細胞（メモリーT細胞，キラーT細胞，ヘルパーT細胞，サプレッサーT細胞）になる。これらの細胞は抗原を記憶したり，サイトカイン放出によりマクロファージの食作用を増強させたり，腫瘍細胞，細菌，ウイルス感染細胞を直接攻撃したりする。Tリンパ球は液性免疫も制御しており，免疫系全体を統御している。

（2）液性免疫

骨髄で分化・成熟したBリンパ球が中心となって展開される系であり，抗体が主役となる。微生物の感染による細胞自体あるいはその細胞由来の毒素などが異物＝抗原となり，抗原刺激を受けた特定のBリンパ球は分裂・増殖し，クローン（単一種の細胞集団）を形成し，さらに形質細胞へと分化し，抗体が産生される。あるいは抗原提示を受けたヘルパーT細胞からは種々のサイトカインが放出され，これによってBリンパ球は増殖し，やはり形質細胞となり抗体が産生される。産生される抗体はガンマグロブリン分画に属するたんぱく質であり，特定の抗原に対して特異的な結合をする分子である。これが抗原抗体反応である。

（3）アレルギー

免疫系に異常がある疾患には，アレルギー性疾患，膠原病（自己免疫疾患），免疫不全症が挙げられる。ここではアレルギーについて，その発症機構を解説する。

アレルギーとは前述した免疫機序により生じた感作リンパ球や抗原抗体反応自体が生体に有害的に作用する場合を示す。すなわち，本来生体防御反応である免疫系反応が病的に惹起・進行し（このことから過敏反応ともよばれる），生体には種々の障害が生じる。その成因は，1）Ⅰ型（アナフィラキシー型，即時型，IgE依存型），2）Ⅱ型（細胞溶解型），3）Ⅲ型（アルザス型，免疫複合体型），4）Ⅳ型（遅延型，細胞性免疫型），5）Ⅴ型（レセプター結合型）の5タイプに分類される。

1）Ⅰ型アレルギー

アナフィラキシーショック（出血を伴わない血圧の著しい低下），アトピー性皮膚炎，

アレルギー性鼻炎，花粉症，食物アレルギーなどにみられる病態で，生体に侵入した抗原（アレルゲン）が肥満細胞や好塩基球表面に存在するIgE抗体と結合することによって，これらの細胞から種々の化学物質（ヒスタミン，ロイコトリエンなど）が放出（脱顆粒）され，局所あるいは全身性に炎症や血管拡張，粘液分泌などの症状が発生する。

2）Ⅱ型アレルギー

血液型不適合輸血による溶血，自己免疫性溶血性貧血などにみられる病態で，細胞上の抗原が抗体（IgGやIgM）と結合し，補体を活性化することによってそれらの抗原を有する細胞が障害され，溶解される。

3）Ⅲ型アレルギー

血清病，全身性エリテマトーデス，関節炎，糸球体腎炎などにみられる病態で，抗原と抗体の免疫複合が臓器・組織に沈着し，補体を活性化するため，その部位に白血球が遊走，集約され，炎症が惹起され，組織障害が発生する。

4）Ⅳ型アレルギー

移植による拒絶反応，ツベルクリン反応，接触性皮膚炎などにみられる病態で，感作T細胞が抗原との特異的結合によってサイトカインを放出し，マクロファージを活性化するため組織障害が発生する。

5）Ⅴ型アレルギー

甲状腺機能亢進症，重症筋無力症などにみられる病態で，抗体の作用によって組織の機能に異常亢進または異常低下を招く。

2.5 血液型

赤血球の膜表面には凝集原とよばれる各種の抗原が存在する。この抗原性は遺伝的に決定されており，その抗原性の差異によって血液型が分類される。最も汎用されている血液型の分類にはABO式があるが，さらにRh式とあわせて輸血に際してこれらの血液型は重大な意義をもつ。そのほか，血液型には多数の亜種が知られている。

（1）ABO式血液型（表2-5）

この血液型の存在は1901年にオーストリアのランドシュタイナー（Karl Landsteiner, 1868～1943）によって発見され，それまでの輸血事故は激減した。赤血球の膜表面にA抗原（N-アセチルガラクトサミン），B抗原（D-ガラクトース），およびA抗原とB抗原の両者を有する場合がそれぞれA型，B型，およびAB型である。O型の赤血球表面はこれらの糖鎖を有さない。ただし，これらの糖鎖の共通部分であるL-フコースをH抗原として示すこともあり，この場合すべての血液型の赤血球にはH抗原が存在することになる。しかしH抗原に対する抗体は例外を除いてどの型の血液にも存在しないので分類表には示されないことが多い。一方，A抗原，およびB抗原に対してはそれぞれ抗A抗体，抗B抗体が存在するので通常，表2-6のように分類・表記されている。

表2−5　血液型（ABO/Rh）

血液型	凝集原（抗原）	凝集素（抗体）	遺伝子型	日本人での分布(%)
A型	A型抗原 N–アセチルガラクトサミン （N–acetylgalactosamine）	抗B	OAまたはAA	38.1
B型	B型抗原 D–ガラクトース （D–galactose）	抗A	OBまたはBB	21.8
AB型	A型抗原 および B型抗原	なし	AB	9.4
O型	なし	抗A および 抗B	OO	30.7
Rh+型	D抗原	なし	Rh／Rh または Rh／rh	99.5
Rh−型	なし	本来なし	rh／rh	0.5

表2−6　凝固・線溶系因子

凝固系因子		線溶系因子
番号	分子名称／慣用名	分子名称
I	フィブリノーゲン	活性化系
II	プロトロンビン	○プラスミノゲン
III	組織トロンボプラスチン	○プラスミノゲンアクチベータ（PA）
IV	カルシウムイオン（Ca^{2+}）	・ウロキナーゼ型PA（u-PA）
V	不安定因子	・組織性PA（t-PA）
VI	欠番	
VII	安定因子	抑制系
VIII	抗血友病因子	○a_2–プラスミンインヒビター（a_2-PI）
IX	クリスマス因子	○プラスミノゲンアクチベータインヒビター（PAI）
X	スチュアート因子	・1型PAI、2型PAI、3型PAI
XI	血漿トロンボプラスチン前駆因子	（PAI-1、PAI-2、PAI-3）
XII	ハーゲマン因子	・プロテアーゼネキシン
XIII	フィブリン安定化因子	
プレカリクレイン		関連因子
高分子キニノゲン		○u-PA受容体（u-PAR）
関連因子		○t-PA受容体（t-PAR）
アンチトロンビンIII（ATIII）		
プロテインC，プロテインS，トロンビンレセプター，トロンボモジュリン		

第2章　内部環境

　ABO式血液型検査では被検体血液に抗A抗体，抗B抗体を添加し，赤血球に凝集が起こるか否かでその型が判定される（図2-11）。赤血球の凝集とは血漿中の抗体と赤血球膜上の抗原との結合を介して赤血球同士が集合することである。このため抗体を凝集素，抗原を凝集原ともよぶ。

抗A抗体（抗A凝集素），抗B抗体（抗B凝集素）はそれぞれB型，A型の血液の血清中に存在する。

図2-11　血液型判定試験

　ABO式血液型の分布は民族によって異なるが，日本人の場合はA型：O型：B型：AB型の比率はおよそ4：3：2：1である。この血液型の形成はメンデルの法則に従い，A型およびB型の形成はO型形成に対して優性遺伝する。すなわち，A型遺伝子型にはAAとAOがあり，B型遺伝子型にはBBとBOがある。

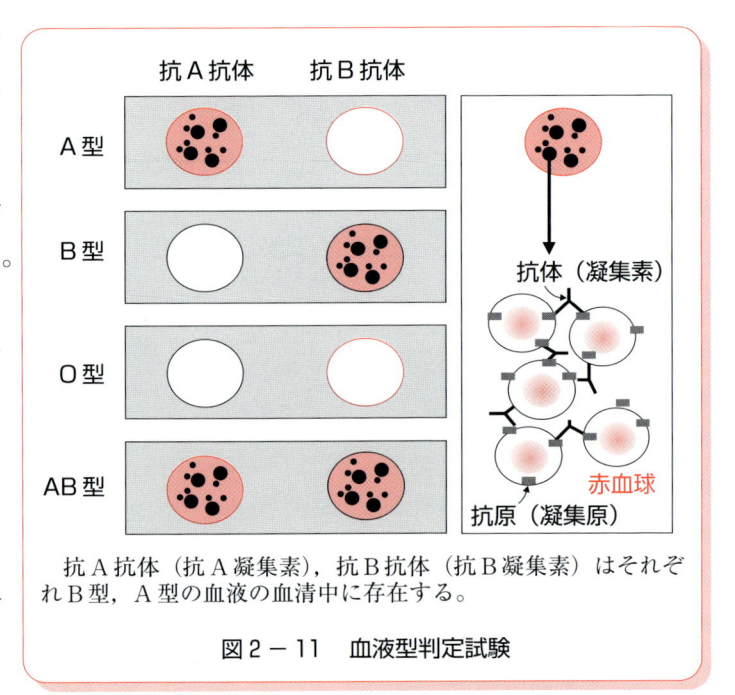

　ところで，成人では例えばA型の血液には抗B抗体が存在するが，B型の血液を誤って輸血したこともないのになぜB型の赤血球に対する抗体が存在するのであろうか。これは自然抗体と考えられ，生後，母乳や食物中に含まれるB型抗原に類似した糖鎖物質によって感作されたり，細菌感染によって細菌の細胞壁成分の一部である糖鎖物質がB型抗原として作用したものと考えられる。

（2）Rh式血液型

　この血液型はABO式と同様に臨床的に重要な血液型である。アカゲザル（rhesus monkey）の赤血球をウサギに免疫し，その抗血清をヒトの赤血球と混ぜると赤血球が凝集する場合と凝集しない場合との2群に分けられる。凝集する場合とはアカゲザルの赤血球とヒトの赤血球には共通の抗原が存在することであり，これをRh因子とよんでいる。Rh因子である抗原は複数存在するが，そのうちD抗原が最も抗原性が強く，通常，D抗原が存在する場合をRh＋（陽性），存在しない場合をRh－（陰性）としている。したがって，Rh式血液型検査で用いる血清は抗D抗体（凝集素）である。Rh－の分布は民族によって大きな差があり，日本人ではRh＋がほとんどであり，Rh－はわずか0.5％ほどであるのに対して，白人ではRh－が約15％を占める。D抗原に対して自然抗体は存在せず，Rh－のヒトには本来抗D抗体は存在しない。したがって，輸血や妊娠による胎児と母体との不適合によって抗D抗体が産生される。遺伝的には

Rh＋遺伝子はRh－遺伝子に対して優性である。Rh型が問題になるのは男性がRh＋で女性がRh－の間で妊娠が成立した場合である。胎児がRh＋となればそのD抗原は胎盤を通して母体血液中に移行し，抗D抗体が産生される。初回の免疫反応では抗体産生はわずかで一過性に終息するので胎児にあまり影響しないが，2度目の妊娠による免疫反応では大量の抗D抗体が産生され胎盤を通して胎児の赤血球を攻撃するため，新生児溶血性疾患（胎児性赤芽球症）や新生児黄疸を招き，脳障害を残したり，流産，死産の危険性がある。輸血でも同様でRh－のヒトへRh＋血液を輸血すると初回は無事でも2回目の輸血で重篤な凝集反応が起こる。

（3）輸　　血

輸血を実施する際には，血液型検査および交叉適合試験（cross matching test）の両方を行う。血液型検査ではABO式血液型とRh式血液型の両方が一致することを原則とする。しかし両者が一致しても時として副作用が起こる場合があるため，交叉適合試験も行う。これには主試験（表試験）と副試験（裏試験）とがあり，主試験では（受血者の血漿）＋（供血者の赤血球）で赤血球凝集が起こらないこと，副試験では逆に（受血者の赤血球）＋（供血者の血漿）で赤血球凝集が起こらないことを確認する。主試験で凝集が起きる場合に輸血をすると輸血された赤血球は受血者の抗体によってすべて破壊されてしまい，その反応の結果，重篤な臓器障害を招き死に至るため絶対禁忌である。また副試験で凝集が起こる場合に輸血された抗体によって受血者の赤血球の一部が破壊されるがこれは軽微であり，全身症状には至らない。これは輸血される抗体の量が限られており，さらに輸血された抗体は受血者の体内の血液によって希釈されるためである。しかし，この場合もできるだけ避けるべきであり，いずれにしても，これらすべての検査が適合して初めて安全な輸血が行われる。

2.6　出血と止血
（1）止血機構

血管が破綻すれば血液は組織，体外へと流出を始めるが，そのままでは失血し，生体機能の低下や死を招来することになる。

止血機構は人類の長い進化の過程で，発達してきた生体防御反応の一つであり，迅速に出血をくい止めるための精巧な血液と血管の反応システムである。特にヒトでは外傷に対する防御反応としての止血機構はよく発達しているが，とりわけ血液凝固を起こす機序は複雑で緻密であるといえる。しかし，血液凝固を阻害したり，解消したりする機序は比較的単純であり強力ではない。このことが哺乳動物の中では比類なき長寿を獲得させている半面，さまざまな生活習慣病や動脈硬化に付随して発症する血栓症（⇨p.45,（2））を防御する点では不完全にならざるを得ず，まだまだ未熟な生物といえよう。

止血機構とは，1）血小板系，2）血管系，3）凝固系，および4）線溶系から成る一

第2章　内部環境

連の反応であり，これらは独立して作動するのではなく相互に連携し，止血反応は進行・完了する（図2−12）。

1）血小板系

血小板は常に血液内を循環し，血管内皮細胞表面にしか接触していない。しかし，血管の破綻部は内皮細胞が剥離して基質（結合組織）が露出するため，血小板は基質中のコラーゲン線維などと接触し，血小板表面の受容体を介して基質に結合するので破綻部に粘着できる（一次凝集）。このとき血小板は変形を起こし（偽足をもつ金平糖状の形態），これが信号となり血小板は活性化され，細胞内の顆粒からさまざまな生理活性物質が放出され，血小板同士も凝集を起こし，ここに血小板の凝集塊による**止血栓**が形成される（二次凝集）。これらの段階は一次止血とよばれ，小血管であれば，2）の血管系による血管収縮とともに止血可能である。出血時間（bleeding time）は耳たぶを一定の大きさで傷つけ，その部位にある小血管からの出血が止まるまでの時間を計測するもので，血小板系と血管系の機能を検査する場合に用いられる。

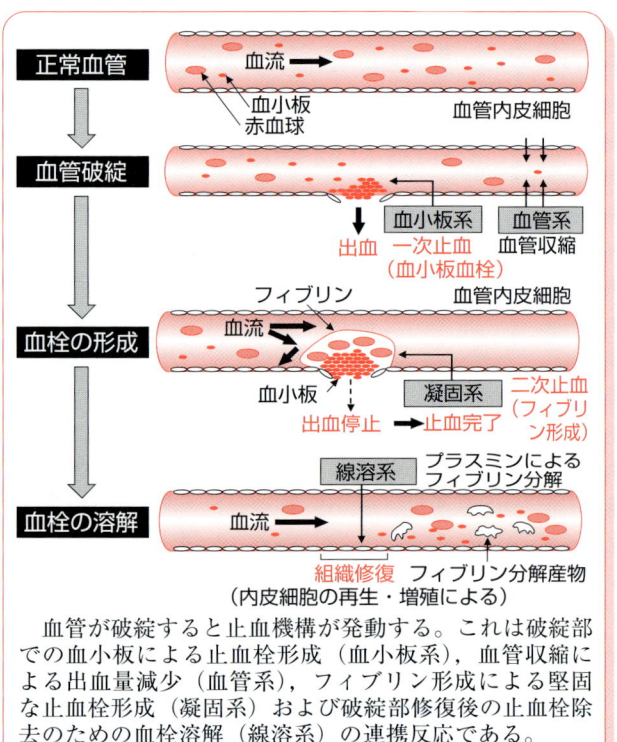

図2−12　止血機構

血管が破綻すると止血機構が発動する。これは破綻部での血小板による止血栓形成（血小板系），血管収縮による出血量減少（血管系），フィブリン形成による堅固な止血栓形成（凝固系）および破綻部修復後の止血栓除去のための血栓溶解（線溶系）の連携反応である。

2）血管系

破綻した血管は速やかに収縮を起こし，血流量を減少させることで出血量を最小限に抑える。これは血小板の活性化に伴って放出される物質のうち**セロトニン**が血管平滑筋細胞に作用して収縮させるためである。

3）凝固系

凝固系はわずかな刺激で複数の凝固因子（⇨p.41，表2−6）が順次，連鎖的・協調的に活性化され（カスケードという），大きな結果を生み出す増幅反応である。すなわち，ある活性化された凝固因子の1分子は多分子の非活性型凝固因子を活性化（たんぱく質分解反応）するので，活性化の段階ごとに反応の規模は増幅されていくわけである。

凝固系は血管の破綻によって血液自体が血管内皮細胞表面とは異なる成分（内皮下の結合組織など）と接触することで惹起される反応経路（内因系）と血液中に組織から

特定の物質（組織因子）が流入することで惹起される反応経路（外因系）によって構成されており，両者の反応経路は途中から共通の反応経路を進行し，最終的に血液中に不溶性たんぱく質であるフィブリンを析出させる。フィブリンは血小板とともに止血栓の主要構成成分となる（二次止血）（図2－13）。血液を試験管に移してから血液が凝固するまでの時間を凝固時間とよび，凝固系の機能を検査する場合に用いられる。凝固因子のいずれが不足しても遅延する。一般に凝固時間は出血時間よりも長くなる。

4）線 溶 系

線溶系は凝固系で生じたフィブリン（線維素）を分解する反応系であり，線維素溶解系を短縮した呼称である。止血のために形成されたフィブリンはそのまま血管内に残留していたのでは血流を阻害するため，破綻部位の修復が完了すれば速やかに溶解・除去され，元どおりの血管内腔に戻されねばならない。血管組織が破綻した時点からすでに線溶系は発動しはじめ，凝固因子や形成されたフィブリン自体も刺激となって，線溶系は活性化される。すなわち，プラスミノーゲンアクチベータ（plasminogen activator：PA）が血管内皮細胞などから放出され，プラスミノーゲンはプラスミンへと変換され，プラスミンのたんぱく質分解作用によってフィブリンは溶解される（図2－13）。生体内にPAは組織性PA（t-PA）とウロキナーゼ型PA（u-PA）の2種類が存在する。t-PAは主として血管内皮細胞が産生し血漿中を循環しており，u-PAは主として腎臓で産生され，尿中に多く存在するが，u-PAも血漿中に存在する。これらのPAは通常，血漿中ではその阻害因子である1型PAインヒビター（PAI-1）によって大部分が抑制されており，線溶系は抑えられている。また，プラスミンに対してはその阻害因子としてα_2-プラスミンインヒビター（α_2-PI）が存在し，線溶系の不必要な亢進（プラスミンの多発）にブレーキをかけることができる。

（2）血 栓 症

止血機構のうち特に凝固系は，前述（1）3）（⇨p.44）で解説したように多くの因子から構成されており，複雑でかつ精巧である。しかし，このことが逆にさまざまな要因によって凝固系異常を招来する可能性が高いともいえる。本来，血液は血管内では決して凝固することなく流動性を保って循環されなければならない。しかし，何らかの原因で止血とは異なって血管内に血栓が生じ，血栓による血流障害を起こす病態を血栓症（thrombosis）という。また，血栓の一部あるいは微小な血栓が流れて末梢の血管に詰まり，血管を閉塞させる場合を塞栓症（embolism）という。栄養バランスの破綻，肥満，高血圧，動脈硬化，糖尿病などいずれも血管内に血栓が形成される要因となる。特に心臓の冠状動脈や脳動脈に血栓が生じるとそれぞれ心筋梗塞，脳梗塞を起こし致命的である。血管壁の最も内側を構成する血管内皮細胞には血栓を形成させない，生じた血栓は迅速に溶解する，という機能（抗血栓性）を有している。血管内皮細胞の健常性を維持・増強させることが，血栓症の予防・改善につながる。日本人の三大死因は第1位が悪性新生物，第2位が心臓病，第3位が脳血管疾患であるが，

第 2 章　内 部 環 境

図 2 − 13　凝固系と線溶系

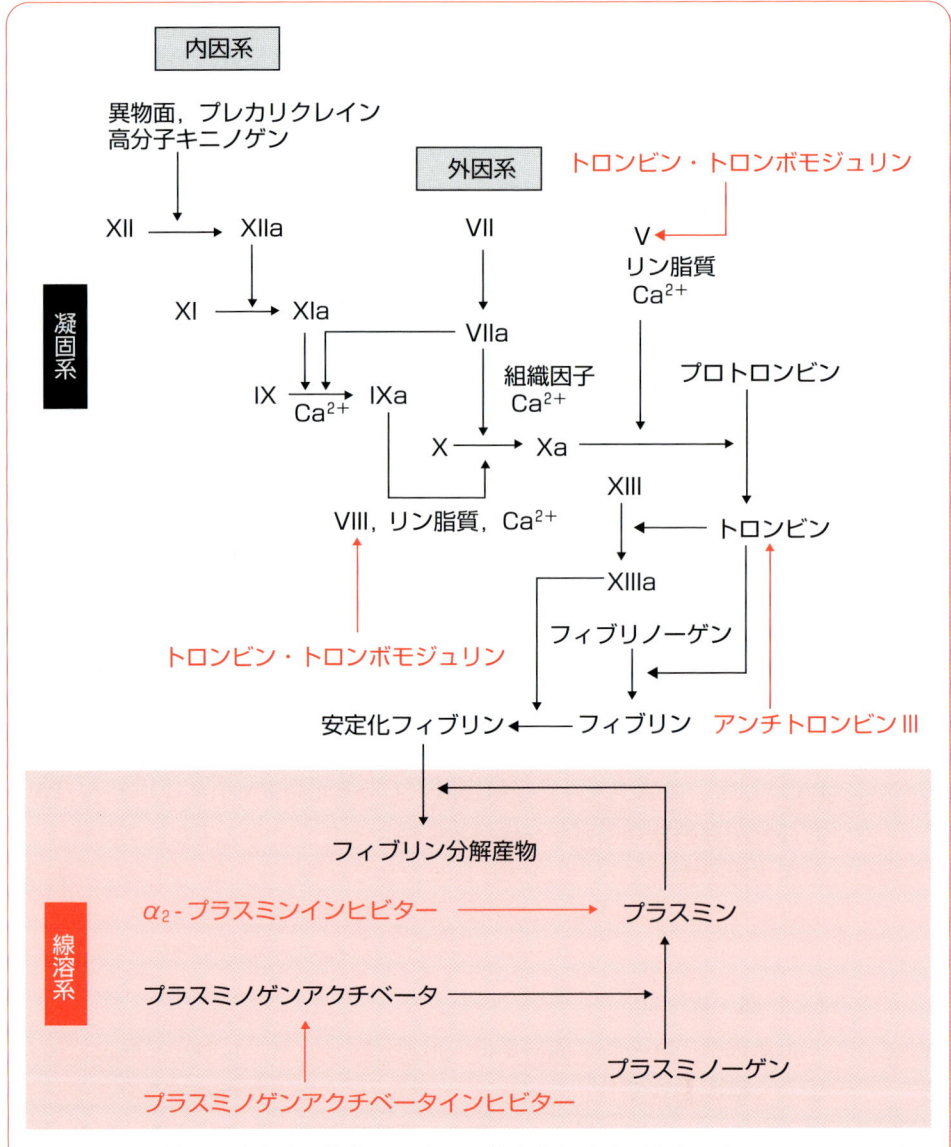

黒矢印は活性化，赤矢印は抑制を示す。血管内皮細胞表面などにあるトロンボモジュリンに結合したトロンビンは第 V 因子および第 VIII 因子を失活化させるので，凝固系を抑制することになる。クエン酸ナトリウム溶液を添加して採血すると血液が凝固しないのは凝固系の進行に必須なカルシウムイオンが除去されるからである。

血栓などが主要因である第2位と第3位を合計するとほぼ第1位に匹敵する（図2－14）。このことからもいかに血液・血管系の疾患が多く，生活習慣病と密接な関係があるのかがわかる。近年，線溶系阻害因子であるPAI-1は血管内皮細胞以外に脂肪組織から多量に産生，血漿中に分泌されていることが明らかになった。したがって，脂肪組織の多い肥満の人では血漿中のPAI-1濃度が正常値よりも高い場合が多く，このことは血栓を形成しやすい，できた血栓が溶解しにくい，ことにつながるので**心筋梗塞**（血栓による冠状動脈閉塞）の危険因子として注目されている。

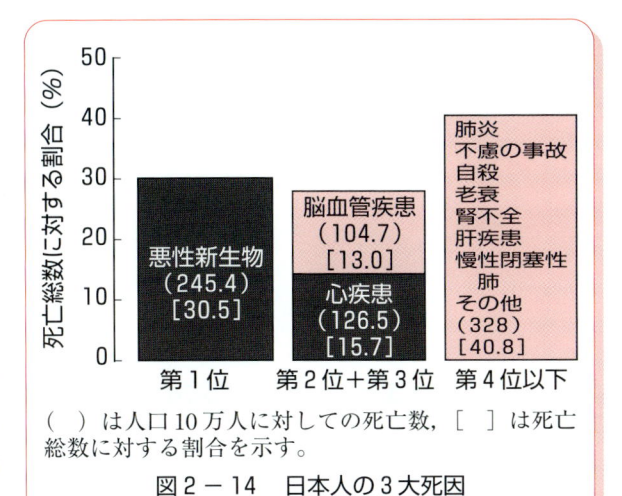

　線溶系酵素であるu-PAやt-PAは血栓溶解酵素として血栓症治療に広く使用されている。特にt-PAは**急性心筋梗塞**の治療に汎用されている。すなわち，必要量投与されたt-PAは血栓に結合し，血栓上や周辺にあるプラスミノーゲンをプラスミンに活性化するので，血栓成分であるフィブリンは効率的に分解されるのである。

図2－14　日本人の3大死因
（　）は人口10万人に対しての死亡数，［　］は死亡総数に対する割合を示す。
資料）厚生労働省：平成15年人口動態統計より改変

悪性新生物（245.4）[30.5] — 第1位
脳血管疾患（104.7）[13.0]／心疾患（126.5）[15.7] — 第2位＋第3位
肺炎／不慮の事故／自殺／老衰／腎不全／肝疾患／慢性閉塞性肺／その他（328）[40.8] — 第4位以下

文　　献

●参考文献
- 日野原重明，安部正和，浅見一羊，関　泰志，坂井健雄，熊田　衛：『人体の構造と機能［１］　解剖生理学』，医学書院（2002）
- 森田之大，下山一郎：『新版看護学全書3　生理学』，メヂカルフレンド社（1993）
- 貴邑冨久子，根来英雄：『シンプル生理学』，南江堂（1999）
- 本郷利憲，廣重　力，豊田順一，熊田　衛（編）：『標準生理学』，医学書院（1993）
- Guyton, A.C., Hall, J.E. : Textbook of Medical Physiology(10th), Saunders（2000）
- Born, W.F., Boulpaep, E.L.: Medical Physiology: A Cellular and Molecular Approach, Saunders（2003）
- 勝沼英宇，折茂　肇（編）：『脳血管と心血管』，共立出版（1989）
- 深尾偉晴：組織性プラスミノゲン・アクチベータ/フィブリン/内皮細胞の相互反応，血液・腫瘍科，**32**（6），p 490－499，科学評論社（1996）

第 3 章

調節する働き

1. 調節系の構成と調節機能の概要：種類と特性

1.1 恒常性の調節

　生体は絶え間ない体外環境の変化に基づく侵襲や体内に発生する変化に対応して，すべての機能が素早く元の状態に戻り，恒常的であるように調節しながら生命を維持している。このように身体内外の環境変化の中で，体内の恒常性がある狭い範囲に維持される生理学的仕組みを**恒常性**（ホメオスタシス：homeostasis）という。恒常性の制御機構は，①受容器，②調節中枢，③効果器の基本要素から成る。環境の変化の情報が受容器から求心路により調節中枢に伝えられると，中枢は刺激情報を解析して応答を決定し，遠心路により効果器に伝える。この応答により，**フィードバック**された結果が刺激に影響を与えることとなる（図3－1）。刺激を抑制する場合（負のフィードバック：negative feedback），あるいは刺激を増強させる場合（正のフィードバック：positive feedback）があり得るが，調節機構のほとんどは負のフィードバックである。このほかの調節機構としては，ある環境下での生体に対する刺激を受容器が受けると，体内変化の誘発を予測して効果器が作動する制御様式，フィードフォワード（予測制御，feed forward）がある。

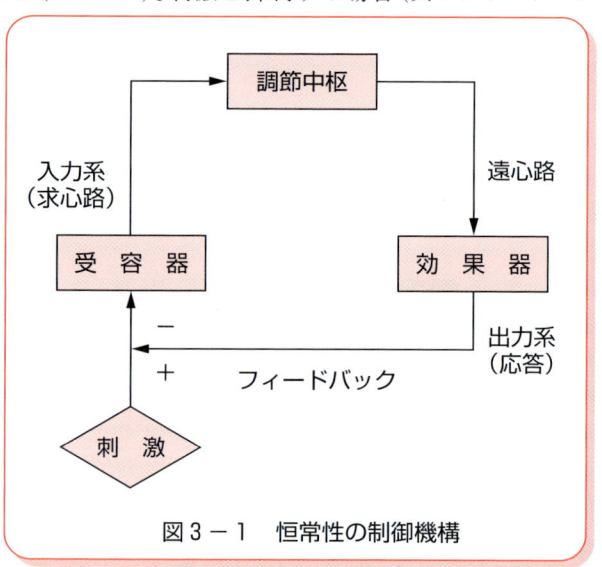

図3－1　恒常性の制御機構

1.2　神経系と内分泌系

　恒常性の調節のために，身体機能の統合と制御に関与するのが神経系と内分泌系である。**神経系**は体内変化が設定された生理的な常態域から偏位したことを感知し，その偏位に対応すべき器官系に極めて速やかに，軸索による電気的信号（インパルス）を送る。その補正対応は発生した偏位が常態域に戻るまで神経系，内分泌系により持

続する。両系の間には働き方の上で大きな相違もあるが，密接に連携して働いているところも多い。すなわち，神経分泌は神経系による内分泌機能の調節であるが，**内分泌系**もまた血液中に放出された化学的信号（ホルモン）により持続的に神経機能を調節している。視床下部では，この両系が結びついており，また，情報伝達物質にも共通のものがある。

2．神経と神経系

2．1　神経の構造と働き：興奮の伝導とシナプス伝達
（1）神経の構造

　神経細胞は，①神経細胞体，②多数の樹状突起，③長い突起である軸索（神経繊維）の３部分から成り，神経系の機能構成単位となる神経細胞は**ニューロン**（neuron，神経単位）とよばれる（図３－２）。神経細胞体は種類により異なるが直径５〜100μm程度であり，樹状突起は他の細胞からの情報の入力路である。軸索は数μm〜１mに及び，側枝とその神経終末をもつ情報の出力路である。軸索と神経終末の間には物質の両方向性の輸送（順行性軸索輸送，逆行性軸索輸送）が微小管に沿って行われる。軸索は，多くの場合，周囲を**シュワン**（Schwann）**細胞**といわれる神経膠細胞が形成する髄鞘（ミエリン鞘）に取り囲まれ，髄鞘は一定間隔（１〜２mm）ごとに欠如するので，くびれとして認められる（ランビエ：Ranvierの絞輪）。神経組織では，ニューロンとニューロンが**シナプス**（synapse）とよばれる部位で接合し，そこで興奮の伝達が行われる（⇨p.52,3)）。

図３－２　ニューロン（神経細胞）

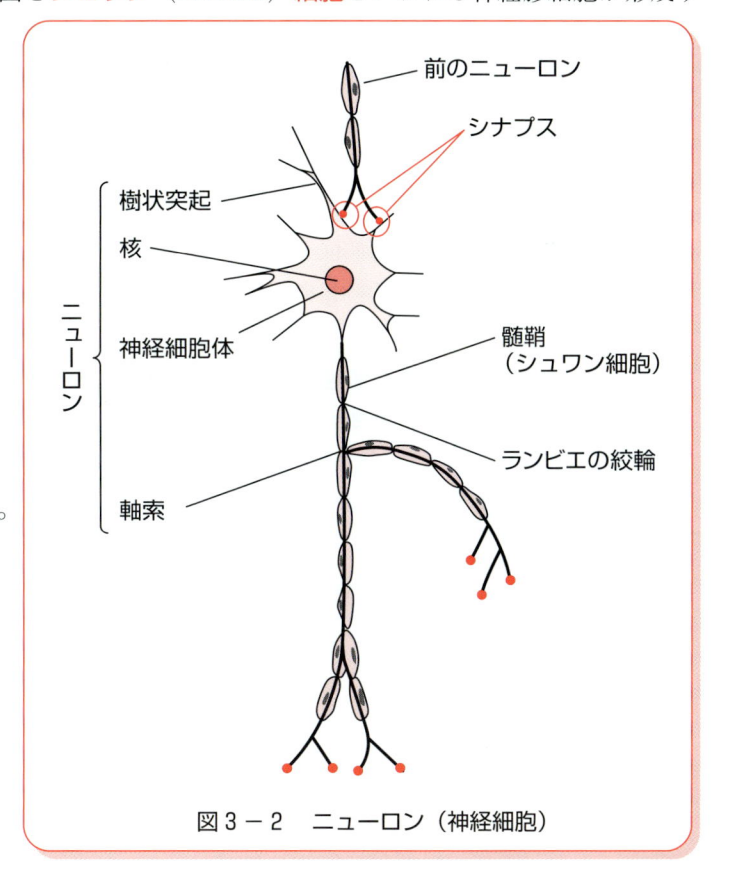

第3章　調節する働き

（2）　神経の働き：興奮の発生と伝導

1）　興奮の発生

①　静止膜電位

細胞膜に存在しATPのエネルギーで働くナトリウムイオン（Na^+）－カリウムイオン（K^+）ポンプにより，濃度勾配に逆らって細胞内のNa^+が外に汲み出され，外のK^+が内側に取り込まれることにより，全身の細胞内液の主要な陽イオンはK^+で，細胞外液の主要な陽イオンはNa^+となっている。また，K^+の膜透過性はNa^+の透過性よりも著しく高い状態に維持されている（K^+に対する膜の選択的透過性）ので，静止状態にある神経細胞では，細胞膜を隔てて外側より内側に陽イオンが少ない状態にあり，細胞膜の内側が外側よりも低い電位となっている。この膜の内外の電位差を静止膜電位（あるいは膜電位）といい，この状態は分極しているといわれる。この実験（図3-3）は，刺激電極を神経繊維の外（表面）に置き，他端に記録電極を設置して活動電位の変化を記録したものである。刺激点から発生した興奮が電極の一端Aに達するとその部分の電位が他端Bに対して陰性（－）となり，さらに興奮がB点に達すると，BがAに対して陰性（－）となり，二相性の活動電位が得られる。

②　活動電位と興奮

通常，Na^+は細胞内にあまり入り込むことができない。しかし，神経細胞が一定の刺激を受けると，細胞膜の小孔（Na^+チャンネル）が開き，イオンチャンネルを通ってNa^+が濃度勾配に沿って細胞内に流れ込み，細胞内に少なかった陽イオンが増加する。そのため，細胞膜の内と外での電位差が減少し，分極の程度が減少し（脱分極），脱分極がさらに進むと，細胞内が（－）から（＋）に変わり，電位が逆転する状態となる（活動電位のオーバーシュート：overshoot）。この膜電位の変化を活動電位という。膜電位が変化して活動電位を発生させる現象を興奮という。

記録電極を細胞内に刺入し，静止電位（－80 mV）を観察したのち，電気刺激を加えたときの変化を図3-4に示した。

③　被刺激性と伝導性：神経インパルスの特性

神経細胞は，被刺激性と伝導性という二つの特性をもつ。被刺激性とは，刺激に反応して活動電位を発生することにより，刺激を電気的な信号に変換する性質である。伝導性とは，活動電位として観察される電気信号を，ほかの神経細胞・筋・分泌腺などに伝える性質である。神経の興奮は極めて速やかに伝導し，元の状態に復帰するため，活動電位の経過は短い。これを神経インパルス（神経衝撃）という。

④　刺激と興奮

刺激の強さがあるレベルを超えると活動電位が発生する。この強さを閾値（threshold）という。脱分極が閾値を超えると100%の活動電位が生じ，閾値以下の弱い刺激では伝導性の活動電位は生じない。つまり，神経インパルスは軸索全体に伝導されるか，全く伝導されないかのどちらかとなる（全か無かの法則：all or none law）。神経刺激にはいろいろなものがあるが，ほとんどの神経細胞では，それに接した別の

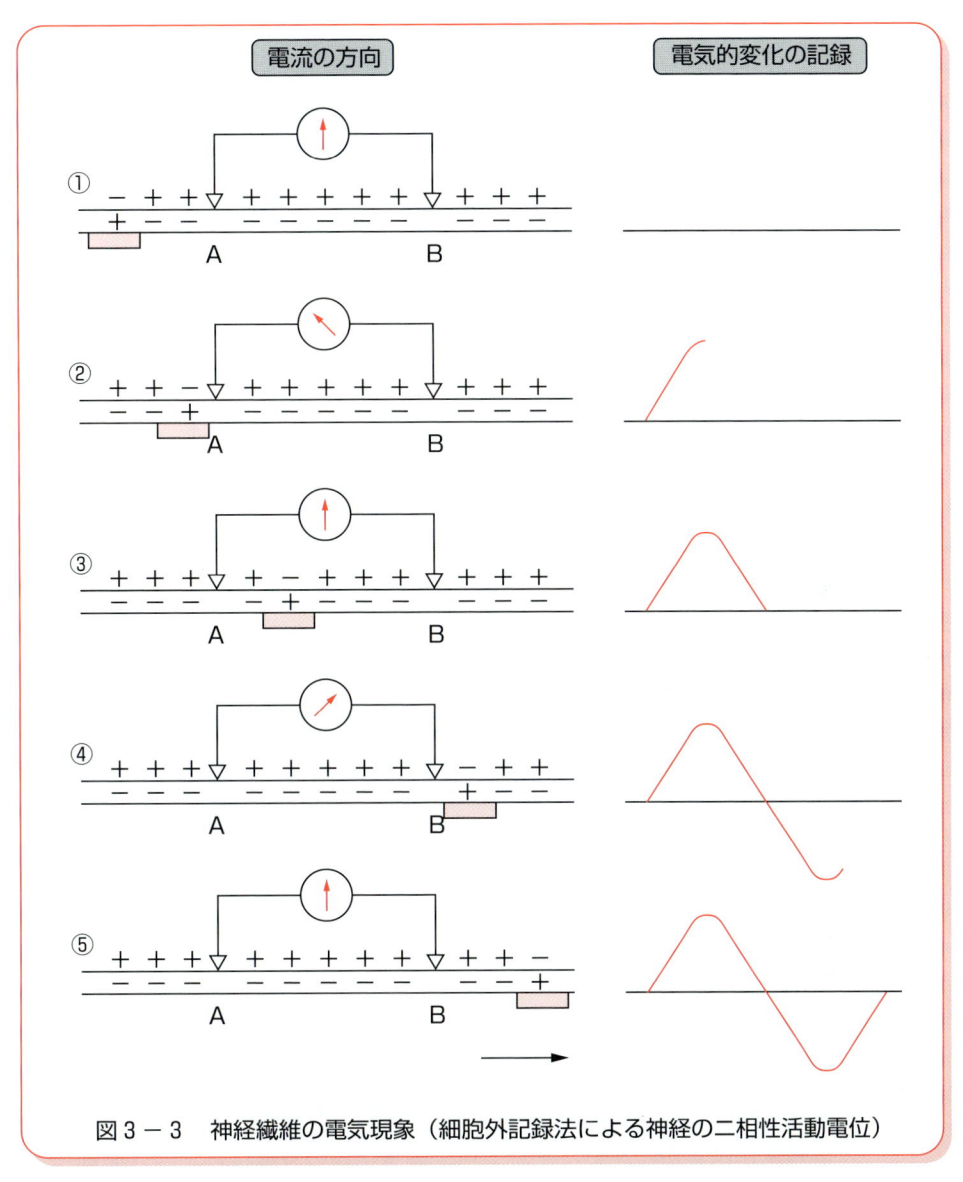

図3－3　神経繊維の電気現象（細胞外記録法による神経の二相性活動電位）

　神経細胞の軸索終末から神経伝達物質が放出され，その物質が受容体に結合することが神経刺激となる。細胞膜のNa^+に対する透過性の変化はすぐに解消し，今度は逆にK^+が細胞内から細胞外へと急激に流出する。これにより，細胞内の陽イオンが再び少なくなり，細胞内外での電位差が元どおりになり，静止膜電位が回復する。これを再分極という。再分極が起こらない限り，神経細胞は次の刺激に反応できない。これを絶対不応期という。その後，数 msec の間は，刺激を十分強くすると，不完全ながら興奮する。これを相対不応期という。脱分極と再分極で移動したNa^+とK^+は能動輸送され，細胞内外でのバランスが回復する。

2）興奮の伝導

　神経繊維は，直径（0.3～22 μm）や髄鞘の有無により，生理学的性質が異なる。神

第3章 調節する働き

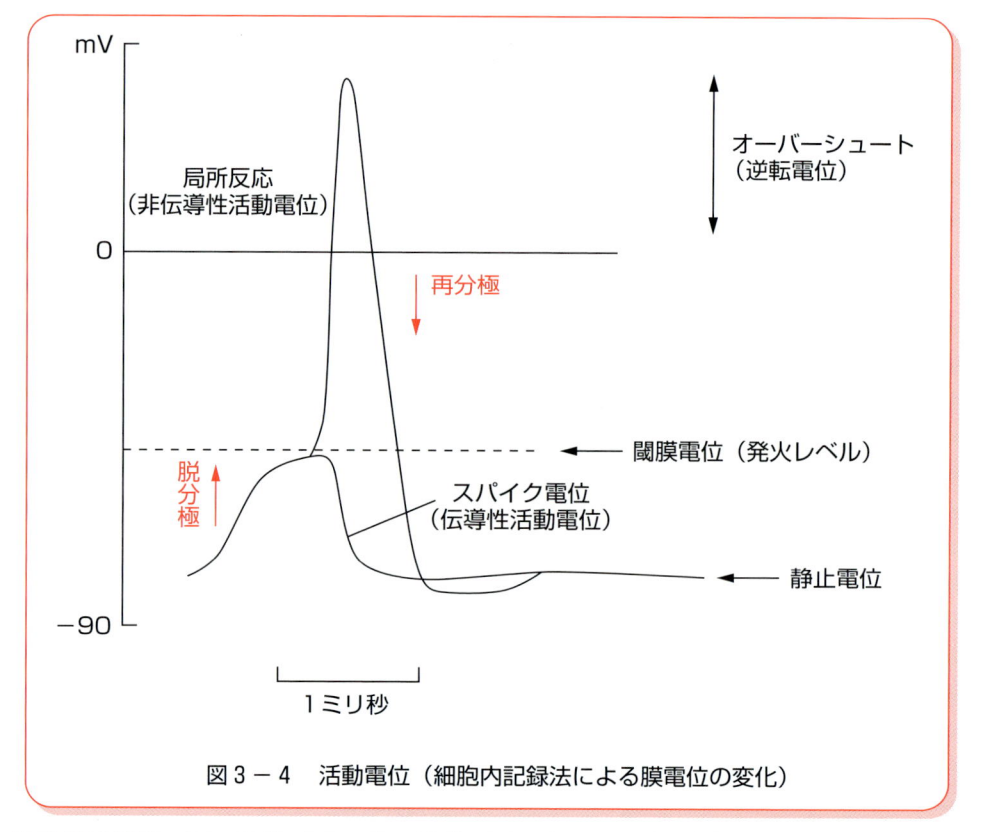

図3-4 活動電位（細胞内記録法による膜電位の変化）

経繊維は髄鞘の厚い繊維（A），薄い繊維（B），無髄の繊維（C）に大別される。髄鞘が厚ければ厚いほど，繊維が太ければ太いほど，興奮の伝導速度は増加する。

無髄神経繊維における神経伝導は，脱分極が，神経繊維に沿って次々に連続して起こり，興奮部は細胞内が（＋），細胞外が（－）の電位となり，伝導されていく。それに対して，有髄神経繊維では，脂質に富んだ髄鞘が絶縁体となって電流を遮り，ランビエの絞輪での電気抵抗が極めて小さいので，活動電位は絞輪から絞輪へ跳躍しながら速く伝導される（跳躍伝導）。したがって，有髄神経繊維では無髄神経繊維よりも伝導速度がはるかに速い（図3-5）。興奮伝導の特徴は以下の3原則による。すなわち，

a．**両側性伝導**：神経繊維の1点で起こった興奮はその部位から両方向に伝わっていく。

b．**絶縁性伝導**：末梢神経には多くの神経繊維が含まれているが，1本の神経繊維の興奮は隣接する神経繊維に移ることはない。

c．**不減衰伝導**：神経繊維を興奮が伝導している間，興奮の大きさ，すなわち活動電位の大きさは減衰せず，一定である。

3）シナプス伝達

① シナプス伝達の機序

あるニューロンで生じた興奮（活動電位）は，神経繊維の末端（軸索終末）まで来ると伝達の機能的接点，シナプスを介して次のニューロンに化学的に伝えられる（シナ

プス伝達）。神経末端と筋肉の接合部にも類似の構造がみられる（シナプス筋接合部）。神経繊維の末端はやや膨れ（シナプス小頭），接合する神経細胞体の細胞膜との間には 30～50 nm の間隙がある（図3-6）。神経繊維の末端に活動電位が伝導されると，シナプス小頭は脱分極し，それに伴って細胞外液からカルシウムイオン（Ca^{2+}）が神経繊維内に入り，シナプス小胞内に蓄えられていた神経伝達物質が間隙に放出され，次の神経細胞の細胞膜（シナプス後部膜）の受容体を刺激し脱分極を起こし，Na^+ と

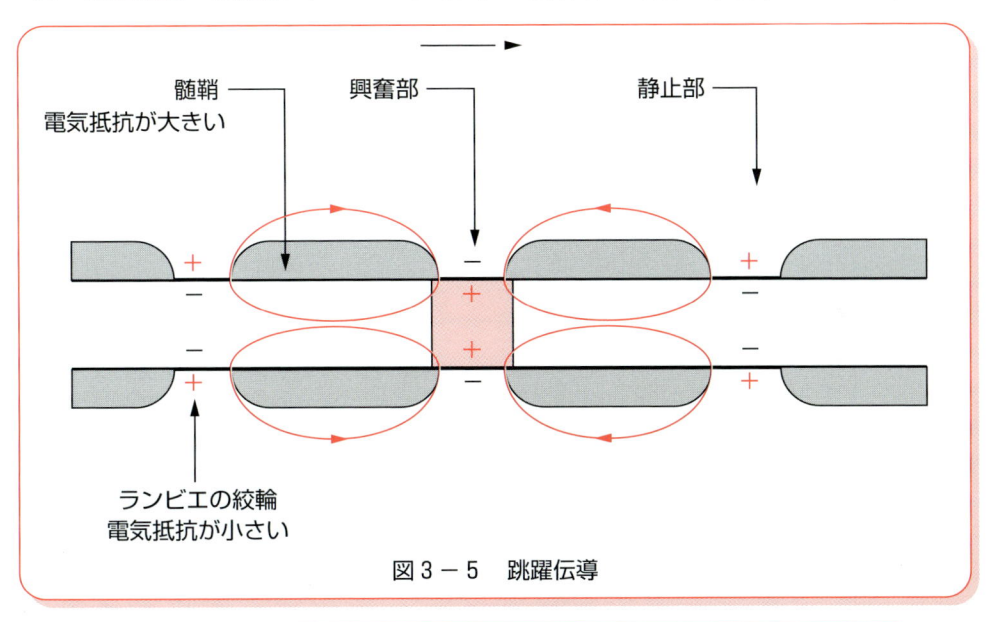

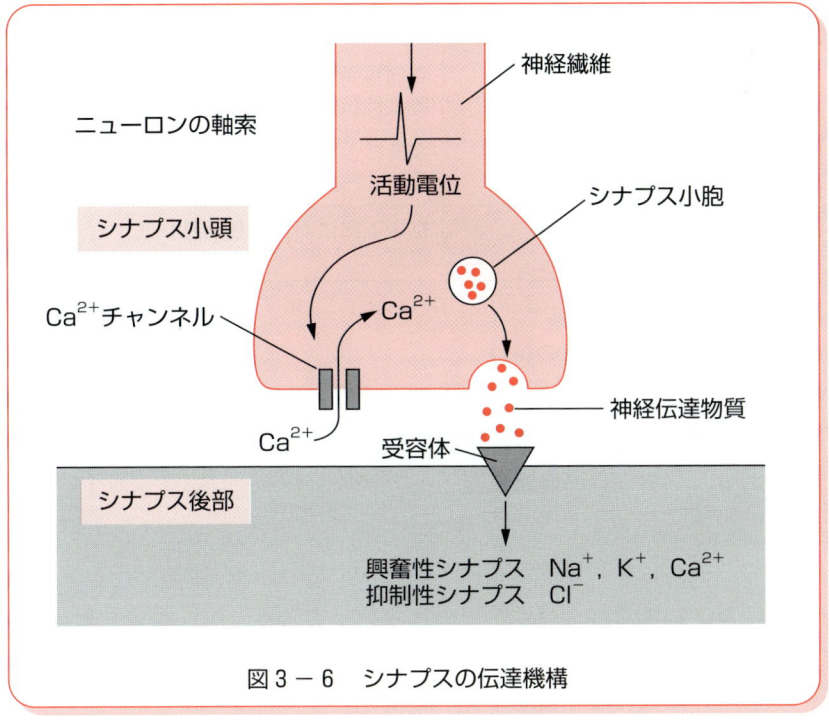

図3-5　跳躍伝導

図3-6　シナプスの伝達機構

K$^+$などのイオン通過路を作る。それに伴い，シナプス後部膜（興奮部）と正常細胞膜（非興奮部）との間に局所電流が生じ，次の神経細胞に興奮が伝達される。神経の興奮が，一つの神経細胞から別の細胞に伝えられる現象を**興奮の伝達**といい，1本の神経繊維内の**興奮の伝導**とは区別される。シナプス間隙に放出された神経伝達物質は，分解されるか神経繊維末端に再び取り込まれて，瞬時にしてその働きを失う。神経の化学伝達物質とその類縁物質に数多くのものが証明されている（表3-1）。

表3-1 神経伝達物質とその類縁物質

物　質	存在部位・機能	拮抗物質
アセチルコリン	神経筋接合部，自立神経節，脊髄における興奮性シナプス，中枢神経系のシナプス	①ニコチン性受容体：クラーレ，α-ブンガロトキシン ②ムスカリン性受容体：アトロピン
カテコールアミン（ドーパミン，ノルアドレナリン，アドレナリン）	中枢神経系における興奮性伝達物質	α：ヨヒンビン β：プロプラノール
γ-アミノ酪酸（GABA）	中枢神経系（脳）における抑制性伝達物質	ビククリン，ピクロトキシン
グリシン	中枢神経系（脊髄）における抑制性伝達物質	ストリキニーネ，破傷風毒素
グルタミン酸，アスパラギン酸	中枢神経系における興奮性伝達物質	クモ毒
P物質	脊髄後角における痛覚経路の興奮性伝達物質	リオレザール
セロトニン	脳幹にある睡眠中枢の伝達物質	メセルジド，LSD
ヒスタミン	視床下部における興奮性伝達物質	プロメサジン，イミプラン

出典）香川靖雄，野沢義則：『図説医化学』（第3版），p.346，南山堂（1997）を改変

② シナプス伝達の特性

シナプス伝達には，神経繊維内の電気的伝導とは全く異なる，次のような化学伝達に起因する特性がある。すなわち，

a．**一方向性の興奮伝達**：シナプス前ニューロンを刺激すると，興奮がシナプス後ニューロンに伝達されるが，シナプス後ニューロンを刺激しても，シナプス前ニューロンには伝達されない（伝達物質は神経繊維末端からしか出ない）。

b．**伝達遅延**：神経インパルスがシナプス小頭に達してから，約0.5～1 msec後にシナプス電位が発生する。

c．**易疲労性**：伝達物質が消耗し，合成能力が低下する。

d．**興奮性と抑制性**：シナプス伝達により，第2のニューロンの活動が高まるものと，弱まるものとがある。

e．**発散と集中**：1本のシナプス前ニューロンが多数のシナプス後ニューロンと結合し，枝分かれしてインパルスが伝達される場合を発散といい，多数のシナプス前ニューロンから1本のシナプス後ニューロンにインパルスが伝達される場合を集中という。発散により興奮の影響は広範囲に広がり，集中により広い部分からの活動が集約される（図3-7）。

f．**疎通現象**：シナプスを繰り返し使用することにより，興奮の通過時間が使用開始当初よりも速くなる。

g．**薬物などの影響**：クラーレ，ニコチンなど特異的遮断剤の作用を受け，アセチルコリンで促進される。

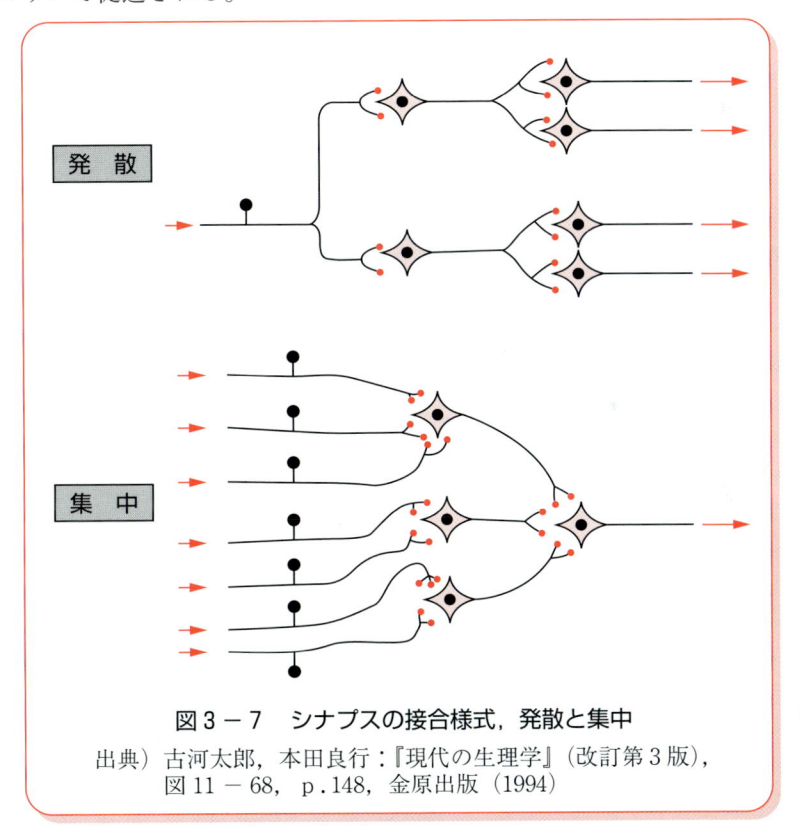

図3-7　シナプスの接合様式，発散と集中
出典）古河太郎，本田良行：『現代の生理学』（改訂第3版），図11-68，p.148，金原出版（1994）

4）反　　射

感覚受容器で受けた一定の日常的刺激が，求心性神経のインパルスとして中枢神経を介して遠心性神経に伝えられ，筋肉や腺などの効果器に達し，無意識的に起こる迅速で，定型化された，不随意的反応となる現象を反射（reflex）という（⇨p 60, 2))。

2.2　神経系の機能構成と特性
（1）神経系の構成
　神経系は中枢神経系と末梢神経系に区分される。中枢神経系は脳と脊髄から成り，末梢神経系は脳脊髄神経と自律神経から成る。

（2）神経系の機能特性
1）感覚機能
　感覚受容器は絶えず変化する内・外環境を刺激として探知し，それを感覚ニューロン（求心性ニューロン）が感覚情報として，脳神経や脊髄神経から脳，脊髄へ，また脊髄や脳の下位レベルから上位レベルへ伝える。

2）統合機能
　感覚情報の解析，その一部の保存，適切な反応の意志決定などの情報の統合（処理）を行う。この機能に関与するニューロンの多くは軸索の短い介在ニューロンで，脳，脊髄，あるいは神経節の中で近傍のニューロンと連絡している。

3）運動機能
　統合的意志決定に基づく応答が運動ニューロン（遠心性ニューロン）によって行われる。運動ニューロンは情報を脳から脊髄へ，あるいは脳や脊髄からそれぞれ脳神経や脊髄神経に伝える。脳神経や脊髄神経の運動ニューロンは筋繊維や腺細胞から成る効果器につながる。

4）自律調節機能
　自律神経系は，内臓や血管壁の平滑筋，心筋，分泌腺などに分布して，消化，呼吸，排出，循環，生殖などの機能を無意識のうちに調節する神経系で，交感神経と副交感神経の2系統がある。

（3）神経系の機能の変化
1）可塑性（plasticity）
　学習や経験に基づいて神経系の機能は変化し，その変化は長期的に持続する。大脳皮質における感覚の再現部位は使用状況を反映して，収斂・発散しており，比較的急速に変化する。脳が損傷を受けた後，訓練により代償機能が促進される。これらは，ニューロンにおける新しい樹状突起の出現（出芽），新しいたんぱく質の合成，他のニューロンとのシナプスの変化（興奮性シナプス後電位振幅の変化）が電気的・化学的信号により効果器に伝わることによる。

2）再生・修復能（regeneration）
　神経細胞は分裂能を有しないので再生できないが，軸索は切断されても再生する。軸索が切断されたとき，細胞体から切断された末梢側の軸索は変性し，消滅する。しかし，軸索の中枢側からは成長円錐を先端として末梢側に成長が始まり修復する。

3. 中枢神経系（脳・脊髄）の構造と基本的な働き

3.1 脊　　髄
（1）脊髄の構造

脊髄は，上方で延髄につながる，長く伸びた円筒状の中枢神経系で，脊柱管の椎孔中に固定されている。脊髄を横断面で見ると，中心にある中心管の周りにＨ字型の灰白質があり，その周囲を白質が取り囲んでいる。灰白質は神経細胞（ニューロン）から成り，前角（または前柱）には運動神経細胞，後角（または後柱）には知覚神経細胞，側角（または側柱）には自律神経細胞が集合している（図3－8）。

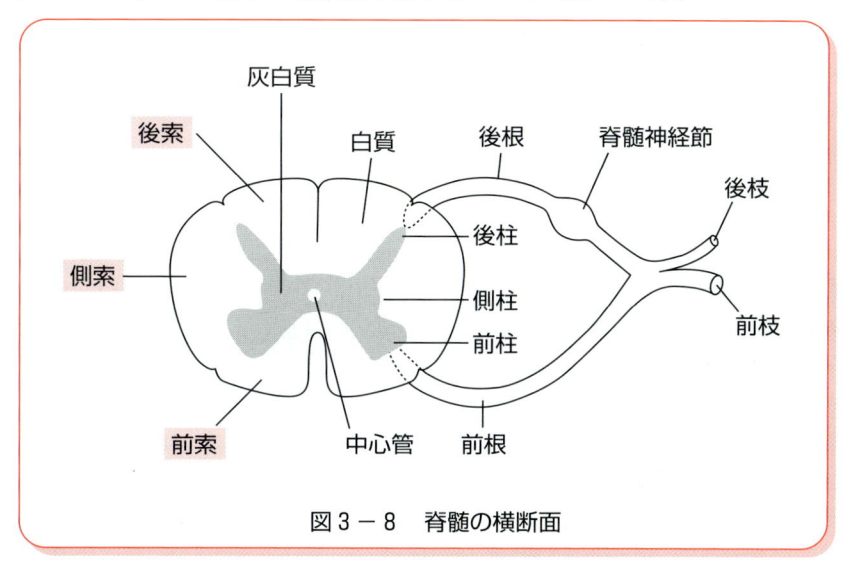

図3－8　脊髄の横断面

（2）脊髄の基本的働き
1）神経（伝導）路
① 脊髄神経の機能

脊髄前角の運動神経細胞から出る神経繊維は，自律神経繊維とともに脊髄神経の前根を形成し，後角に入る知覚神経は後根を形成して，頸神経8対，胸神経12対，腰神経5対，仙骨神経5対，尾骨神経1対，計31対の脊髄神経となり脊柱管を出る。各脊髄神経の中の感覚神経と皮膚の支配領域との間には対応関係がある（皮膚分節，図3－9）。脊髄の白質は縦走する有髄神経繊維から成り，上位中枢である脳と下位の脊髄とを連絡する伝導路の役割をする。すなわち，皮膚や運動器，内臓からの情報（感覚）は脊髄を通り，上位の中枢に伝えられる。また，脳からの信号は脊髄を経由して運動器や分泌腺に伝えられる。

② 感覚に関する神経路（上行路）（図3－10）

後根から入った知覚繊維の主要な経路として次の3経路がある。

　ａ．脊髄視床路：皮膚の温感覚・痛覚・粗大な触覚などを脳に伝える神経路で，脊

第3章　調節する働き

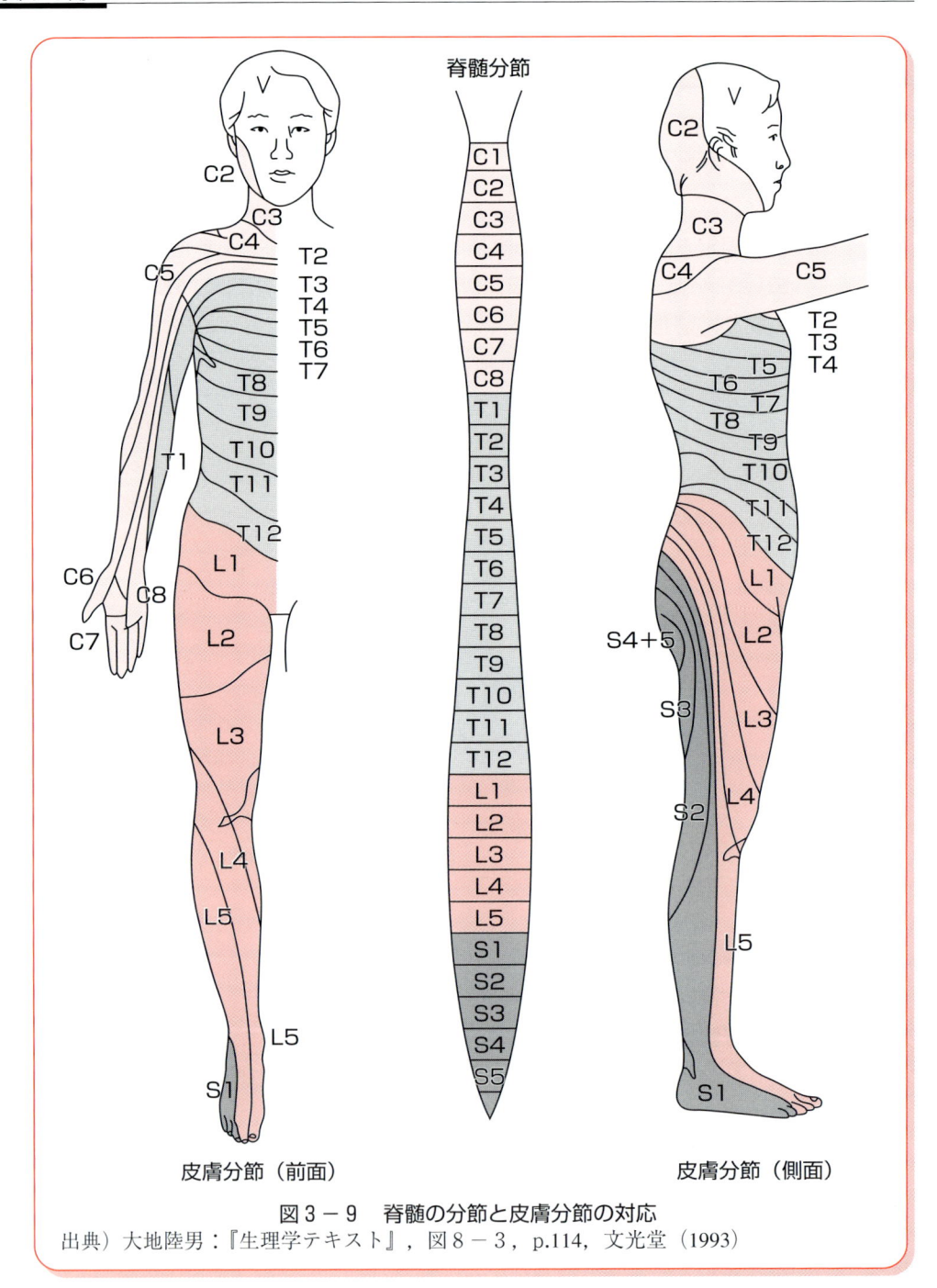

図3－9　脊髄の分節と皮膚分節の対応
出典）大地陸男：『生理学テキスト』，図8－3，p.114，文光堂（1993）

髄内で交叉して反対側を上行する。側索と前索を通り，多数の側枝を脳幹網様体に出す。

b．**後索路**：皮膚の識別性触圧覚や筋・腱・関節からの深部感覚・運動覚などを伝える神経路で，神経繊維は後根から入り，同側を上行する。延髄でニューロンを変えてから交叉し視床に行く。そこから，3次ニューロンが大脳皮質の中心後回

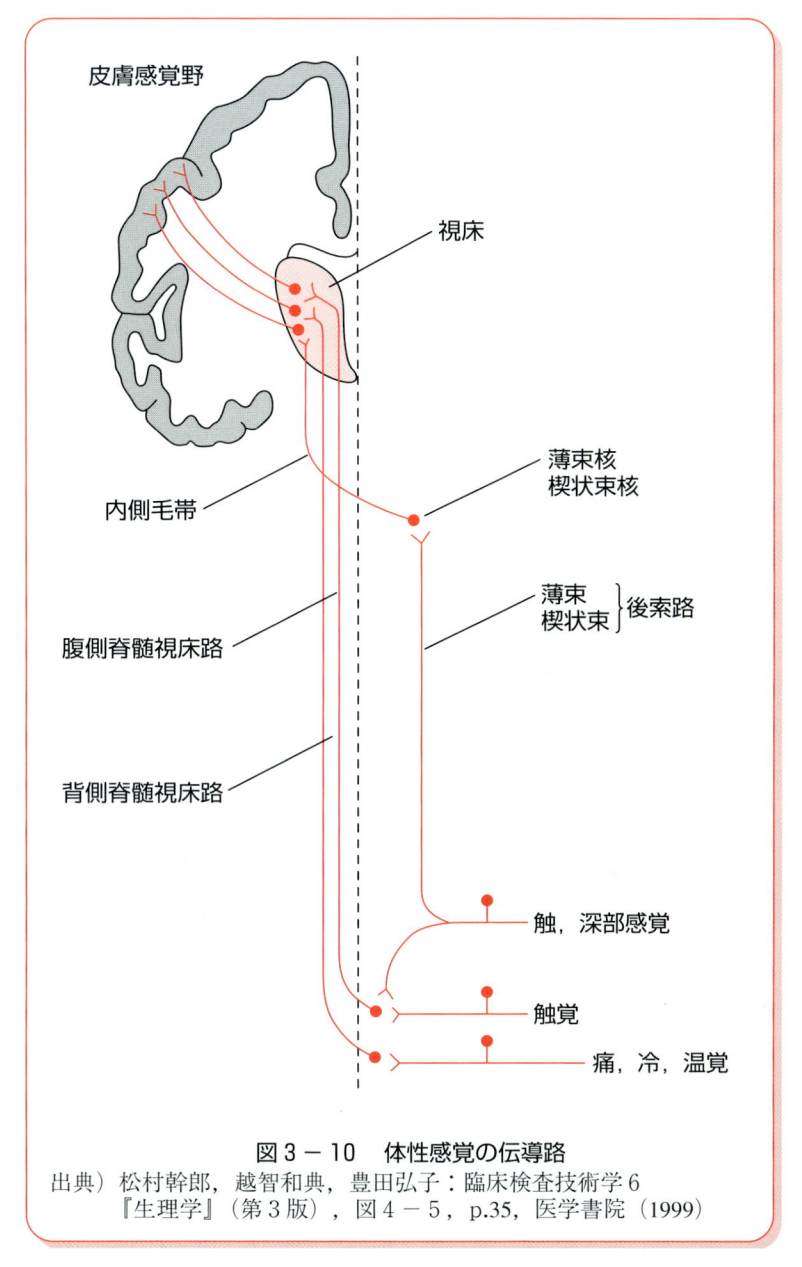

3．中枢神経系（脳・脊髄）の構造と基本的な働き

図3－10 体性感覚の伝導路
出典）松村幹郎，越智和典，豊田弘子：臨床検査技術学6
『生理学』（第3版），図4－5，p.35，医学書院（1999）

に入る。

　c．**脊髄小脳路**：筋紡錘，ゴルジ腱器官，関節受容器から出て，側索を通る深部感覚を小脳に伝える上行路。筋や腱の緊張状態，生体各部の位置感覚を小脳に伝える。

③ **運動に関する神経路（下行路）**（図3－11）

　a．**錐体路**：大脳皮質の運動野（主として中心前回）から運動の命令を脊髄の前角運動ニューロンに伝える経路である。内包を通り，大部分の繊維が延髄錐体で交叉して，外側皮質脊髄路を下行し，脊髄灰白質のニューロンに終わる。随意運動を

第3章　調節する働き

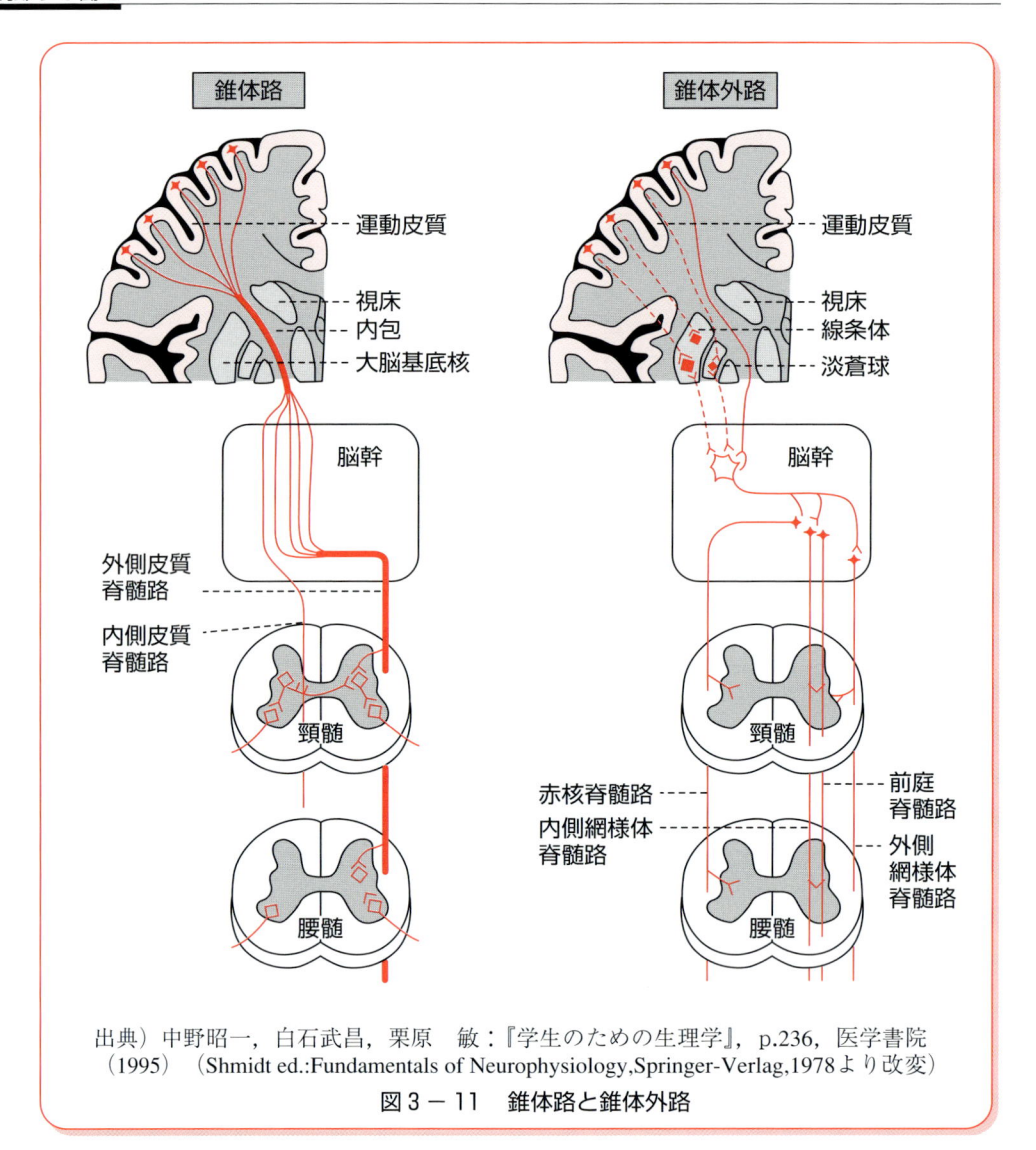

図3－11　錐体路と錐体外路

出典）中野昭一，白石武昌，栗原　敏：『学生のための生理学』，p.236，医学書院（1995）（Shmidt ed.:Fundamentals of Neurophysiology,Springer-Verlag,1978より改変）

つかさどる。

b．**錐体外路**：赤核，視蓋，前庭神経核，網様体などから出て脊髄を下行し，運動ニューロンに対して興奮または抑制的に作用し，筋緊張，姿勢各種の反射に関与することにより無意識的運動調節を行う。

2）反射の中枢
① 脊髄反射

脊髄の灰白質には求心性インパルスを遠心性インパルスに転換する反射中枢が集中しており，反射中枢が脊髄にある反射を**脊髄反射**という。脊髄反射は，脳の関与がなくても脊髄神経だけで働くものが多く，脊髄が機能する限り無意識的に運動を制御する。脊髄反射には，遠心性神経が運動神経で，効果器が筋肉である体性反射と効果器が血管，内臓，腺である自律性反射とがある。

3．中枢神経系（脳・脊髄）の構造と基本的な働き

② 体性神経反射
　a．伸張反射（stretch reflex）：骨格筋を急に伸展させると，その筋は瞬間的に収縮し過度の伸展が防がれる。この反射は単シナプス反射弓を介して起こり，膝蓋腱反射やアキレス腱反射はこの例である。
　b．屈曲反射（flexor reflex）：皮膚や筋肉，関節などの深部組織に有害刺激を与えると，同側の四肢の屈筋が瞬間的に収縮することにより，肢全体を有害刺激から遠ざける反射で，防御反射（逃避反射）ともいわれる。屈曲反射の発現中は伸筋の活動は抑制される。
　c．相反神経支配（reciprocal innervation）：関節の屈伸運動では伸展された筋が収縮する際（伸張反射）に，その収縮に対抗する拮抗筋は弛緩する。このように，筋の収縮とその拮抗筋の弛緩が協調する神経支配を相反神経支配という。

③ 反射弓
　反射においては，刺激が加わると神経情報は，常に同じ回路を一方通行で伝えられ，反応する。この回路（pathway）は，①刺激に反応する感覚受容器，②求心性（知覚性）ニューロン，③中枢の統合部位，④遠心性ニューロン，⑤筋や腺などの効果器から成り，反射弓（reflex arc）とよばれる。他方，求心性インパルスは大脳皮質にも伝えられる。求心性および遠心性の二つのニューロンが関与する最も単純な反射弓の例として，膝蓋腱反射を図3－12に示す。

④ 自律性反射
　脊髄には，循環，排便，排尿，勃起と射精，発汗などの自律神経反射の中枢がある。（⇨p.74,（5））

⑤ 軸索反射
　単一ニューロンの中で，1個の神経細胞体から出て分岐している軸索の1枝が求心路，他枝が遠心路として反射に似た現象を起こすことがある。例えば，刺激性の物質を皮膚に塗布すると，その部の血管は拡張して充血し，紅潮する。これは，傷害によって発生するイ

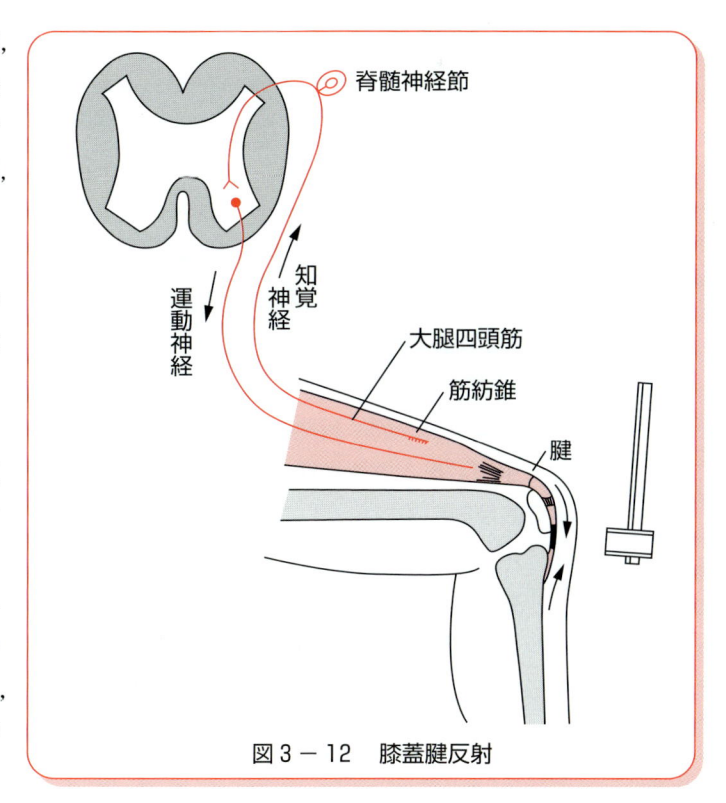

図3－12　膝蓋腱反射

ンパルスがその求心性神経の他の分枝を通って逆方向に伝わり，皮膚血管にも達して，軸索末端から分泌されるサブスタンスP，ニューロキニンなどの活性物質が拡張作用をするためである（図3-13）。シナプスを経由しないので真の反射ではない。

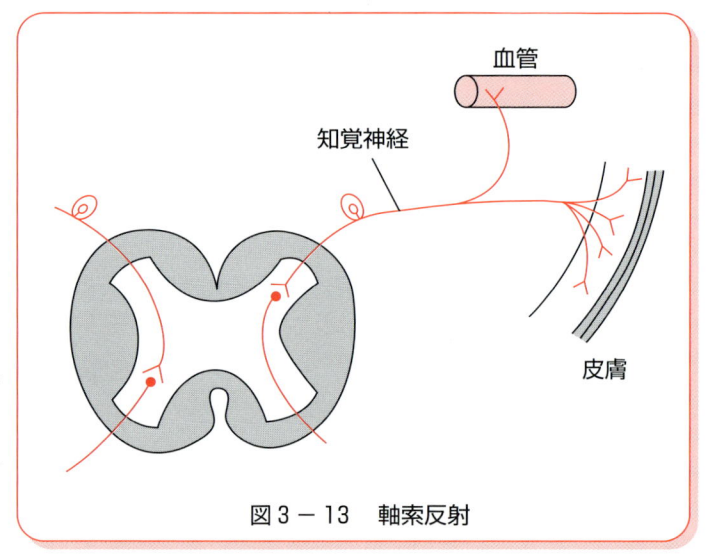

図3-13 軸索反射

3.2 脳

(1) 脳の構造

脳は頭蓋腔内にあり，左・右の**大脳半球**から成る終脳と，**間脳**，**脳幹**（中脳，橋，延髄），**小脳**の四つに区分される。ヒトでは大脳半球が間脳や脳幹の上部を覆い隠している。

(2) 脳の成分と代謝

1) 脳の成分

水分が77～78％，脂質が10～12％を占め，たんぱく質，糖質，核酸などが含まれる。神経細胞の**髄鞘**の構成成分である**ミエリン**の脂質含有量は70～80％と高く，コレステロール（非エステル型），リン脂質，糖脂質などが含まれる。

2) 脳の代謝

ヒトの脳のエネルギー源は，ほとんどすべてが血液から供給される**グルコース**で，その代謝のために大量の**酸素**を必要とする。脳のグリコーゲン含量は極めて少ない。

(3) 脳の基本的働き

1) 脳　幹

脳幹は中脳，橋，延髄から成り，脊髄と同様に，脳と身体を結ぶ機能をもつ。脳神経は脳から出る末梢神経で，12対のうち，第Ⅰと第Ⅱ脳神経以外はすべて脳幹から出る（表3-2）。

① 中　脳

中脳は**間脳と橋との間**にあり，運動性インパルスを大脳皮質から橋へ，感覚性インパルスを脊髄から視床へ中継する。上丘と下丘にはそれぞれ視覚と聴覚の反射中枢がある。被蓋には骨格筋の無意識的な協調運動の制御に関与する黒質と赤核および第Ⅲ（動眼），第Ⅳ（滑車）脳神経の核がある。動眼神経の自律神経核は瞳孔反射に関与する。

表 3－2　脳神経の機能

番号	脳神経	機　能	起始部位	分　布
Ⅰ	嗅神経	嗅覚（感）	鼻腔上部粘膜	嗅部粘膜
Ⅱ	視神経	視覚（感）	網膜	眼球（網膜）
Ⅲ	動眼神経	眼球運動（運），外眼筋からの固有感覚（感），瞳孔の縮小（副）	中脳底部	眼筋
Ⅳ	滑車神経	眼球運動（運） ［外眼筋からの固有感覚（感）］	脳背部	眼筋
Ⅴ	三叉神経	咀嚼・嚥下運動，鼓膜の緊張（運） 顔面・頭部・耳部の一般感覚（感） 顔面，血管，汗腺，虹彩（交）	橋の腹側外方	第1枝：眼窩・前頭部， 第2枝：上顎部， 第3枝：下顎部，咀嚼筋
Ⅵ	外転神経	眼球運動（運） ［外眼筋からの固有感覚（感）］	橋と延髄の境	眼筋
Ⅶ	顔面神経	顔面表情筋の収縮，鼓膜の弛緩（運） 唾液腺（舌下腺，顎下腺），涙腺分泌（副），味覚（舌の前2/3）（感）	橋と延髄の境（外側）	表情筋，舌体，唾液腺
Ⅷ	内耳神経	聴覚および平衡感覚（感）	第Ⅶ神経の外側	内耳
Ⅸ	舌咽神経	嚥下運動（運） 味覚（舌の後1/3）（感） 舌・咽頭の感覚，頸動脈洞圧受容器，頸動脈小体の感覚（感） 外耳からの感覚（感） 唾液腺（耳下腺）分泌（副）	延髄外側	舌根，唾液腺，咽頭
Ⅹ	迷走神経	嚥下運動（運），咽頭蓋の味蕾からの味覚（感），舌・咽頭の感覚（感），内臓感覚（感），頸動脈洞圧受容器，頸動脈小体の感覚（感），外耳からの感覚（感），胸腔・腹腔内臓器の運動と分泌（副）	延髄外側	胸腔・腹腔内臓器
Ⅺ	副神経	頸部の運動（運） ［迷走神経に合流（副）］	延髄下部・頸髄上部	体幹の筋
Ⅻ	舌下神経	舌の運動（運）	延髄全面（頸髄前根）	舌筋

（運）：運動機能　　（感）：感覚機能　　（副）：副交感神経機能　　（交）：交感神経機能
資料）小池五郎編：新栄養士課程講座『解剖生理学』p.58，建帛社（1999）および貴邑冨久子，根来英雄：『シンプル生理学』（改訂5版），p.43，南江堂（2005）

② 橋

　橋（脳橋ともいう）は延髄の上方にあり，神経インパルスを一側の大脳皮質から反対側の小脳へ，ならびに延髄と中脳の間で中継する。第Ⅴ（三叉），第Ⅵ（外転），第Ⅶ（顔面），第Ⅷ（内耳）脳神経の核がある。橋にある呼吸調節中枢と持続性吸息中枢は，延髄とともに呼吸の調節に関与する。

③ 延　　髄

延髄は橋と脊髄の間に位置し，表層は白質，深層は灰白質である。神経核としては，運動神経の起始核，感覚神経の終止核および副交感神経性ニューロンから成る自律神経核などが，第Ⅸ（舌咽），第Ⅹ（迷走），第Ⅺ（副），第Ⅻ（舌下）脳神経などの神経核としてある。中継核としては，オリーブ核（平衡核の中継）や後索核（皮膚感覚の中継）がある。自律神経中枢核としては，生命中枢ともよばれる呼吸運動の調節に関与する呼吸中枢，心臓の拍動に関与する心臓中枢，血管収縮を調節する血管運動中枢，そのほか，嚥下，嘔吐，咳，くしゃみ，しゃっくりなどを調節する反射中枢などの神経核がある。神経路としては，延髄以外の脳と脊髄の間で運動性インパルスと感覚性インパルスを中継する多くの神経路がある。そのうち，皮質脊髄路は大脳皮質から脊髄前角の運動ニューロンとなり，随意運動をつかさどる神経路である。神経繊維の大部分は錐体交叉する（⇨p.60，図3 − 11）。

④ 脳幹網様体

脳幹網様体は脳幹の中央部（延髄と中脳の正中腹側部）にある。長い軸索をもつニューロンが形成する細網状集合体で，その中に細胞体が灰白質小塊として散在している。網様体は脳神経と脊髄由来の感覚性入力を受け，それを刺激として大脳皮質に伝え，その活性水準の維持と向上に関与して，覚醒状態の保持に重要な役割を果たしている（上行性網様体賦活系）。他方，網様体は，大脳皮質，小脳，大脳基底核，視床下部などからの下行性入力を受け，脊髄や脳神経運動核に出力し，随意運動と身体の平衡に関与する骨格筋の活動や自律神経系に統御される活動の調整も行う（下行性網様体賦活系）。

2）間脳と大脳基底核

① 間　　脳

中脳の前方にある。大脳半球に覆われており，視床と視床下部とから成る。

a．視床の機能

(1) **体性感覚の中継点**：すべての体性感覚は視床の腹側核群に伝えられ，ここでニューロンを換えて大脳皮質（体性感覚野）に達する。味覚は腹側核で中継される。視覚，聴覚の各中継核もある。

(2) **運動経路の中継点**：小脳から大脳皮質に至る経路や，大脳基底核と大脳皮質運動野とを互いに連絡する経路の中継点で，共に運動の計画・調節や姿勢の保持に関与する。

b．視床下部の機能：①内分泌系（下垂体ホルモン）の調節，②性行動の調節，③飲水の調節，④体重の調節（摂食・満腹），⑤体温調節，⑥ストレスに対する反応，⑦情動行動の調節，⑧睡眠と覚醒，⑨体性反応の調節など生命維持の上で重要な機能をもつ。食事の摂取を二重に調節する摂食中枢は外側視床下野，飽満中枢は腹内側核にそれぞれある。その調節刺激因子は血中のグルコース，脂肪酸，神経ペプチド，胃からの求心性の刺激などである。

脂肪細胞から分泌されるレプチンは視床下部のレプチン受容体に作用し，摂食

を抑制し，エネルギー消費を亢進させる。生体から水が失われて血液浸透圧が高まるときなどには飲水中枢が働いて水分摂取量が増加する。また，下垂体後葉からのバソプレッシン分泌が増大して尿量を減少させる。

　　c．視交叉上核：視交叉上核は，摂食，飲水，性行動や副腎皮質ホルモン，メラトニンなどの分泌にみられる日内周期の形成に働いている。また，本能行動の統合は視床下部と大脳辺縁系で行われる。

② **大脳基底核**

大脳半球の深部白質にある錐体外路系の核群（灰白質），すなわち淡蒼球，被殻，尾状核の三つは大脳基底核と総称される。大脳の中心部にある。働きとして，網様体を介して運動系に抑制効果をもつ。機能的つながりが，大脳基底核と黒質（中脳），視床下核（間脳）との間にある。

3）小　　脳

小脳は延髄と橋の背側，大脳の後下面にあり，感覚の受容器，大脳からの入力を受け，大脳，脳幹，脊髄に出力する。姿勢や共同運動の調節，身体の平衡に関する中枢がある。

情報の入力には，①大脳皮質の運動野からの運動プログラム，②脊髄を経て入る末梢部からの触覚や，③前庭神経核などからの深部知覚が含まれ，体位や平衡状態を把握するために必要な，筋収縮の状況，腱の張力の程度，身体各部位の位置，皮膚表面に働く力などの情報を受けている。出力としては，小脳核を通り，大脳皮質の運動野，大脳基底核，赤核，脳幹網様体，前庭核などへ送られ，運動機能の微妙な，円滑な調節，姿勢・平衡の保持に関与する。

4）大　脳　半　球

左右一対をなし，脳重量の約80％に相当し，前中頭蓋腔，中頭蓋腔を占める。表層の灰白質（大脳皮質）と深層の白質（大脳髄質）とに分けられる。

① **大脳皮質の機能**

大脳皮質は系統発生的には，新皮質と古皮質とに分けられ，新皮質が精神活動を営み，運動・感覚の高位中枢であるのに対して，古皮質には情動や本能的行動の諸中枢がある（表3-3）。

表3-3　古皮質と新皮質

古皮質	新皮質
原始的な感覚：嗅覚，内臓感覚	高次感覚：視覚，聴覚，体性感覚，味覚
本能行動：性・食行動	意思行動：言語，スポーツ，芸術
情動：泣く，笑う，怒る，恐怖	感情：喜び・悲しみ，愛・哀，憎しみ
素朴な意識：快-不快，満足-不満足	明らかな意識：判断，理解，思考，想像力，人格
生命維持に必要：本能の基礎，原動力	文化創造に必要：精神の基礎，調整力

出典）小池五郎編：新栄養士課程講座『解剖生理学』, p.51, 建帛社（1999）

② 大脳新皮質の機能

　ヒトの大脳皮質には極めて多数の神経細胞がある。ブロードマン（Brodmann）は神経細胞の種類と構造の分類から，52の領域を区別した（図3－14）。これらの領域の中には，運動や感覚などに関係する機能の諸中枢が特定の部分に限局して分布しており，それを機能の局在という。大脳皮質には，感覚性入力を受け入れる領域（感覚野），運動機能に関与する領域（運動野），連合野と辺縁皮質がある。大脳の表面にある機能の局在を図3－15に示す。

　a．運動野： 前頭葉の後端部の大脳皮質には一次運動野（4野），運動前野（6野），眼球運動野（8野）などがある。大脳皮質上の運動野（4野）の各点と身体各部

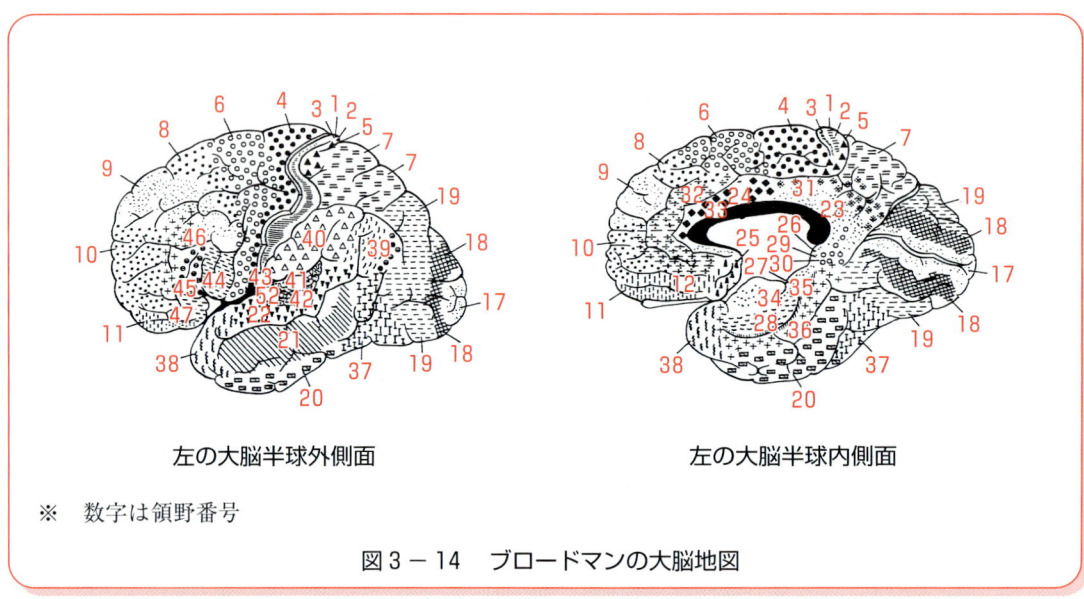

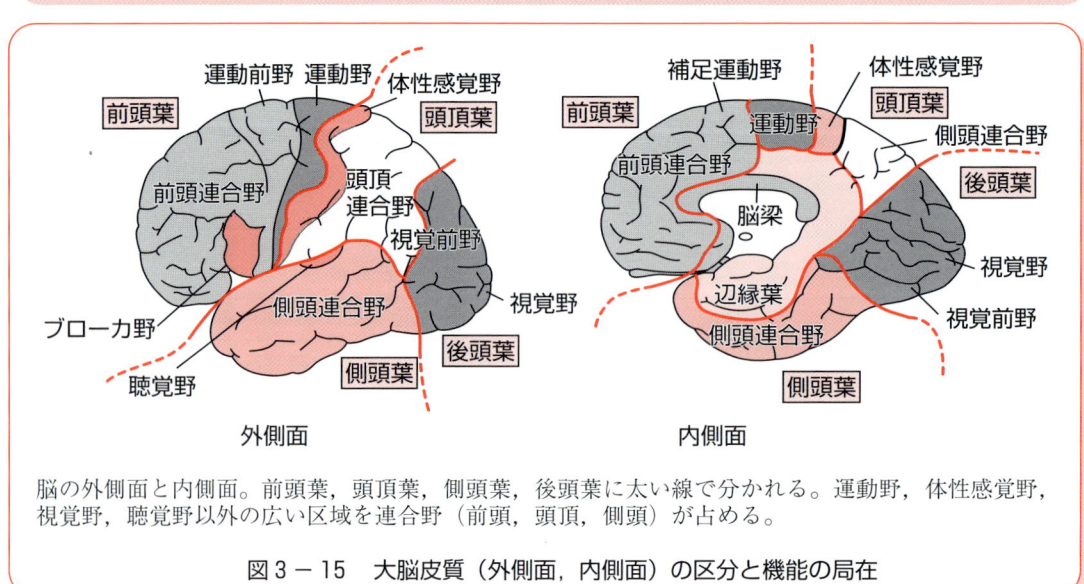

左の大脳半球外側面　　　左の大脳半球内側面

※　数字は領野番号

図3－14　ブロードマンの大脳地図

外側面　　　内側面

脳の外側面と内側面。前頭葉，頭頂葉，側頭葉，後頭葉に太い線で分かれる。運動野，体性感覚野，視覚野，聴覚野以外の広い区域を連合野（前頭，頭頂，側頭）が占める。

図3－15　大脳皮質（外側面，内側面）の区分と機能の局在

との間には対応があり，中心前回の下部および上部はそれぞれ身体の反対側の上部と下部の運動をつかさどっている。中心溝に沿った前頭断面に一次運動野（左）と一次感覚野（右）と身体部位との対応（図3-16）から，複雑で細かな運動に関与する大脳皮質の部分の面積は広いことがわかる。錐体路は運動野に始まり，内包を通り延髄まで下行し，そこで交叉して脊髄に向かう。したがって，右半球の運動野は身体の左側の随意筋の運動を制御し，左半球はその反対である。

b．体性感覚野：体性感覚野は頭頂葉の前部にあり，中心溝を隔てて運動野と向かい合う位置にある。視床からの感覚情報は中心後回（一次体性感覚野，3，2，1野）と一次体性感覚野に送られ，身体の反対側の体性感覚，深部感覚，内臓感覚の一部を支配する。大脳皮質上の一次感覚野の部位と身体各部とは対応しており（図3-16），運動系におけると同様に，細かな感覚をつかさどる顔面や手指の感覚を受ける皮質の面積は広く，体幹や大腿の感覚を受ける面積は小さいことがわかる。

c．視覚野：視覚野は後頭葉の内側面，鳥距溝（ちょうきょこう）の付近にあり，17野，18野，19野すべて視覚に関係ある中枢である。視神経の繊維は第一次視覚野（17野）に入ったのち，その像の意味を理解させる高次視覚野（あるいは視覚前野，18，19野）に入る。

d．聴覚野：内耳の蝸牛からの神経刺激は橋，中脳，視床後部，内包後端部，聴放線を経由して，側頭葉の第一次聴覚野（41，42野）に入ったのち，その音の意味を理解させる第二次聴覚野に投射される。

e．嗅覚野：前頭葉の下内面，海馬の一部にある。神経刺激が到達する嗅皮質は辺縁系にあり，においの情報は情動反応に密接に関係している。

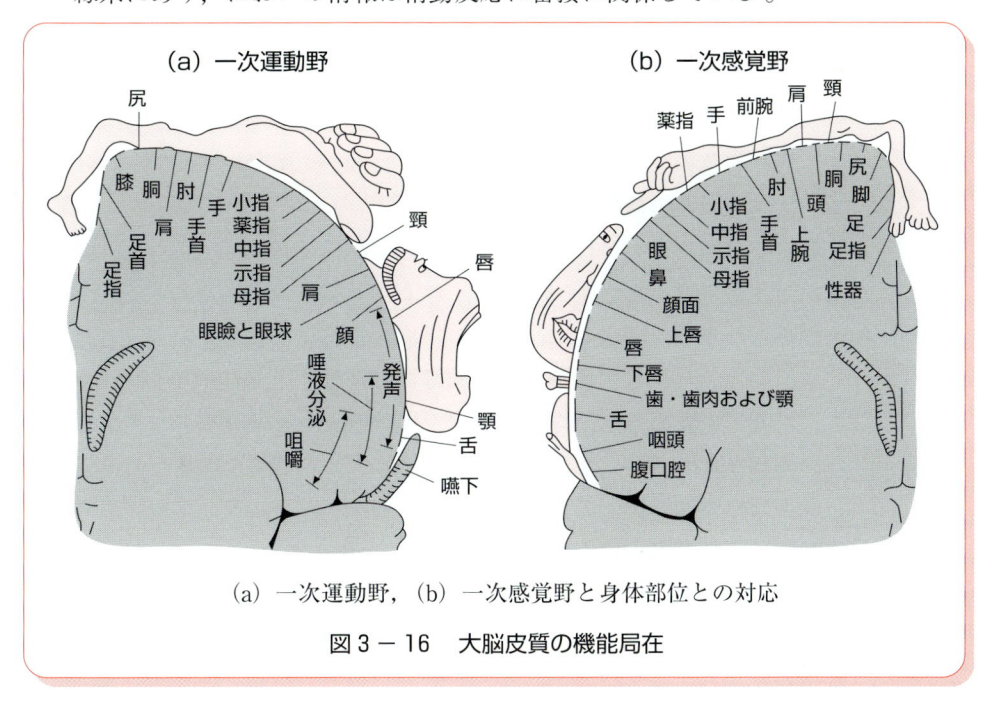

(a) 一次運動野，(b) 一次感覚野と身体部位との対応

図3-16 大脳皮質の機能局在

f．**味覚野**：頭頂葉の中心後回の下部で，舌の体性感覚野の付近にある（43 野）。

　g．**連合野**：運動野にも知覚野にも属さず，2 種類以上の感覚を統合することにより認知，判断，記憶，言語，運動の統合など高次の精神活動を営む大脳皮質領域で，①前頭連合野，②頭頂連合野，③側頭連合野，④辺縁葉系が含まれる。ヒトでは，連合野が極めて広く，大脳表面の約 2/3 を占めている。前頭葉にある連合野で最も発達しており，記憶の保持，注意集中，人格形成，論理的思考，創造・計画や意思の形成などの精神活動が営まれる。また，側頭葉，頭頂葉，後頭葉にある連合野では複合した体性感覚の認識，異種の感覚の統合，理解，記憶，判断などが行われる。

　h．**言語の中枢**：言語機能の中枢は大脳半球の外側面に局在するが，側頭葉だけでなく前頭葉，頭頂葉にもある。一般に左半球に存在する。

　（1）**聴覚性（感覚性）言語中枢（ウエルニッケ中枢）**：側頭葉（上側頭回）の後方 1/3 から頭頂葉（縁上回）の一部にあり（22，42 野），聴覚で受容された情報の意味を理解する。ここから，運動皮質にあるブローカ野に投射がある。

　（2）**運動性言語中枢（ブローカ中枢）**：前頭葉（下前頭回）の底部，運動中枢の前下方にあり言語運動を支配する中枢で，44，45 野（前側頭連合野）にある。ウエルニッケ野からの情報から言語パターンを形成し，運動皮質に送り，言語が発声される。

　（3）**視覚性言語中枢**：頭頂葉（角回）にある文字に対する理解の中枢（39，40 野）である。

　i．**左半球と右半球の機能比較**：分離脳の研究から左右の脳半球の機能分担が明らかにされている。すなわち，左半球（優位）は右半球（劣位）と比較して言語機能，計算機能のほか，書字，時間的前後関係を知る働きなど分析的機能に優れている。それに対して，右半球はデザインなどの空間構成，立体認知，非言語的音響や音色の認知など，また，創造性についても優れている。

③　**大脳辺縁系の機能**

　新皮質は動物が高等になるに伴い著しく発達するが，大脳半球の底部や周辺の部分にある辺縁皮質（古皮質と旧皮質），および大脳核の一部を含む辺縁系には動物による差がみられない。辺縁系は，食物の摂取，性行動，情動行動など生存に関係する基本的な活動とみられる個体維持と種族維持に関係する本能的中枢で，辺縁系を刺激すると，涙液・唾液の分泌，排便・排尿，性行動などが発現し，また，快感，不快感，怒り，恐れなどの感情（情動）に基づく行動として攻撃，逃避などの姿勢をとる。また，辺縁系は自律神経機能の総合中枢である視床下部との関係も深く，嗅覚，痛覚，臓器感覚，性感覚の形成にも関係する。

④　**記　　憶**

　脳に新しい刺激を受け入れ，それを保持し，ときに意識的，無意識的に想起させ得る情報とすることを記憶という。記憶の中枢としては，海馬が主要な中枢であり，大

脳皮質側頭葉および前頭葉が関与している。

　a．短期記憶：数分から数十分の間保持される記憶で，脳に入った情報が数秒以内の保持で忘れられる感覚性記憶と，新しい情報が入ると忘れられるが，反復使用により二次記憶への転送が促進される一次記憶がある。

　b．長期記憶：短期記憶が固定化されて，数時間から数十年の間保持されている二次記憶と，忘却されない三次記憶がある。

⑤　脳　　波

　脳の電気活動を脳波という。頭皮上に電極を置き，得られる電位を増幅・記録される。脳波は周波数により，β波（13〜25 Hz），α波（8〜13 Hz），θ波（4〜8 Hz），δ波（0.5〜3.5 Hz）に分けられる。安静覚醒時には，健常なヒトで毎秒10回の規則正しい波が記録される。覚醒・閉眼安静時にはα波，開眼時にはβ波がみられる。また，睡眠は一定の脳波変化を伴う（図3－17）。

⑥　覚醒と睡眠

　ヒトは意識水準の変化により，覚醒と睡眠を繰り返す。覚醒時には外界からの刺激を直ちに知覚し反応することができる。睡眠は，脳幹網様体の機能が著しく低下した

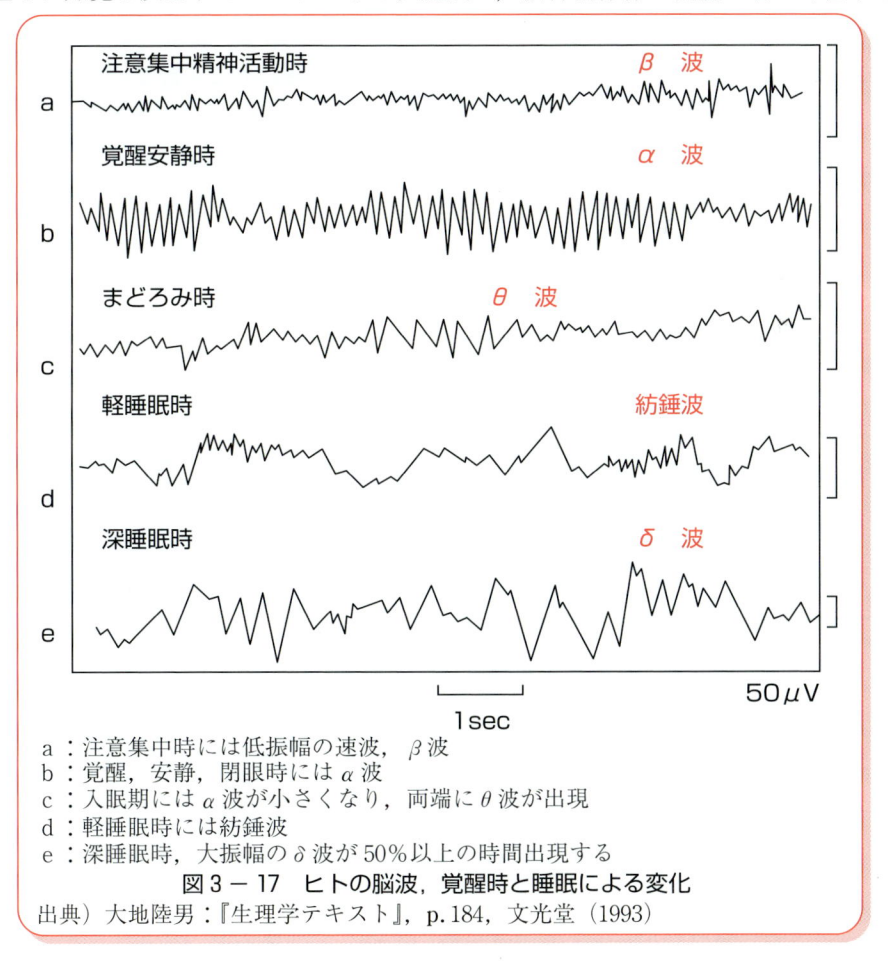

a：注意集中時には低振幅の速波，β波
b：覚醒，安静，閉眼時にはα波
c：入眠期にはα波が小さくなり，両端にθ波が出現
d：軽睡眠時には紡錘波
e：深睡眠時，大振幅のδ波が50％以上の時間出現する

図3－17　ヒトの脳波，覚醒時と睡眠による変化

出典）大地陸男：『生理学テキスト』，p.184，文光堂（1993）

状態で，意識は消失し，筋肉の緊張・反射は低下し，外界からの刺激に対する反応性が低下している。呼吸数・脈拍数は減少，体温は低下する。しかし，昏睡状態とは異なり，比較的容易に覚醒させることができる。睡眠には，**ノンレム睡眠**（徐波睡眠）と**レム睡眠**（急速眼球運動，rapid eye movement がみられる睡眠）の２種類がある。睡眠はまずノンレム睡眠で始まり，脳も身体も眠っている状態である。ノンレム睡眠は脳波から４期に区別することができる。

  a．第１期（S１期）：眠りに入る時期，うとうと状態，目を覚ましやすい。脳波：α波が小さくなる。

  b．第２期（S２期）：浅い眠りの時期，眠って２〜３分，寝息を立てる。脳波：紡錘波がときどき出る。

  c．第３期（S３期）：中等度の眠りの時期，次第に深い眠りに入る。脳波：約１Hzの大波が出る。

  d．第４期（S４期）：深い眠りの時期，20〜30分後，ぐっすり眠っている。脳波：δ波がでる。

レム睡眠は，身体は眠っているが，脳は覚醒している状態で，瞼の下で眼球は動き，心拍数増加，呼吸数増加がみられる。頸筋や下顎筋の緊張は低下する。夢をみたり，歯ぎしり，いびき，寝言が出たり，夜尿をするのもこの睡眠時である。レム睡眠は徐脈睡眠第４期に続いて起こり，約90分の周期で一晩に３〜６回現れる。持続は１回目は５〜10分であるが次第に長くなり，早朝では20〜40分も続く。

レム睡眠の睡眠時間全体に対する割合は，成人で20％，新生児では50％，老年では15％以下といわれる（図３−18）。レム睡眠は疲労回復に大きな役割を果たしており，この睡眠が妨げられると精神症状が出る。

⑦　**血液脳関門**（blood brain barrier：BBB）

　血液脳関門は脳毛細血管の内皮細胞と脈絡叢上皮に存在し，絶え間なく変動する血液組成の変化から，特にイオン濃度の変化などに極めて鋭敏に影響される**中枢神経細胞**の環境を一定に保つ役割を果たしている。血液脳関門の存在により，血液中の酸素，グルコース，グルタミン，水，二酸化炭素，一酸化炭素，アンモニアなどは脳に容易に透過するのに対して，無機イオン，色素や多くの物質の血液から脳への透過は極めて遅い。一般に，物質が脳組織に入り込む速度は，分子の大きさに逆比例し，脂溶性に比例する。

⑧　**脳脊髄液の主要な生理機能**

　脳脊髄液は全量約 120〜160 ml で，脳室にある脈絡叢から分泌されており，側脳室→第四脳室→大槽→くも膜下腔で絨毛から吸収→脳静脈洞へと移動する。その生理機能は，①中枢神経系の細胞外液として，その組成を一定に保ち，血液脳関門により血液組成の変化から中枢神経系を守っている。また，②呼吸の化学的調節にも関与する。さらに，③脳を物理的に外力から保護し，浮力の作用でその重力負担を軽減している。脳脊髄液のたんぱく質濃度は極めて低く，血漿の0.1％以下である。

図3-18　年齢別の睡眠の経過

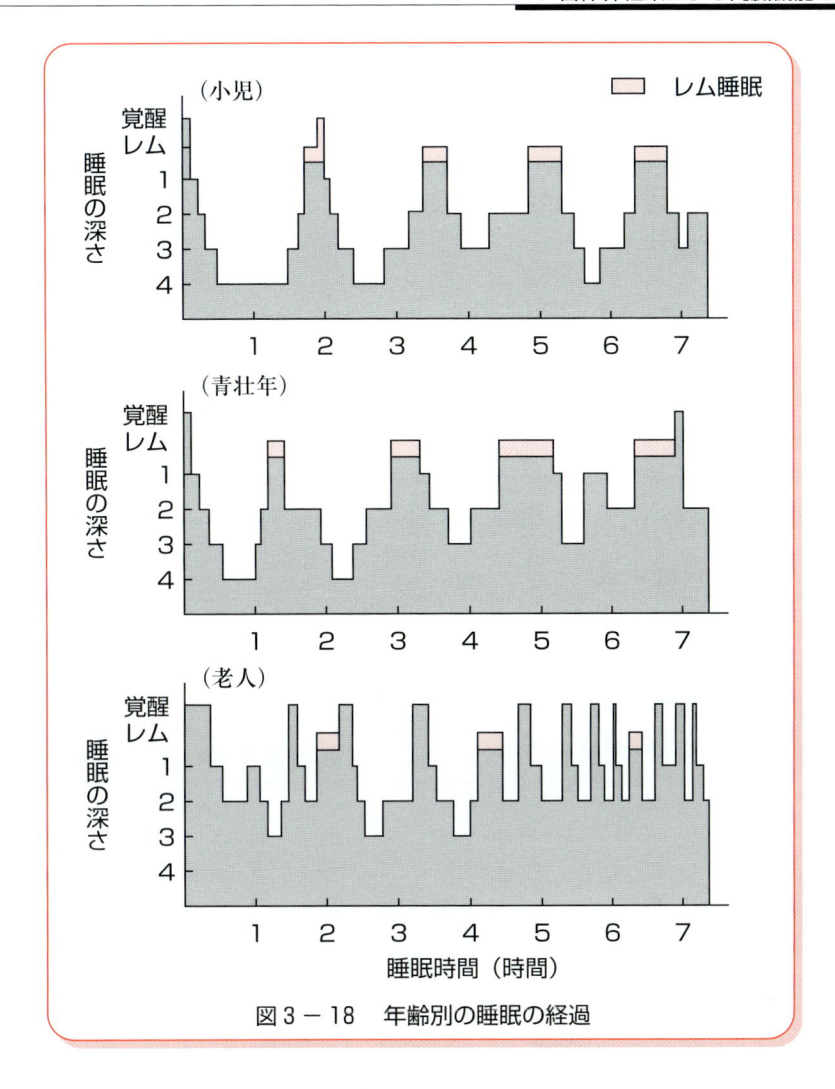

4．自律神経系による内臓機能の自律調節

4．1　自律神経の分布と機能（伝達物質受容機構）
（1）自律神経の種類と機能
1）交感神経の機能

　交感神経は，ヒトの活動性を高め，侵襲から身体を守るために緊張状態を高めるように働く。交感神経の興奮により，心拍数の増加，血圧の上昇，皮膚・内臓の血管の収縮，骨格筋の血管の拡張，瞳孔の散大，気管支の拡張などが起こる。また，消化管の筋肉を弛緩させ，消化液の分泌を抑制する。血中のグルコース，遊離脂肪酸濃度は上昇する。交感神経を刺激するものとしては，痛み，出血，体温の変動，低血糖，水分の欠乏，感染，精神的要因などがある。

2）副交感神経の機能

　副交感神経は，交感神経と反対に，体の**安静状態**で，体力の消耗を抑え，栄養を補給し，エネルギーを蓄えるように働く。副交感神経の興奮により，消化管の運動，消化液の分泌は高まり，消化器系の血流は増加する。また，心拍数・血圧は低下し，瞳孔は縮小する。

（2）自律神経系支配の特徴

1）二重支配

　ほとんどすべての器官は交感神経と副交感神経の**二重支配**を受けており，臓器・器官の機能は交感神経系と副交感神経系との均衡により調節されている（表3－4）。しかし，唾液腺の分泌に対しては両神経とも促進的に作用する。また，汗腺，立毛筋，副腎髄質，ほとんどの血管に対しては交感神経の支配だけである。

2）拮抗支配

　同一効果器に対して交感神経と副交感神経は正反対の働きをし，一方が機能を亢進させると，他方は抑制的に働く（表3－4）。

3）持続支配

　自律神経に含まれる遠心性繊維は，一定の興奮状態にあり，支配器官に適度の刺激を与えることにより緊張性支配が持続している。

（3）自律神経系の分布

　自律神経に含まれる求心性繊維は，内臓からの感覚繊維に伴行しており，空腹感，渇き，吐き気，便意，尿意，性感，内臓痛などの意識される感覚のほか，意識されない求心性情報をも中枢に送っている。自律神経（遠心性繊維）は目的器官に到達するまでに必ず途中で1回は**ニューロンを交代**しており，中継にあたる神経細胞は集まっ

表3－4　自律神経の機能

	交感神経	副交感神経
瞳　　　孔	散大	縮小
涙　　　腺	（分泌抑制）	分泌促進
唾　液　腺	分泌促進，濃く粘稠	分泌促進，薄いが大量
心臓｛心拍数	増加	減少
｛拍出量	増大	減少
血　　　管	収縮	拡張
冠　状　動　脈	拡張	収縮
気　管　支	弛緩	収縮
胃｛運　動	抑制	亢進
｛分　泌	減少	増加
小腸・大腸	運動抑制	運動亢進
膵　　　臓	（分泌抑制）	分泌増加
胆　　　嚢	弛緩	収縮
副　腎　髄　質	分泌亢進	───
膀　　　胱	排尿抑制	排尿促進
汗　　　腺	分泌促進	───
立　毛　筋	収縮	───

（　）内は作用が明瞭でないもの。副腎髄質と汗腺と立毛筋は交感神経支配のみである。
出典）山本敏行，鈴木泰三，田崎京二：『新しい解剖生理学』，（改訂第11版），表9－2，p.145，南江堂（2005）

て自律神経節を作る。中枢神経から神経節までのニューロンを節前線維，神経節から器官までの末梢側を節後繊維という。交感神経と副交感神経とは，節前繊維の出場所，神経節の存在部位，節後繊維から分泌される伝達物質などが異なっている。副交感神経系の節前繊維は交感神経のように神経節がまとまっておらず，支配器官のごく近くか，その内部でニューロンを交換する。したがって，副交感神経系では節前繊維が非常に長く節後繊維が短い。図3－19に自律神経系が支配する器官を示す。

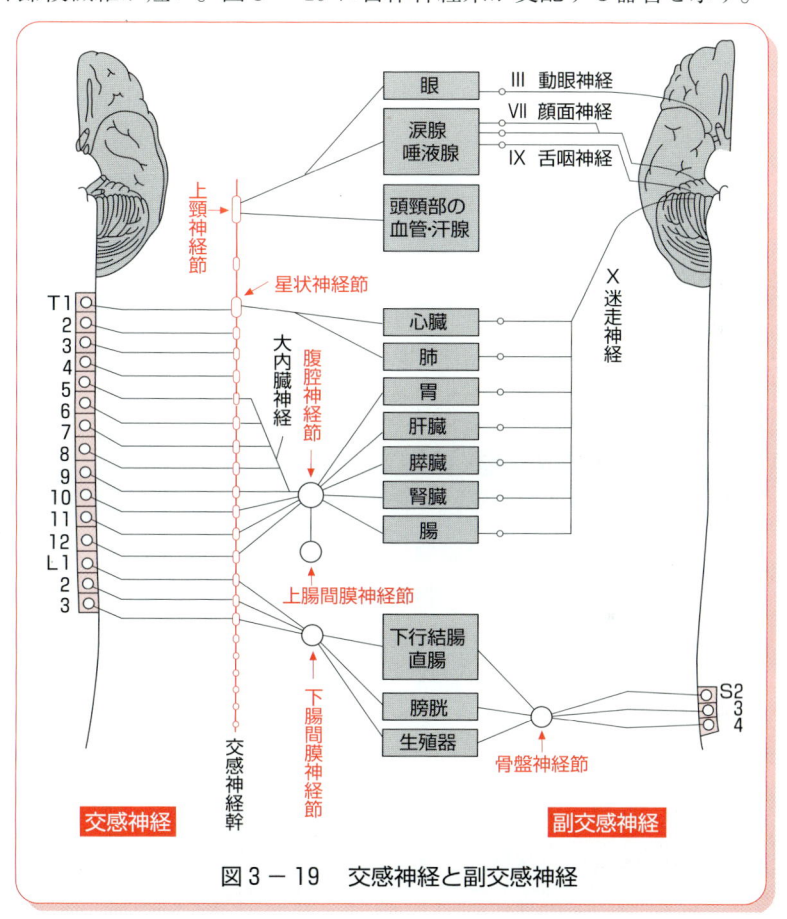

図3－19　交感神経と副交感神経

（4）自律神経と伝達物質

　自律神経のシナプス接合部での興奮伝達はアセチルコリン（ACh）とノルアドレナリン（NAd）により行われる。すべての自律神経の節前繊維末端からはAChが放出され，節後繊維の細胞体に作用する。交感神経の節後繊維末端からはNAdが放出される（アドレナリン作動性神経繊維：adrenergic nerve）が，例外として汗腺，立毛筋，骨格筋の血管拡張の交感神経節後繊維からはAChが放出（コリン作動性神経繊維：cholinergic nerve）される。副交感神経の節後繊維末端からはAChが放出される（コリン作動性神経繊維）（図3－20）。

第3章　調節する働き

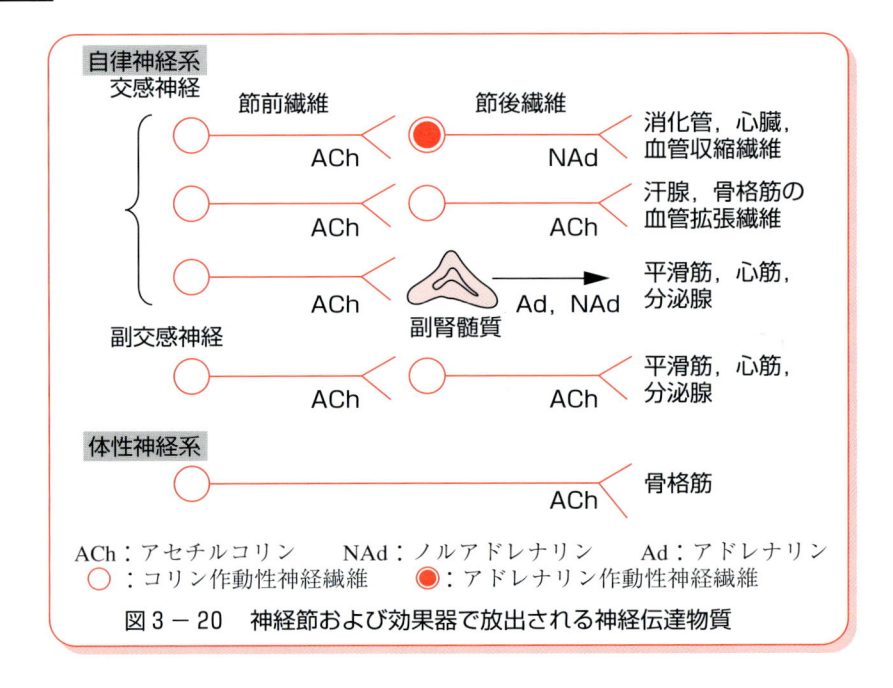

```
自律神経系
  交感神経    節前繊維      節後繊維
           ○─── ACh ───●─── NAd ───  消化管，心臓，
                                      血管収縮繊維
           ○─── ACh ───○─── ACh ───  汗腺，骨格筋の
                                      血管拡張繊維
           ○─── ACh ───[副腎髄質]─── Ad, NAd ─── 平滑筋，心筋，
                                                 分泌腺
  副交感神経
           ○─── ACh ───○─── ACh ───  平滑筋，心筋，
                                      分泌腺
体性神経系
           ○─────── ACh ──────────  骨格筋

ACh：アセチルコリン　　NAd：ノルアドレナリン　　Ad：アドレナリン
○：コリン作動性神経繊維　　●：アドレナリン作動性神経繊維
```

図3-20　神経節および効果器で放出される神経伝達物質

（5）自律神経系の中枢

　自律神経系の中枢は中脳・橋・延髄にある神経核，中脳水道や第四脳室周囲の灰白質，脳幹網様体および脊髄側柱などにあり，それら中枢を統合する高位中枢が視床下部に存在する。この高位中枢の働きが交感神経系，副交感神経系の調和ある機能を可能にしている。さらに，自律神経の中枢は大脳皮質とつながることにより，体性神経と関連し，また，視床下部は下垂体後葉とつながることにより，内分泌機能とも関連する。

1）脊髄の中枢

　腰髄，仙髄には，排便反射や排尿反射の中枢がある（図3-19）。直腸や膀胱の内圧が上昇すると，求心性の信号が脊髄に送られ，副交感神経が興奮して内肛門括約筋，内膀胱括約筋が弛緩して，排便，排尿が行われる。それらの機能に対しては，大脳からの強い制御が働いている。

2）脳幹の中枢

　延髄には，心臓抑制中枢，血管運動中枢，呼吸中枢などがあり生命維持に極めて重要な機能を果たしている（⇨p.63，表3-2）。それらのうち，血圧の調節は，脊髄反射も関与するが，主として延髄にある血管運動中枢によって行われ，交感神経末端から分泌されるノルアドレナリンにより細動脈壁の平滑筋が収縮すると血圧が上昇する。また，延髄には呼息中枢と吸息中枢，橋には呼吸調節中枢があり，延髄の呼吸中枢の働きを調節している。中脳には，対光反射の中枢があるので，瞳孔反射の検査は中脳の機能を調べるのに役立つ。

3）間脳の中枢

視床下部には数多くの自律神経の中枢があるが，特に体温調節中枢，摂食中枢・満腹中枢，飲水中枢および性中枢などは大切な中枢である。

4）大脳辺縁系の中枢

摂食行動，性行動，恐怖・逃避，怒り・攻撃の行動に関与する中枢がある。

4．2　自律機能調節の特性
（1）自律神経反射

自律神経系の反射活動は，不随意筋（平滑筋，心筋）の収縮・弛緩または腺分泌であり，脳や脊髄の感覚入力や運動出力に依存している。これら反射は意識下で，大脳よりも下位レベルの脳で調節されている。感覚入力のあるものは，意識に上り，活動を一時的に抑制できるものもある。内臓の自律機能の多くは，脊髄と脳幹に一次中枢がある反射，内臓反射により調節されている。さらに，自律神経系と体性神経系の情報は一部が上行するので，上位の中枢である視床下部－大脳辺縁系，小脳，大脳新皮質による調節をも受けている。

1）内臓－内臓反射

自律神経反射の一次中枢への入力は内臓の感覚繊維により，出力は自律神経系（遠心性繊維）による反射系である。心拍・血圧（血管運動中枢，心臓中枢－圧受容体反射），消化管の運動（胃－胃反射，小腸－胃反射），排尿機能（排尿反射）などの調節に働く。

2）体性－内臓反射

自律神経反射の一次中枢への入力は体性感覚繊維により，出力は自律神経系（遠心性繊維）による反射系である。皮膚，運動器からの刺激が中枢を介して心拍数，血圧，胃腸管運動，膀胱の収縮，対光反射，唾液分泌反射，カテコールアミン分泌，体温調節反射などに働く。

3）内臓－体性反射

内臓の感覚神経を求心路とし，体性運動神経を遠心路とする反射系である。化学受容器を介する反射による呼吸運動，上気道粘膜の刺激によるくしゃみ反射，咳反射などがその例である。また，腹腔内臓器の炎症性変化により，腹筋が収縮する筋性防御もこの反射である。

● **関連痛**（referred pain）：内臓に障害が生じた場合，刺激された内臓からの感覚神経繊維は，脊髄後角において接近した位置にある体性感覚神経繊維を興奮させ，その情報が大脳皮質の感覚野に伝えられ，痛覚が体性感覚神経繊維の支配部位で発生したものと誤認される。例えば，心筋梗塞の際には左肩，左腕内側や左手に放散する痛みを感じる。このように，臓器に特有の皮膚部位に，内臓－体性反射が起こることを「関連痛」という。

第3章 調節する働き

5．内分泌系

5．1 内分泌腺 (endocrine gland) とホルモン (hormone)

　人体におけるさまざまの器官の機能を調節する機構としては，神経系とともに内分泌系がある。神経系は迅速で短期的な調節を行うが，内分泌系による調節は緩慢で長期にわたることが特徴である。

　ホルモンは主に**内分泌腺**にある内分泌細胞で産生され，その多くは直接血液中に分泌される。血流を経てホルモン受容体を発現する標的器官に微量で特異的に作用する物質である。一方，汗腺や消化腺などの外分泌腺は導管を経て汗や消化液を，体液中ではなく体外や消化管腔に分泌する。

　内分泌腺には，**下垂体**，**甲状腺**，**副甲状腺**（上皮小体），**膵臓**（ランゲルハンス島），**副腎**，**卵巣**，**精巣**，**松果体**などがある（図3－21）。また，消化管，腎臓および心臓は特定の内分泌腺をもたないが，内分泌細胞を有し，ホルモンを分泌する。さらに，視床下部のある種のニューロンもホルモンを分泌し，内分泌という定義もあいまいになっている。

　ホルモンはその化学構造の相違により，たんぱく質-ペプチド系，ステロイド系，フェノール誘導体系に分類され，それにより作用機構も異なる（⇨p.84，5．2（1））。**たんぱく質-ペプチド系ホルモン**は数個から数百個のアミノ酸により構成され，下垂体ホルモンや膵臓ホルモンをはじめとする大多数のホルモンがこれに属する。**ステロイド系ホルモン**はステロイド核を有し，コレステロールから生合成される。副腎皮質ホルモ

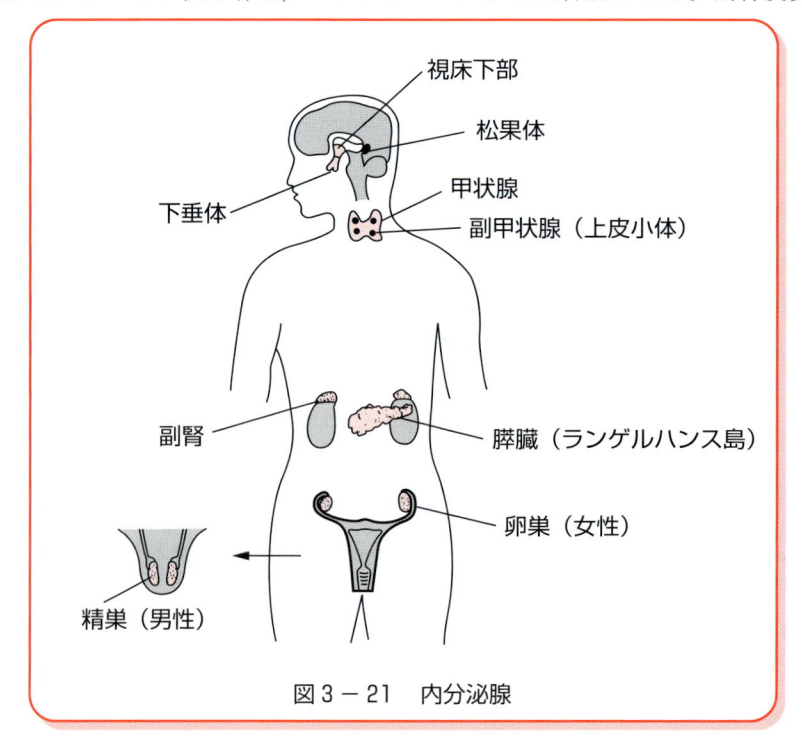

図3－21　内分泌腺

ンや性ホルモンがこれに属する。**フェノール誘導体系ホルモン**（アミン類）はアミノ酸の一つであるチロシンから生成され，甲状腺ホルモンやカテコールアミンとよばれるアドレナリン，ノルアドレナリンなどのホルモンがある。

以下にそれぞれの内分泌器官の構造と分泌ホルモンの性質を要約する。

（1）視床下部（hypothalamus）

視床下部は視床の腹側にあり自律神経系の中枢であるが，内分泌機能を調節する上位器官でもある。視床下部は**下垂体のすぐ背側**にあり，下垂体と緊密に連携し，視床下部-下垂体系を構成している。視床下部のニューロンは下垂体前葉ホルモンの分泌を促進あるいは抑制するホルモンを分泌している。これらのホルモンはニューロンから上下垂体動脈の血液中に分泌されるが，この血管は下垂体門脈に集まり，その後再び分岐し下垂体前葉を流れている（図3-22）。下垂体後葉から分泌されるホルモンは視床下部のニューロンの細胞体（室房核，視索上核）で産生され，軸索を輸送され末端である下垂体後葉から分泌されるもので，**神経分泌**とよばれる。視床下部ホルモンには次のようなものがある。

① **放出ホルモン（下垂体ホルモン分泌を促進するホルモン）**：成長ホルモン放出ホルモン（GRH），プロラクチン放出ホルモン（PRH），甲状腺刺激ホルモン放出ホルモン（TRH），副腎皮質刺激ホルモン放出ホルモン（CRH），性腺刺激ホルモン放出ホルモン（GnRH），メラニン細胞刺激ホルモン放出ホルモン（MRH）。

② **抑制ホルモン（下垂体ホルモン分泌を抑制するホルモン）**：成長ホルモン抑制ホルモン（GIH），プロラクチン抑制ホルモン（PIH），メラニン細胞刺激ホルモン抑制ホルモン（MIH）。

（2）下垂体（pituitary gland）

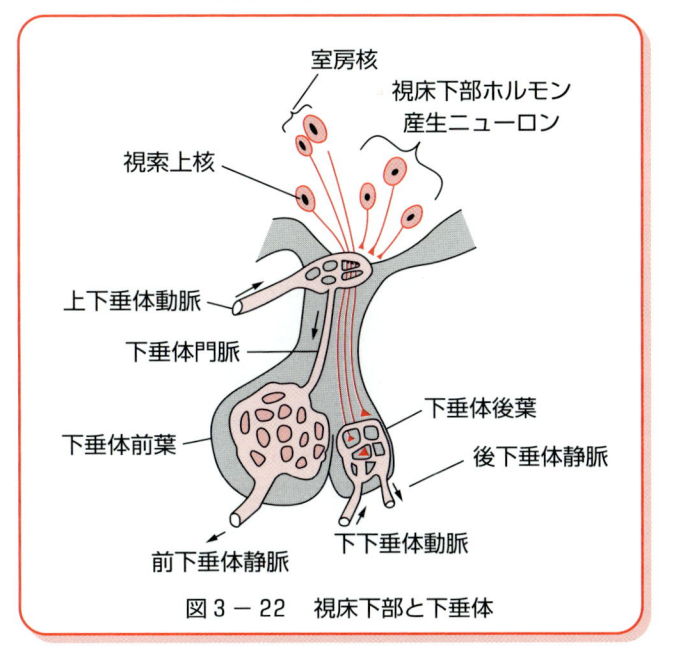

下垂体は前葉，中葉，後葉から成り，それぞれ独自の**下垂体ホルモン**を分泌している。組織学的には，前葉と中葉は腺としての構造（腺性下垂体）を，後葉は神経組織構造（神経性下垂体）をもち，発生学的にも異なる原基に由来する。

図3-22　視床下部と下垂体

1）下垂体前葉ホルモン（anterior pituitary hormone）

次の前葉ホルモンが前葉の内分泌細胞で産生，分泌される。

① 成長ホルモン（growth hormone：GH）

発育期の成長を促進する。骨端での軟骨形成の促進，たんぱく質合成の促進，血糖値の上昇，脂肪酸の遊離などの作用をもつ。

② 甲状腺刺激ホルモン（thyroid stimulating hormone：TSH）

甲状腺を刺激して，甲状腺ホルモンの産生と分泌を促し，代謝を亢進する。

③ 副腎皮質刺激ホルモン（adrenocorticotrophic hormone：ACTH）

副腎皮質を刺激し，糖質コルチコイドや電解質コルチコイドの分泌を促進する。ストレスにより分泌が増加する（⇨p.89，（2））。

④ 卵胞刺激ホルモン（follicle stimulating hormone：FSH）

男性では精巣の精細管の発達と精子の形成を促す。女性では卵巣における卵胞の成熟を促し，黄体形成ホルモン（LH）と協調してエストロゲン（卵胞ホルモン）の産生と分泌を促進する（⇨p.93，2））。

⑤ 黄体形成ホルモン（luteinizing hormone：LH）

男性では精巣の間質細胞に作用し，男性ホルモン（テストステロン）の産生と分泌を促す。女性では成熟卵胞に働き，排卵を誘発する。排卵後は黄体形成を促し，プロゲステロン（黄体ホルモン）の分泌を増加させる（⇨p.93，2））。FSHとLHは性腺刺激ホルモン（ゴナドトロピン）と総称される。

⑥ プロラクチン（prolactine：PRL）（乳腺刺激ホルモン）

女性において乳腺を発達させ，乳腺細胞の乳汁の産生と分泌を促す（⇨p.95，④）。

2）下垂体中葉ホルモン（intermediate pituitary hormone）

下垂体中葉はメラニン細胞刺激ホルモン（MSH）を分泌し，皮膚のメラニン細胞におけるメラニン合成を促進することにより皮膚を黒くする。

3）下垂体後葉ホルモン（posterior pituitary hormone）

前述のように，後葉ホルモンは視床下部の室房核あるいは視索上核で生成された神経伝達物質で（⇨p.77，図3－22），次のようなホルモンがある。

① バソプレッシン（vasopressin：VP）（抗利尿ホルモン：ADH）

腎臓の遠位尿細管や集合管で水の再吸収を促進して尿量を減らす。（⇨p.88，3））。

② オキシトシン（oxytocin：OXT）

女性では分娩時に子宮筋に作用して収縮を促進し，分娩後は成熟した乳腺に作用して乳汁の排出を促す（⇨p.95，④）。

（3）甲状腺（thyroid gland）

甲状腺組織には多数の球形のろ胞があり，1層のろ胞細胞とコロイドで満たされたろ胞腔から成る（図3－23）。ろ胞細胞は甲状腺ホルモンを産生・分泌する。

甲状腺ホルモンにはヨウ素（I）を4分子含むチロキシン（T_4）と3分子含むトリ

ヨードチロニン（T_3）がある（図3-24）。両ホルモンはろ胞腔に貯蔵されたチログロブリンたんぱく質のヨード化されたチロシン残基に由来する。両ホルモンの作用には大きな相違はないが，生理活性はT_3のほうが強い。また，ろ胞の外側にある傍ろ胞細胞から**カルシトニン**が分泌される。

それぞれの作用を以下にまとめる。

1）甲状腺ホルモン（thyroid hormone）（T_3，T_4）

多くの臓器の酸素消費を高め，基礎代謝を亢進する。その結果，たんぱく質，脂質，糖質の代謝を促進する。成長ホルモンを助け，骨や歯の成長を促進する。

2）カルシトニン（calcitonin）

骨からのカルシウムの放出を抑制し，骨形成を促進するとともに，腎臓からのカルシウムの排出を促進することにより，血中カルシウム濃度を低下させる方向に働く（⇨p.87，5.3（1）-2））。

図3-23 甲状腺組織

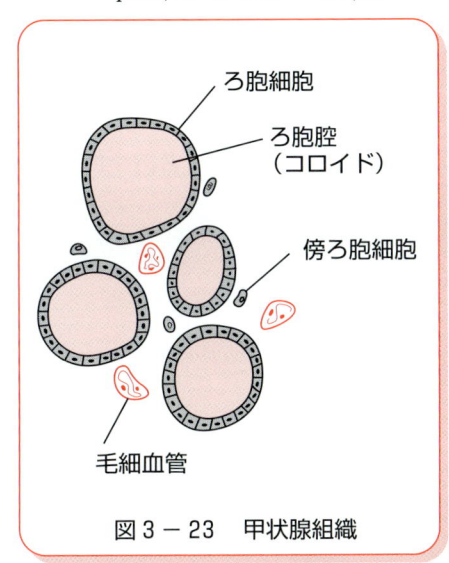

図3-24 甲状腺ホルモン（T_3，T_4）の化学構造

（4）副甲状腺（上皮小体）（parathyroid）

副甲状腺（上皮小体）は甲状腺の左右両葉の後面に上下2対あり，**副甲状腺ホルモン**（**パラトルモン**：PTH）を分泌する。骨組織の破骨細胞を刺激し骨のカルシウムを血中に遊離させるとともに，腎臓の遠位尿細管におけるカルシウムの再吸収を促進することにより血中カルシウム濃度を上昇させる。加えて，副甲状腺ホルモンは腎臓のビタミンD_3の活性化を促進し，活性化型ビタミンD_3の作用により腸からのカルシウムの吸収を促進する（⇨p.87，5.3（1）-2））。

（5）膵臓（ランゲルハンス島）（Langerhans islet）

膵臓には膵液を分泌する外分泌腺組織（腺房細胞）とともに，たんぱく質-ペプチド系ホルモンを分泌する内分泌組織**ランゲルハンス島**（**膵島**）が散在する（図3-25）。

第3章　調節する働き

ランゲルハンス島の細胞はA細胞（α細胞），B細胞（β細胞），D細胞（δ細胞）の3種類の細胞に大別され，α細胞はグルカゴン，β細胞はインスリン，δ細胞はソマトスタチンを分泌する。

それぞれの作用を以下にまとめる。

1）インスリン（insulin）

51個のアミノ酸で構成されるたんぱく質であり，A鎖とB鎖から成る（図3－26）。骨格筋，脂肪組織，肝臓においてグルコースの膜輸送にかかわる担体（グルコーストランスポーター）の数を増加させることにより，グルコースの取り込みを増加させる。また，グリコーゲン合成酵素の活性を高めることにより，グルコース（単糖）からグリコーゲン（多糖）への変換を促進する。これらの作用の結果，血糖値を低下させる（⇨ p.87，5.3（1）－1）。

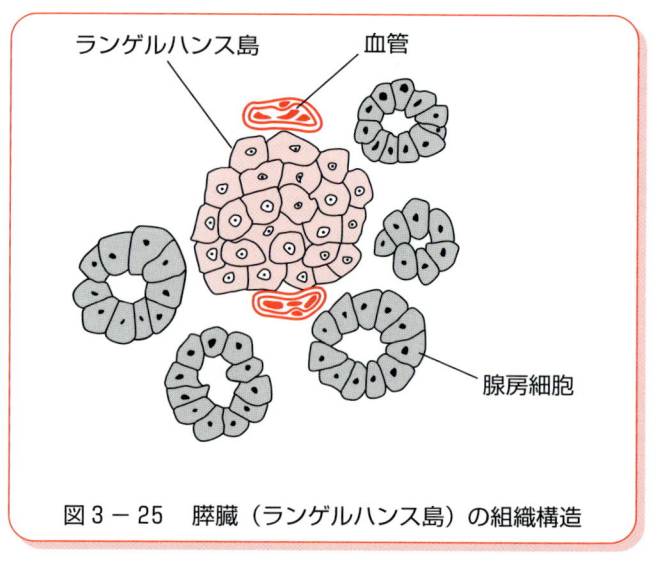

図3－25　膵臓（ランゲルハンス島）の組織構造

A鎖
Gly-Ile-Val-Glu-Gln-Cys-Cys-Thr-Ser-Ile-Cys-Ser-Leu-Tyr-Gln-Leu-Glu-Asn-Tyr-Cys-Asn
　1　2　3　4　5　6　7　8　9　10　11　12　13　14　15　16　17　18　19　20　21

B鎖
Phe-Val-Asn-Gln-His-Leu-Cys-Gly-Ser-His-Leu-Val-Glu-Ala-Leu-Tyr-Leu-Val-Cys-Gly-Glu-Arg-Gly-Phe-Phe-Tyr-Thr-Pro-Lys-Thr
　1　2　3　4　5　6　7　8　9　10　11　12　13　14　15　16　17　18　19　20　21　22　23　24　25　26　27　28　29　30

A鎖とB鎖がジスルフィド結合（S－S結合）により，架橋されている。

図3－26　ヒトインスリンの分子構造（アミノ酸配列）

2）グルカゴン（glucagon）

肝臓においてグリコーゲン（多糖）をグルコース（単糖）に分解するとともに，アミノ酸からグルコースを生成する（糖新生）ことにより，血糖値を上昇させる（⇨ p.87，5.3（1）－1））。

3）ソマトスタチン（somatostatin）

ランゲルハンス島のα細胞，β細胞に作用してグルカゴンやインスリンの分泌を抑制する。また，下垂体からの成長ホルモンの分泌を抑制する。

(6) 副腎 (adrenal gland)

副腎は皮質と髄質から成るが(図3-27)、これらは発生学的にも機能的にも異なる。副腎皮質は中胚葉性で**ステロイド系ホルモン**(電解質コルチコイド、糖質コルチコイド、

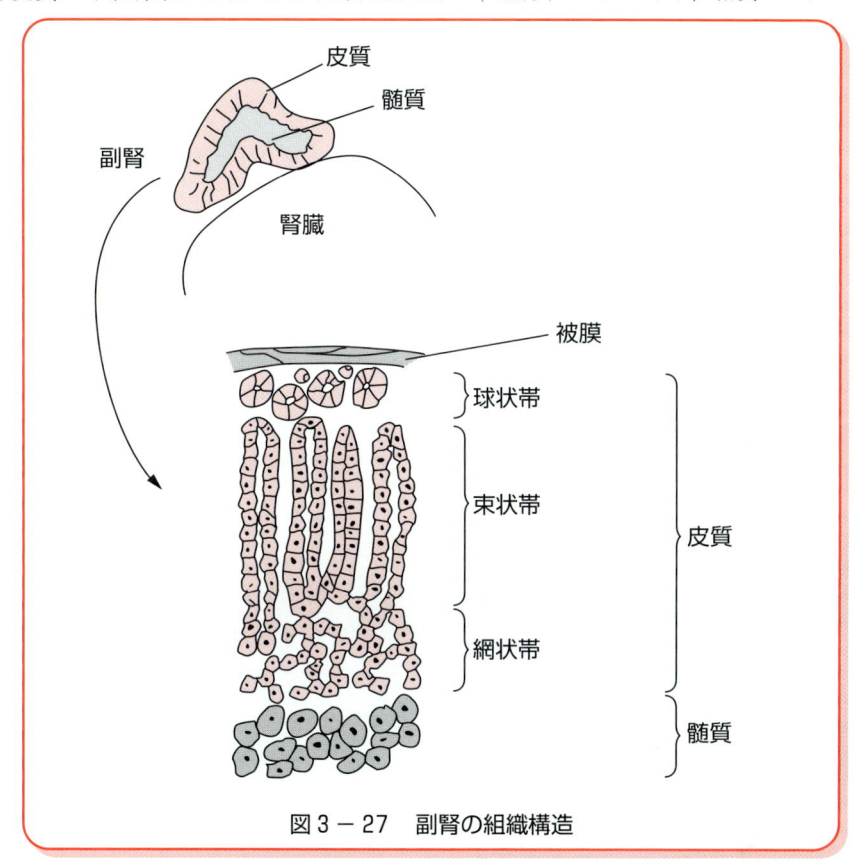

図3-27 副腎の組織構造

副腎アンドロゲン)を分泌する。副腎皮質は表層から球状帯、束状帯、網状帯の3層から成り(図3-27)、球状帯は主に**電解質コルチコイド**、束状帯は主に**糖質コルチコイド**、網状帯は主に**副腎アンドロゲン**を産生する。一方、副腎髄質は外胚葉性で、**カテコールアミン**(アドレナリン、ノルアドレナリン)(図3-28)を分泌する。

それぞれの作用を以下にまとめる。

1) 副腎皮質ホルモン

① **糖質コルチコイド**(glucocorticoid)
主な糖質コルチコイドは**コルチ**

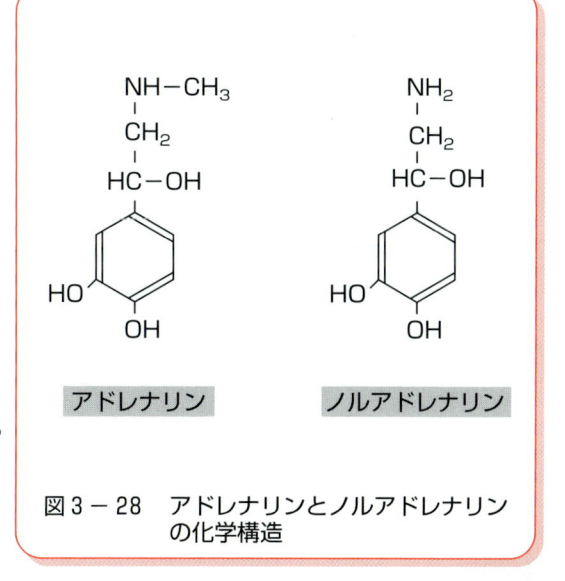

図3-28 アドレナリンとノルアドレナリンの化学構造

ゾールとコルチコステロンとよばれる。これらは肝臓におけるアミノ酸からの糖新生を促進し，血糖値を上昇させる。また，抗炎症作用をもつため，アレルギー性疾患の治療薬として用いられる。さらに，ストレス刺激に対する抵抗力を高める作用をもつ（⇨p.89，（2））。

② 電解質コルチコイド（mineral corticoid）

最も強力な作用をもつ電解質コルチコイドはアルドステロンである。アルドステロンは腎臓の集合管に作用して，ナトリウムイオンの再吸収を増大させ，カリウムイオンの排泄を促進する。ナトリウムイオンの再吸収に伴い，水分の再吸収が起こり細胞外液量が増加する（⇨p.88，3））。アルドステロンの分泌はレニン-アンギオテンシン系により調節されている。

③ 副腎アンドロゲン（adrenal androgen）

身体を男性化させる作用（男性ホルモン）があるが，活性は弱い。女性にも分泌されており，過剰分泌により男性化が生じる。

2）副腎髄質ホルモン：アドレナリン（adrenaline），ノルアドレナリン（noradrenaline）

アドレナリンとノルアドレナリンは類似の生理作用を有するが，アドレナリンは特に心拍出量を増加させ，肝臓のグリコーゲンを分解し血糖値を上昇させる作用が強い。一方，ノルアドレナリンは末梢血管の平滑筋を収縮させ，血圧を上昇させる作用が著しい。なお，これら，副腎髄質ホルモンの分泌は交感神経により調節され，激しい筋肉運動，著しい温熱刺激，ストレス時など交感神経の活動が亢進すると分泌が急激に増加する（⇨p.89，（2））。また，ノルアドレナリンは副腎髄質から分泌されるのみでなく，全身に分布する交感神経の終末からも分泌されるので，血中濃度はノルアドレナリンのほうがアドレナリンより10倍程高い。

（7）生殖腺（gonad）

1）精巣（testis）の男性ホルモン（male sex hormone/androgen）

男性化作用をもつホルモンは総称してアンドロゲン（男性ホルモン）とよばれる。精巣から分泌される主要なアンドロゲンはテストステロンである。テストステロンはステロイド系ホルモンの一種であり，コレステロールから生合成される（図3-29）。その作用と分泌調節は5.4（1）-1）（⇨p.90）で述べる。

2）卵巣（ovary）の女性ホルモン（female sex hormone）

卵巣から分泌される女性ホルモンにはエストロゲン，プロゲステロンなどがある。いずれもステロイド系ホルモンである。エストロゲンは卵胞ホルモンの総称であり，エストラジオール，エストロン，およびエストリオールの3種がその主な分子種である（図3-29）。生理作用はエストラジオール，エストロン，エストリオールの順に強い。これらの女性ホルモンは少量ではあるが，男女の副腎皮質や男性の精巣からも分泌される（これらの作用と分泌調節は⇨p.90）。

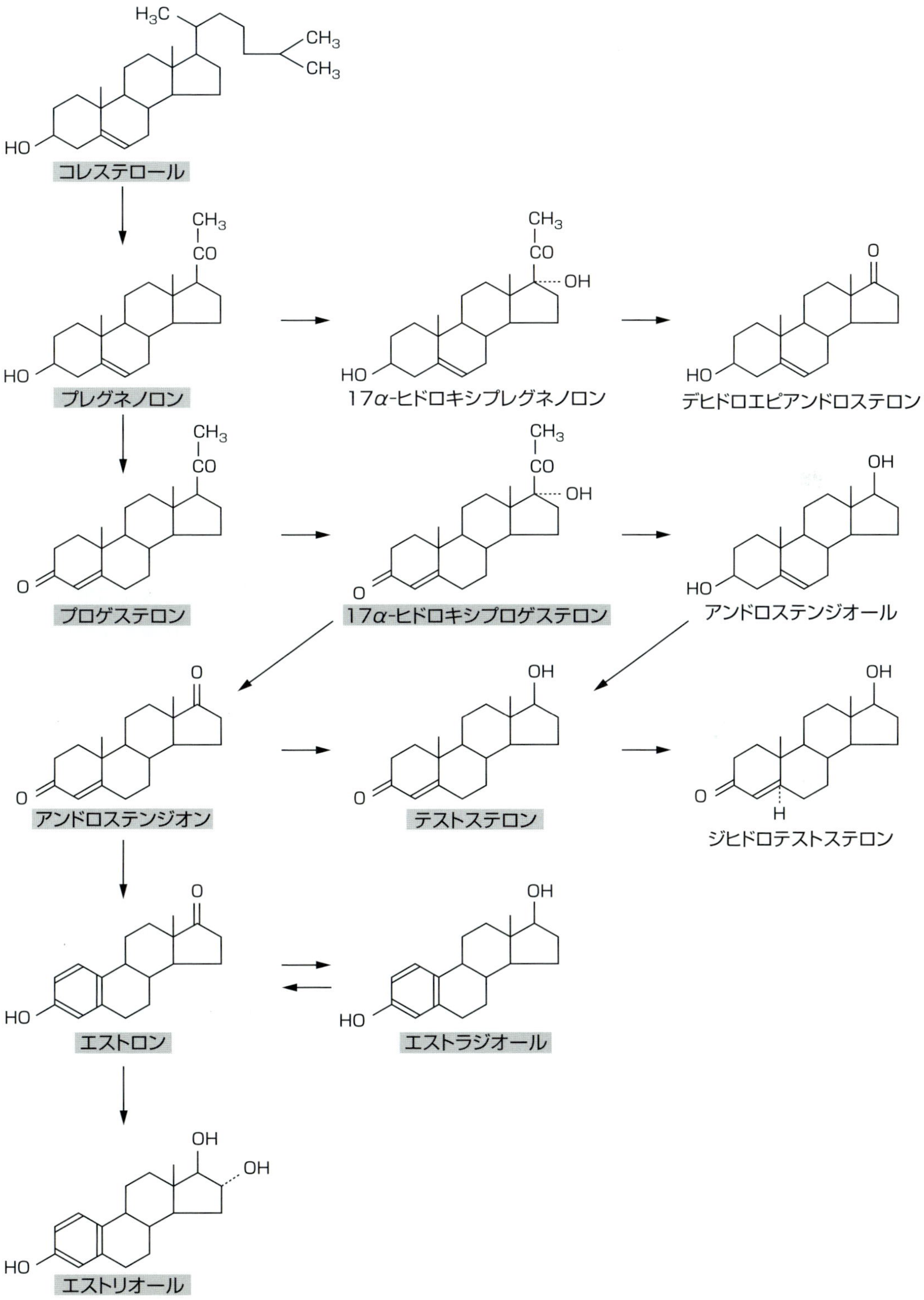

図3−29　性腺ステロイドホルモンの種類と生合成径路

（8）そのほかのホルモン
1）消化管（gut）
消化管ホルモンは消化管の粘膜上皮にある内分泌細胞で生成，分泌され，血液を介して消化液の分泌などを調節している。代表的な消化管ホルモンにガストリン，セクレチン，コレシストキニンがあり，いずれもペプチドホルモンである。

① ガストリン（gastrin）

胃幽門部に機械的・化学的刺激が加わると，ガストリン分泌細胞（G細胞）から毛細血管内に分泌され，胃腺に運ばれて壁細胞に作用して塩酸（胃酸）分泌を促進する。G細胞からのガストリンの分泌は迷走神経の刺激でも促進される。

② セクレチン（secretin）

胃から十二指腸に運ばれた酸性の糜粥が刺激になり，十二指腸粘膜にあるセクレチン分泌細胞（S細胞）から毛細血管内に分泌される。セクレチンは膵臓の外分泌細胞に作用し，重炭酸イオンに富むアルカリ性の膵液の分泌を促し，酸性の糜粥を中和する。また，胃腺の壁細胞に作用して胃酸分泌を抑制する。

③ コレシストキニン（cholecystokinin）

小腸粘膜がアミノ酸や脂肪酸などにより刺激されると，コレシストキニン分泌細胞（I細胞）から毛細血管内に分泌される。コレシストキニンは膵臓の外分泌細胞に作用し，消化酵素に富む膵液の分泌を促すとともに，胆嚢の平滑筋を収縮させ胆汁放出を促進する。

2）腎臓（kidney）
腎臓からはレニンとエリスロポエチンが分泌される。レニンはレニン–アンギオテンシン系を介して，副腎皮質のアルドステロンの分泌を促進する。エリスロポエチンは骨髄における赤血球の新生を促す。

3）心房（atrium）
心房からは，心房性ナトリウム利尿ペプチドというホルモンが分泌される。このホルモンは血液量の増加により心房筋が伸展されることにより分泌が刺激され，腎臓に作用して水とナトリウムの排泄を促進する。

4）松果体（pineal body）
松果体からメラトニン（N‐acetyl‐5‐methoxytryptamine）が分泌される。メラトニンの分泌は夜間に上昇，昼間に低下し，概日リズム（サーカディアンリズム）の形成に関連している。

5．2　ホルモンの作用機序と分泌調節
（1）ホルモンの作用機序
既述のように，ホルモンはその化学構造の相違により，たんぱく質−ペプチド系（⇨p 80, 図 3−26），ステロイド系（⇨p 83, 図 3−29），フェノール誘導体系（⇨p 79, 図 3−24, p 81, 図 3−28）に分類され，それにより作用機構も異なる。しかし，いず

れのホルモンも**ホルモン受容体**を介して**標的細胞**に作用し，細胞内の特定の代謝過程を制御することによりさまざまな生理的作用を誘導する。ホルモン受容体は特定のホルモンを特異的に結合するが，細胞膜に発現されるものと細胞質内や核内に発現されるものがあり，ホルモン結合後の反応過程が異なる。

　たんぱく質-ペプチド系ホルモンおよびカテコールアミン（フェノール誘導体系）などの水溶性ホルモンは細胞膜に発現する受容体に結合する。ホルモンが受容体に結合すると，**サイクリックAMP**などのセカンドメッセンジャー（二次性情報伝達物質）を介してたんぱく質リン酸化酵素（プロテインキナーゼ）が活性化される。さらに，このプロテインキナーゼによりリン酸化（活性化）されたさまざまなたんぱく質が生理作用を発現する（図3－30－Ⅰ）。

　ステロイド系ホルモンおよび甲状腺ホルモン（フェノール誘導体系ホルモン）などの脂溶性ホルモンは細胞膜を透過し，細胞質内の受容体と結合する（図3－30－Ⅱ）。ホルモン-受容体複合体は核内に移行し，特定のDNA領域（発現調節領域）に結合することにより，その標的遺伝子のmRNAの合成量を増加させる。したがって，これらの受容体はホルモン結合部位とDNA結合部位を合わせもつ。結果として，その標的遺伝子がコードする**たんぱく質の合成量**を増加させ生理作用を誘導する。

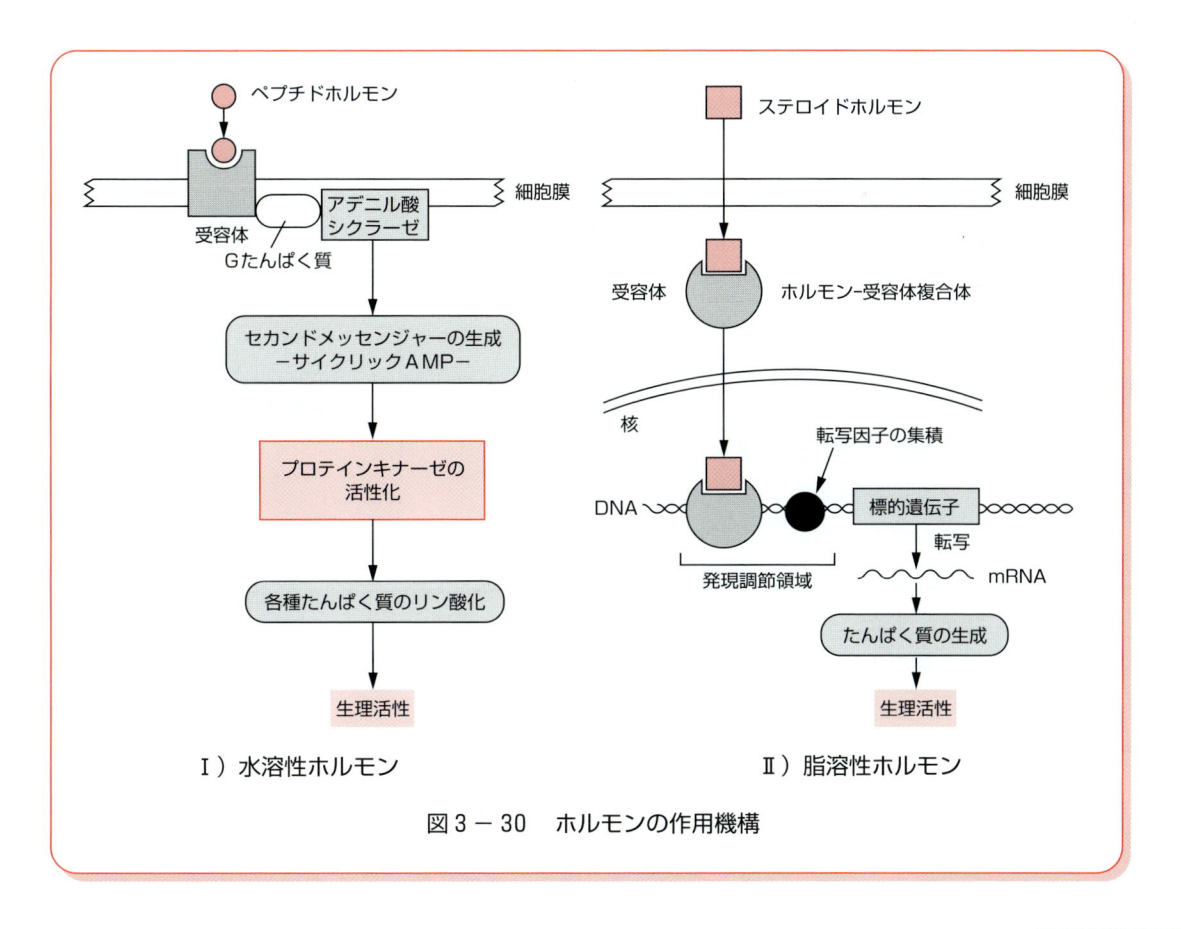

図3－30　ホルモンの作用機構

Ⅰ）水溶性ホルモン　　Ⅱ）脂溶性ホルモン

（２）ホルモン分泌の調節

血液中のホルモンのレベル（濃度）はある一定の範囲内に保持されており，ホルモンのレベルが過剰でも不足でも障害が起こる。そのため生体にはホルモン分泌（ホルモンの産生を含む）を調節する機構が存在する。この機構には，1）ホルモンによる調節，2）神経による調節，3）血中イオンや化学物質による調節，4）機械的・化学的刺激による調節などがある。

１）ホルモンによる調節

ホルモンによる調節には，ホルモン分泌の階層的支配機構と負のフィードバック機構が存在する。

階層的支配機構では多くのホルモン分泌が，上位ホルモンから下位ホルモンへと階層的に支配されている。既述のように，視床下部の神経から分泌される下垂体放出ホルモンにより，下垂体前葉ホルモン（甲状腺刺激ホルモンなど）の分泌が促進される。さらに，下垂体前葉ホルモンによって下位の多くの内分泌腺（甲状腺，副腎皮質，性腺など）のホルモン分泌が調節される（図3－31）。

負のフィードバック機構では下位のホルモンの分泌量が過剰になるとフィードバック作用によって上位のホルモン分泌が抑制される（図3－31）。例えば，甲状腺ホルモンは視床下部や下垂体前葉に作用して放出ホルモンや甲状腺刺激ホルモンの分泌を抑制する。負のフィードバック機構は性腺ホルモンの分泌調節でも働いている（⇒p.93，図3－36, p.95, 図3－38）。

２）神経による調節

神経によるホルモン分泌の調節は，視床下部，膵臓，副腎髄質などでみられる。

既述のように，視床下部には下位の下垂体前葉ホルモンの分泌を調節する放出ホルモンや抑制ホルモンを分泌する神経内分泌細胞が存在する。この神経内分泌細胞は，それに接続するほかの神経によって調節される。また，視床下部には下垂体後葉に伸びた軸索末端からホルモン（下垂体後葉ホルモン）を分泌する神経内分泌細胞が存在し，この神経内分泌細胞もほかの神経によって調節を受けている。膵臓ホルモンや消化管ホルモンは自律神経（交感神経および副交感神経）の節後繊維により調節されている（⇒p.87, 5.3（1）－1）。また，副腎髄質におけるカテコールアミンの分泌は交感神経節前繊維による調節を受ける。

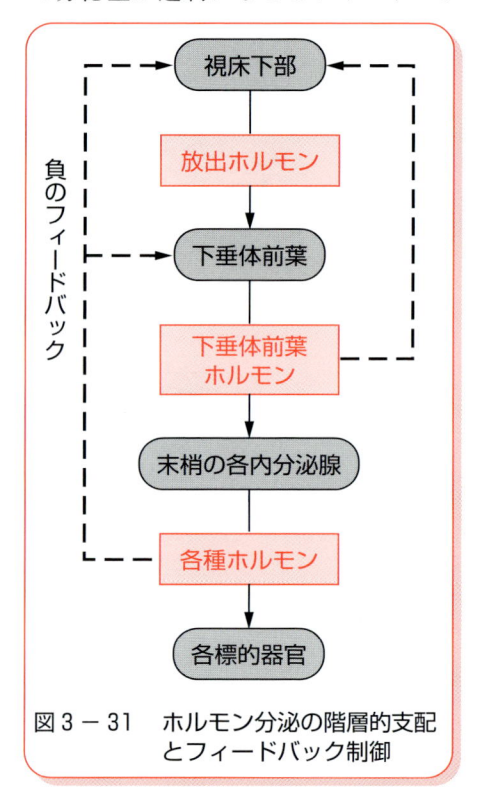

図3－31　ホルモン分泌の階層的支配とフィードバック制御

3）血中のイオンや化学物質による調節

血中のカルシウムや糖などの血液成分の変化でも，ホルモン分泌が調節される。例えば，血中カルシウムは甲状腺や副甲状腺からのカルシウム調節にかかわるホルモンの分泌を調節する。また，血糖はランゲルハンス島に直接作用してインスリンやグルカゴンの分泌を調節する（⇨5.3（1）−1））。

4）機械的・化学的刺激による調節

前述（⇨p.84，5.1（8））のように，ガストリンやセクレチンなどの消化管ホルモンは，消化管が機械的刺激を受けたり，糜粥中の種々の化学物質により刺激されたりすると分泌される。

5.3　ホルモンによる生理機能の調節
（1）ホルモンによる恒常性の維持

生体の内部環境の変化はある一定の範囲内に維持されており，そのメカニズムは恒常性の維持（ホメオスタシス）とよばれる。ホルモンは神経系と協調しながら，このホメオスタシスの調節に重要な役割を果たしている。例えば，ホルモンは血糖値，血中カルシウム濃度，体液の浸透圧，血圧，体温などの恒常性の維持を行っている。ここでは血糖値，血中カルシウム濃度，体液の浸透圧を例に概説する。

1）血糖値の調節

血糖値は，グルコースとして小腸から吸収される量，細胞が内呼吸で消費する量，グリコーゲン（グルコースの重合体）として蓄えられる量などのバランスで決定される。血糖値は通常 100 mg/dl 前後に維持されている（空腹時 60 mg/dl，食後 130 mg/dl）。血糖を調節する主要なホルモンはインスリン，グルカゴン，カテコールアミン（アドレナリン，ノルアドレナリン）である。これらのホルモンの分泌は血糖の直接作用や自律神経などにより調節されている。例えば，ランゲルハンス島 β 細胞に対するグルコースの作用や，膵臓に分布する迷走神経の刺激により β 細胞からのインスリンの分泌が促進される。一方，グルコースが α 細胞に作用するとグルカゴンの分泌が抑制され，交感神経が刺激されるとグルカゴンの分泌が促進される。

次に，血糖値が一定に保たれる機構を要約する。血糖値が正常レベルより上昇すると，膵臓からのインスリンの分泌が促進され，筋肉や肝臓へのグルコースの取り込みを高めることにより，血糖値を低下させ正常レベルに戻す。逆に血糖値が正常レベルより低下すると，膵臓からグルカゴン，副腎髄質からカテコールアミンの分泌が増加し，肝臓などに蓄えられていたグリコーゲンをグルコースに分解し血糖値を上昇させる。また，甲状腺ホルモン，副腎皮質から分泌される糖質コルチコイド，下垂体前葉から分泌される成長ホルモンも血糖値を上昇させる方向に働く。

2）血中カルシウム濃度の調節

カルシウムイオン（Ca^{2+}）は，筋肉の収縮，神経の興奮，分泌腺の分泌機能，血液凝固など，多くの生体機能に関与しているため，その血中濃度の調節は生命維持に極

めて重要である。血中 Ca^{2+} 濃度は腸からの吸収量，骨における吸収と放出，および腎臓からの排出量のバランスにより決まる。これらのバランスは甲状腺から分泌されるカルシトニンと副甲状腺からの副甲状腺ホルモン（パラトルモン）により制御され（図3－32），正常では血中濃度は約 10 mg/dl に維持されている。カルシトニンは骨からの Ca^{2+} の放出を抑制し骨形成を促進するとともに，腎臓からの Ca^{2+} の排出を促進する。それらの結果，血中 Ca^{2+} 濃度を低下させる方向に働く。一方，副甲状腺ホルモンは骨組織の破骨細胞を刺激し骨の Ca^{2+} を血中に遊離させるとともに，腎臓の遠位尿細管における Ca^{2+} の再吸収を促進する。さらに，副甲状腺ホルモンは腎臓のビタミン D_3 の活性化を促進し，活性化型ビタミン D_3 の作用により腸からの Ca^{2+} の吸収を促進する。結果として，血中 Ca^{2+} 濃度を上昇させる。

食事などにより血中 Ca^{2+} 濃度が上昇すると，カルシトニン分泌が上昇するとともに副甲状腺ホルモンの分泌が低下することにより，血中 Ca^{2+} 濃度は回復する。一方，血中 Ca^{2+} 濃度が低下すると，副甲状腺ホルモンの分泌が上昇するとともにカルシトニン分泌が低下する。

3）浸透圧の調節

細胞外液にはナトリウムイオン（Na^+）や塩化物イオンなどが含まれ，その浸透圧は細胞内液の浸透圧に直接影響を与えるため，細胞外液の浸透圧の調節は生命維持に極めて重要である。細胞外液の浸透圧調節は主にその水分量の増減によって行われるが，この調節にバソプレッシン（VP，抗利尿ホルモン）が関与する。

血液の水分が減少し血液の浸透圧が高まると，視床下部にある浸透圧受容器が刺激され，下垂体後葉からのバソプレッシンの分泌が上昇する。バソプレッシンは腎臓の

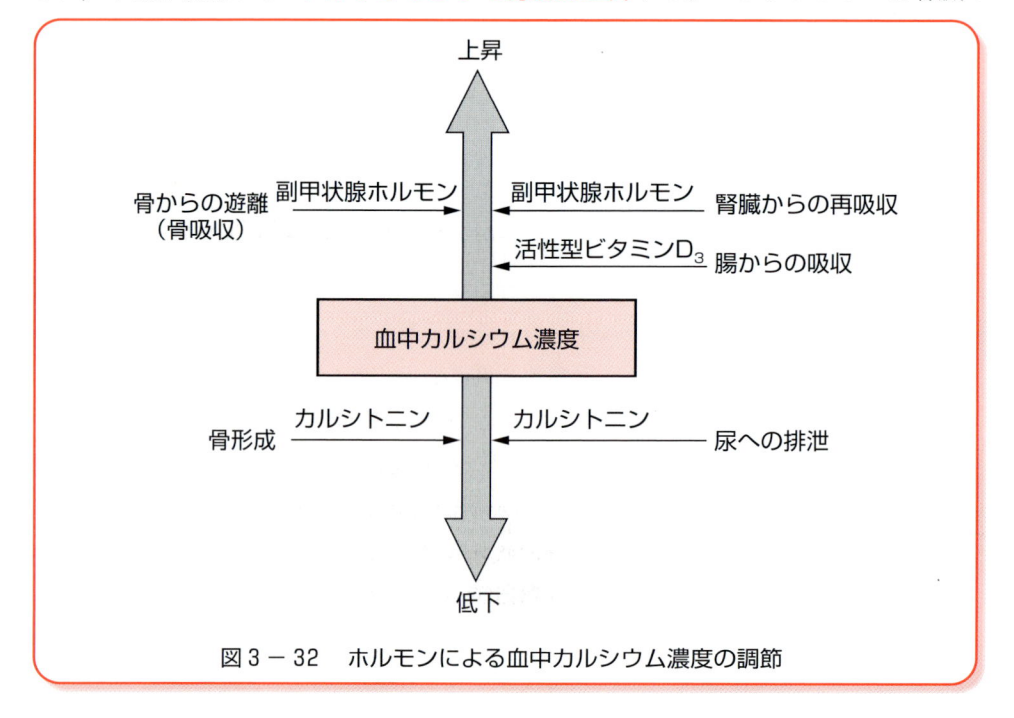

図3－32　ホルモンによる血中カルシウム濃度の調節

集合管に作用し，水分の再吸収を高めて尿量を減少させる。また，浸透圧受容器が刺激されると，渇きの感覚が生じ，水分の摂取を促す。結果として，血液の水分量が増え，浸透圧を下げる方向に働き，浸透圧を正常に戻す。逆に，多量の水分を摂取し血液の浸透圧が低下すると**バソプレッシンの分泌が低下**し，腎臓の水分の再吸収が低下して尿量を増加させる。結果として，血液の水分量が減少し，浸透圧を上げる方向に働き，浸透圧を正常に戻す。

　このようにバソプレッシンによる浸透圧の調節は体液の水分量の増減によるが，Na^+の量にはあまり影響しない。体内のNa^+の量を直接変える調節は**レニン-アンギオテンシン-アルドステロン系**により行われる。腎臓から分泌されるレニンはアンギオテンシンを介して副腎皮質からのアルドステロンの分泌を促す。アルドステロンは腎臓の集合管に作用して，尿中のNa^+の再吸収量を増加させる。

（2） ストレス（stress）に対する反応

　1930年代，H. セリエは種々の有害刺激が副腎の肥大，リンパ組織の萎縮，リンパ球の減少をもたらすことに着目し，これらの変化をもたらす内的要因として副腎皮質における**糖質コルチコイド**の分泌上昇の重要性を示した。生体に歪みを与える有害刺激を**ストレッサー**，それによって生体に歪みが起きた状態を**ストレス**とよび，いわゆるストレス学説を提唱した。ストレッサーには物理的（寒冷，騒音など），化学的（薬物など），生物学的（細菌感染など）要因以外にも精神的な要因も含まれる。その後，研究が進みストレス反応には糖質コルチコイド以外の多くのホルモン分泌が関与し，さまざまな反応を誘導することが明らかとなった。

　ストレッサーが作用してストレスをもたらす際に最初に刺激を受容する物質は不明であるが，これが視床下部に作用し交感神経を通じて副腎髄質からの**アドレナリン**分泌を増強させる（警告反応）とともに，副腎皮質刺激ホルモン放出ホルモン（CRH）を介して下垂体前葉から**副腎皮質刺激ホルモン**（ACTH）の分泌を促進する。ACTHの作用により糖質コルチコイドの分泌が促進され，ほかのホルモンや神経系と協調しストレスから回復しようとする。しかし，糖質コルチコイドの上昇がストレスになぜ有効であるのかの理由はほとんど説明されていない。糖質コルチコイドの作用（抗炎症作用）が長期にわたると胸腺萎縮やリンパ球減少が生じるとされる。また，ストレスが激しくACTHの分泌が大量になると，下垂体前葉のホルモン分泌が抑制され成長や生殖腺の活動は抑制される。

（3） 生後成長の調節

　成長とは身長や体重の増加を意味している。その過程で生体内ではたんぱく質合成や骨の成長を伴い，それらに対して遺伝，栄養，ホルモンなどの要因が関与し影響を与えている。これらの要因は相互作用をしているが，ここでは主にホルモンの作用をまとめる。成長に関与するホルモンは**成長ホルモン**，**甲状腺ホルモン**，**男性ホルモン**，

インスリンなどが挙げられる。

　身長の増加は20歳前後までで完了するが，生後3歳までの幼時期と思春期に増加が著しい。幼児期には成長ホルモンと甲状腺ホルモンが関与し，両ホルモンの相補的な作用が成長に重要である。成長ホルモンはたんぱく質合成を促進するとともに，骨端の癒合を抑えて骨の成長を促す作用ももつ。甲状腺ホルモンはたんぱく質の代謝回転速度を亢進し，たんぱく質合成を促進する作用がある。また，甲状腺ホルモンは骨の成長を促進するとともに，成長した骨端の閉鎖を助ける作用がある。思春期の成長は男性ホルモンによるたんぱく質合成促進作用による。女性でも副腎皮質の男性ホルモンが成長を促進する。一方，男性ホルモンには長骨骨端の化骨化を促進し身長の増加を停止させる作用もある。なお，成長を抑制するホルモンとして糖質コルチコイドやプロゲステロンが挙げられる。

5．4　ホルモンと生殖機能

　卵子と精子の受精によって新しい個体を作る機能を生殖といい，生殖に関与する器官を生殖器という。生殖器は生殖細胞（精子・卵子）を作る生殖腺（性腺ともいう）と，副生殖器（内生殖器や外生殖器）から成る。胎生期にその個体がもつ性染色体の種類によって男性型か女性型に分化する。思春期になると生殖器は成熟し，男性では精巣内で精子の形成や精子排出機能が発達し，女性では卵巣内で卵胞が成熟し周期的な排卵が始まる。これらの現象は視床下部－下垂体－生殖腺系ホルモンの作用により誘起されるとともに，特に女性では妊娠や分娩もこれらの内分泌系により制御されている。

（1）性の決定と分化

　X染色体を有する卵子が，X染色体を有する精子と受精すれば，この受精卵から発生する胎児は遺伝的に女性（XX型）になり，一方，Y染色体を有する精子と受精すれば男性（XY型）になる。つまり，個体の雌雄の決定は精子がY染色体を有するか否かによる。個体が成熟した雌雄それぞれの機能を果たすためには，遺伝的な雌雄の決定に続いて生殖腺や副生殖器，さらには身体，脳の性分化が必要である。

1）生殖腺の発生と原始生殖細胞（primordial germ cell）

　生殖腺の原基である生殖腺隆起は，妊娠6週までは遺伝的な性によらず同じ構造をしている。受精後6週になると遺伝的に雄性の場合，生殖腺隆起の髄質が発達し精細管と間質細胞（テストステロンを分泌）が出現し，精巣へと分化するとともに皮質は退化する（図3－33）。最近，Y染色体上の雄性決定に関与する遺伝子（性決定部位，SRY）が同定され，その遺伝子産物（転写因子）が精巣の分化を誘導することが明らかにされた。一方，遺伝的雌性の場合SRY遺伝子産物がないため，皮質は卵巣へと分化し，髄質は退化する（図3－33）。

　精子や卵子は胚発生の初期（受精後2週）に出現する原始生殖細胞に由来する。原始生殖細胞は生殖腺外に生じるが，受精後4～6週で生殖腺隆起に移動し，そこで細

図3-33　精巣と卵巣の発生

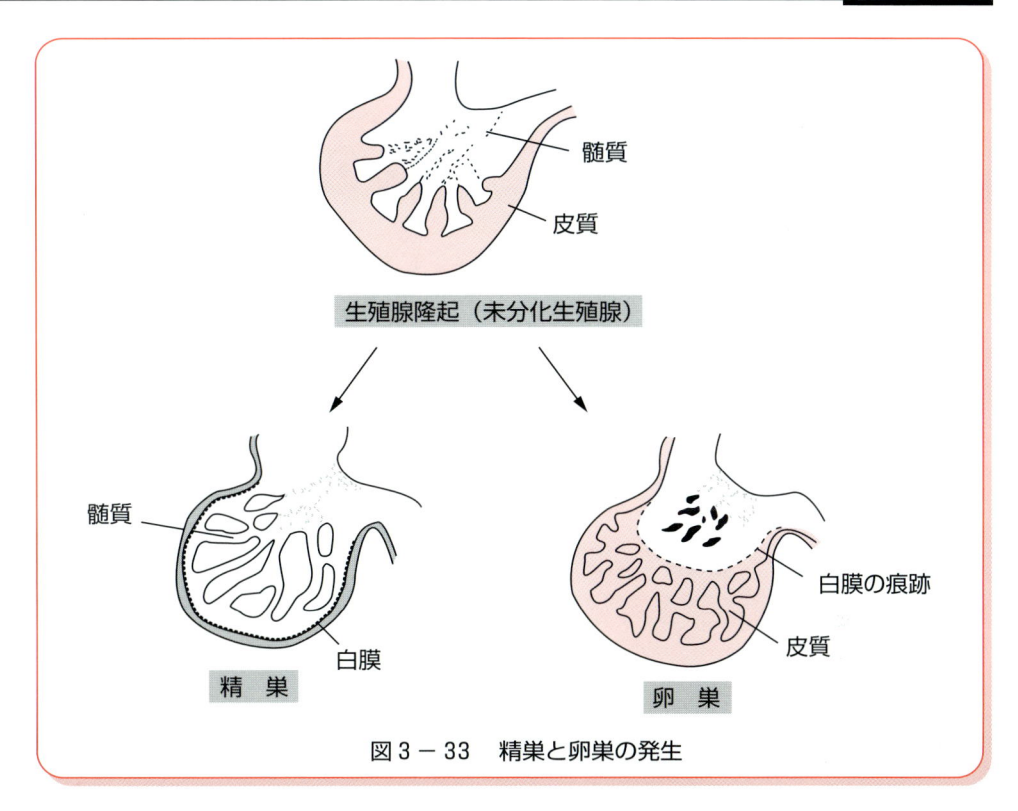

胞分裂を繰り返して精原細胞や卵原細胞となる。卵原細胞は出生前に成長し卵母細胞となる。出生後はこれらの細胞の増殖は停止する。

2）副生殖器の性分化

内生殖器の原基であるウォルフ管とミュラー管は妊娠7週までは両性ともに存在する。その後，男性胎児では間質細胞から分泌されるテストステロンの作用によりウォルフ管が発達し，精巣上体，精管，精囊，射精管へと分化する。また，精巣のセルトリ細胞から分泌される抗ミュラー管ホルモンの作用により，ミュラー管は消失する。一方，女性胎児ではミュラー管が卵管，子宮，腟上部に分化するとともに，ウォルフ管は消失する（図3-34）。

外生殖器の原基は生殖結節，尿道ひだ，陰唇陰囊隆起から成り，その性分化は妊娠7週から始まる。男性胎児ではテストステロンの作用により生殖結節が陰茎に，陰唇陰囊隆起が陰囊に，尿道ひだは尿道海綿に分化する。一方，女性胎児では生殖結節が陰核に，陰唇陰囊隆起は大陰唇に，尿道ひだは小陰唇に分化する。

（2）性ホルモンと成熟生殖機能

このようにして分化した精巣と卵巣は思春期までほとんど不活性であるが，思春期に急速に成熟し，機能的に成人のレベルにまで発達する。思春期に入る年齢には個人差があるが，女性で10歳，男性で12歳ころから始まる。この時期に精巣，卵巣からはそれぞれ男性ホルモンと女性ホルモンが分泌されはじめるが，以下に述べるように，

図3－34　副生殖器の性分化

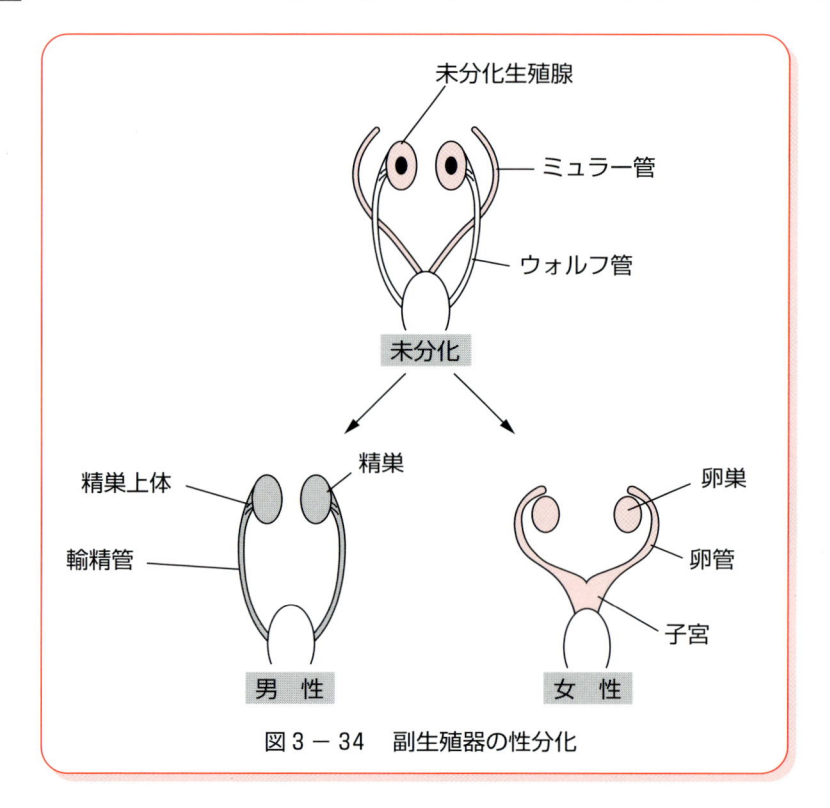

　これら性ホルモンの分泌には視床下部，下垂体が関与している。これらの性ホルモンは生殖器自体を発達・成熟させるとともに，身体各組織に作用し，女性あるいは男性特有のからだの特徴を形成する。生殖腺自体の性の特徴を第一次性徴とよぶのに対し，これらの変化は第二次性徴とよばれる。
　ここでは，性ホルモンの成熟生殖機能における役割とその分泌調節を解説する。

1）男性ホルモン（male sex hormone/androgen）

①　男性ホルモンと男性生殖機能

　精巣から分泌される主な男性ホルモン（アンドロゲン）はステロイド系ホルモンのテストステロンである。精巣は多数の精細管が束になって並んでいる。精細管の間を埋める間質細胞はライディッヒ細胞とよばれ，思春期以降，テストステロンを産生・分泌するようになる。精細管において精原細胞は一次精母細胞，二次精母細胞を経て精子細胞に分化し，最終的に成熟した精子が形成される（図3－35）。精細管に存在するセルトリ細胞はテストステロンの作用により精子細胞に栄養を与える。
　このようにテストステロンはセルトリ細胞を介して精子形成を促進するとともに，男性内生殖器（前立腺，精囊）の発育を促進し，機能を維持する。また，男性の第二次性徴の発現を促し，ひげや声変わり，筋肉および骨基質のたんぱく質合成を促進する。また，脳に作用して性欲を亢進させる。

②　男性ホルモンの分泌調節

　間質細胞におけるテストステロンの分泌は，下垂体前葉の性腺刺激ホルモン（ゴナ

図 3 − 35　精細管における精子形成

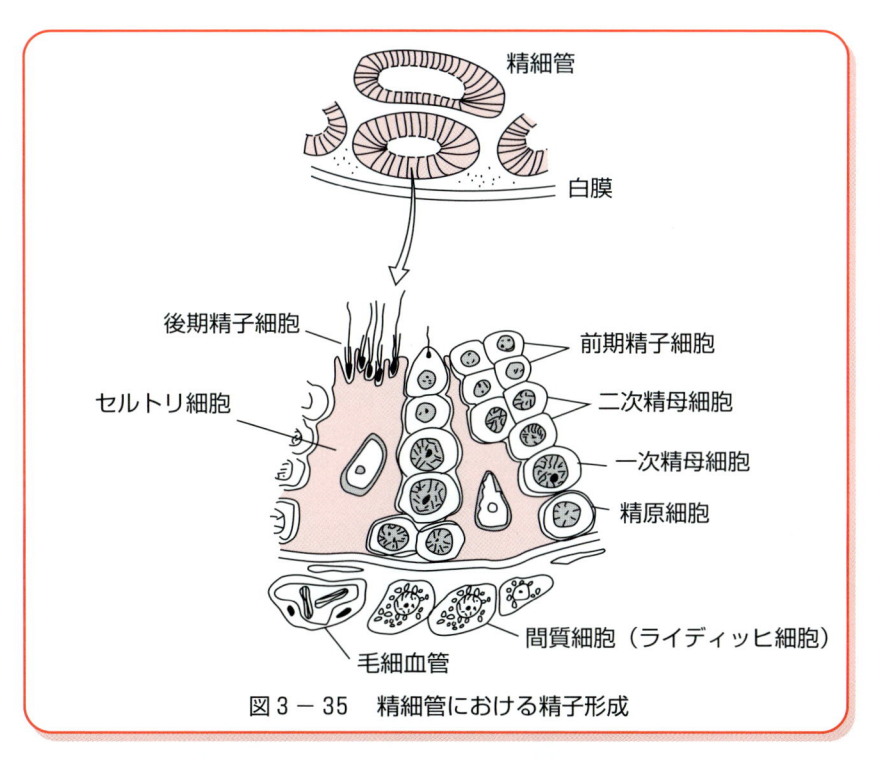

ドトロピン）の一つである黄体形成ホルモン（LH）（間質刺激ホルモン）により刺激される。この LH の分泌は視床下部ホルモンの性腺刺激ホルモン放出ホルモン（GnRH）によって調節される。また，セルトリ細胞は下垂体前葉ホルモンである卵胞刺激ホルモン（FSH）によっても刺激される。一方，テストステロンは視床下部の GnRH および下垂体前葉の LH の分泌に対して負のフィードバック制御を行う（図 3 − 36）。

2）女性ホルモン
（female sex horomone）

① 女性ホルモンと女性生殖機能

女性ホルモンは卵巣で合成されるステロイド系ホルモンであり，エストロゲンやプロゲステロンなどがある。**卵巣**は皮質と髄質から成り，皮質には**卵胞**（原始卵胞，成熟卵胞），**黄体**などがある（図 3 − 37）。卵胞からはエストロゲン（卵胞ホルモン）が，黄体からはプロゲステロン（黄体ホルモン）が分泌される。髄質は血管組織で占められている。

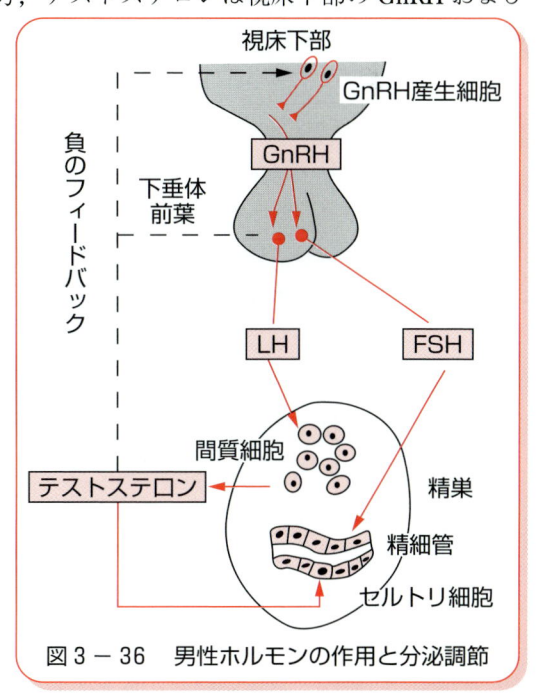

図 3 − 36　男性ホルモンの作用と分泌調節

エストロゲンの作用は卵胞の発育を促し，卵管運動を高めて，卵子の子宮への輸送を助けるとともに子宮粘膜と膣上皮の増殖を促す。また，乳腺発達など女性の第二次性徴の発現を促し，脳に作用し性欲を亢進させる。プロゲステロンは子宮粘膜の腺分泌を亢進することにより受精卵の着床を容易にする。また，妊娠中に子宮筋の自発収縮を抑えることにより，妊娠を維持する作用をもつ。

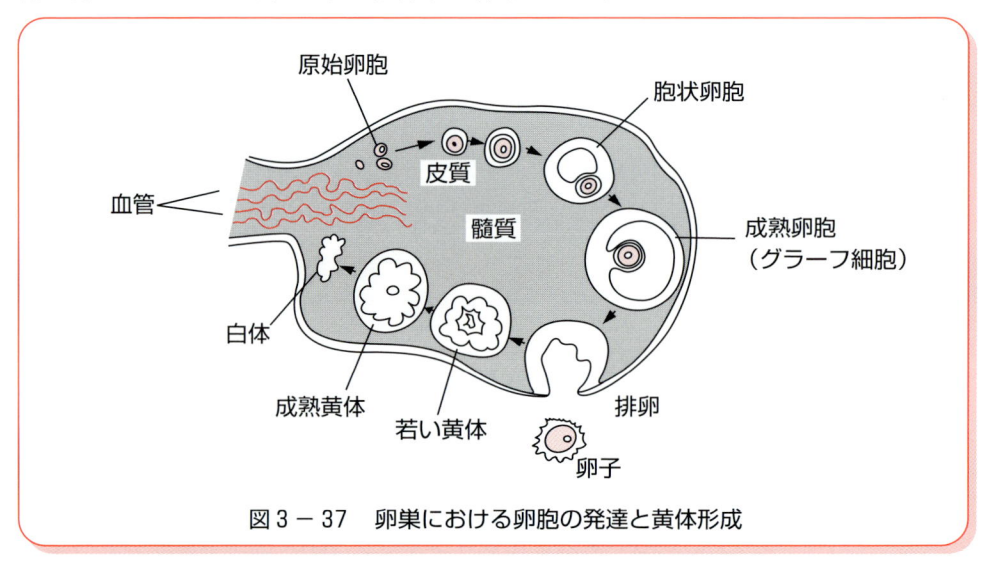

図3－37　卵巣における卵胞の発達と黄体形成

② **女性ホルモンの分泌調節**

　エストロゲンの分泌は下垂体前葉から分泌される性腺刺激ホルモン（ゴナドトロピン）である卵胞刺激ホルモン（FSH）と黄体形成ホルモン（LH）により，プロゲステロンの分泌はLHにより促進される（図3－38）。下垂体前葉からのFSHやLHの分泌は視床下部ホルモンの性腺刺激ホルモン放出ホルモン（GnRH）によって調節される。LHは成熟卵胞からの排卵を起こす作用もある。卵巣から血中に分泌されたエストロゲンやプロゲステロンは，視床下部のGnRHおよび下垂体前葉のFSHおよびLHに対して負のフィードバック制御を行う。また，排卵時ではエストロゲンはGnRHおよびLHに対して正のフィードバック制御を行う。

③ **女性ホルモンと性周期**

　女性生殖器には，男性と異なり約28日ごとに繰り返される性周期がある。性周期は排卵から次の排卵までを1周期とする卵巣周期と，卵巣周期に伴って起こる子宮内膜変化を反映する月経周期（子宮内膜周期）がある。

　卵巣周期は下垂体前葉からの2種類の性腺刺激ホルモン（FSH, LH）の分泌量の周期的変化に伴い生じる。1）（⇨p.92）で述べたように，FSHはエストロゲンの分泌を促進し，卵胞の成熟を促すことにより受精の準備の時期をつくる。LHは排卵を誘発するとともにプロゲステロンの分泌を促進し，受精卵の着床を容易にする。卵巣周期は卵胞期，排卵期，黄体期より成る（図3－39）。下垂体前葉のFSHの分泌が増すと，卵巣内で数個の卵胞が成熟しはじめ，このうち1個の卵胞のみがさらに成長する（卵

図3-38 女性ホルモンの作用と分泌調節

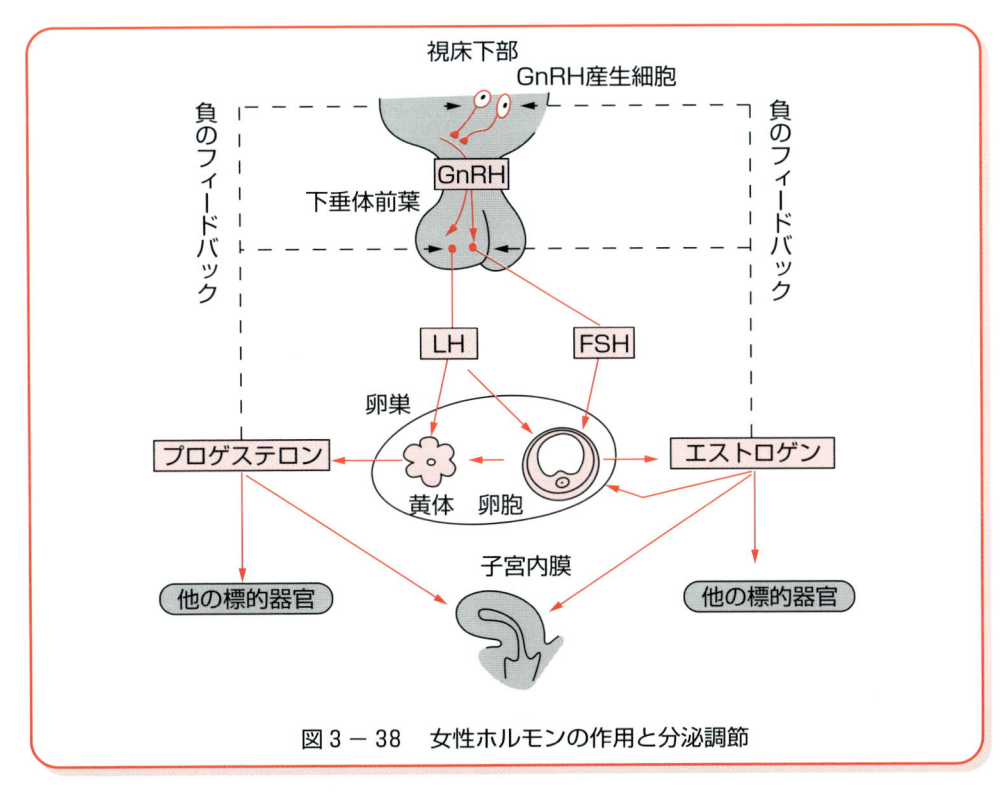

胞期）。卵胞の成熟とともに、卵胞から分泌されるエストロゲンが増加することにより、子宮内膜の肥厚が始まる。血中エストロゲン濃度が急速に上昇すると、正のフィードバック制御によりLHの一過性の急激な分泌増加を誘導し、その結果排卵が起こる（排卵期）。排卵後の卵胞ではLHの作用で黄体が形成され、プロゲステロンが分泌される（黄体期）。黄体は受精して妊娠すると、妊娠黄体として出産時まで維持されるが、受精しないと退化しプロゲステロン濃度は低下する。

　月経周期は月経期、増殖期、分泌期から成る（図3-39）。月経期と増殖期は卵巣周期の卵胞期に、分泌期は黄体期に対応する。月経周期は子宮粘膜剥離による腟からの出血により始まる（月経期）。月経5日目くらいから卵胞の分泌するエストロゲンの作用により、子宮内膜が増殖する（増殖期）。排卵後、黄体から分泌されるプロゲステロンの作用により、子宮内膜の分泌腺が活発になり、受精卵が着床しやすくなる。受精・着床がないと黄体は退化し、再び月経期が始まる。

④　女性ホルモンと妊娠・分娩・哺乳

　受精後、受精卵は細胞分裂（卵割）を行いながら子宮腔内に移動し、受精後5～6日後に子宮内膜に着床し妊娠が開始される（⇨p.97,（3））。妊娠すると胎児と母体を連結する胎盤の形成が始まり、胎盤からヒト絨毛性ゴナドトロピン（HCG）が多量に分泌される。このHCGは受精後3週間で母体の尿中に検出されるので、妊娠の早期診断に利用される。HCGは妊娠初期には卵巣の妊娠黄体に作用してエストロゲンやプロゲステロンの分泌を促進させるが、中期以降は胎盤自身からエストロゲンやプロゲ

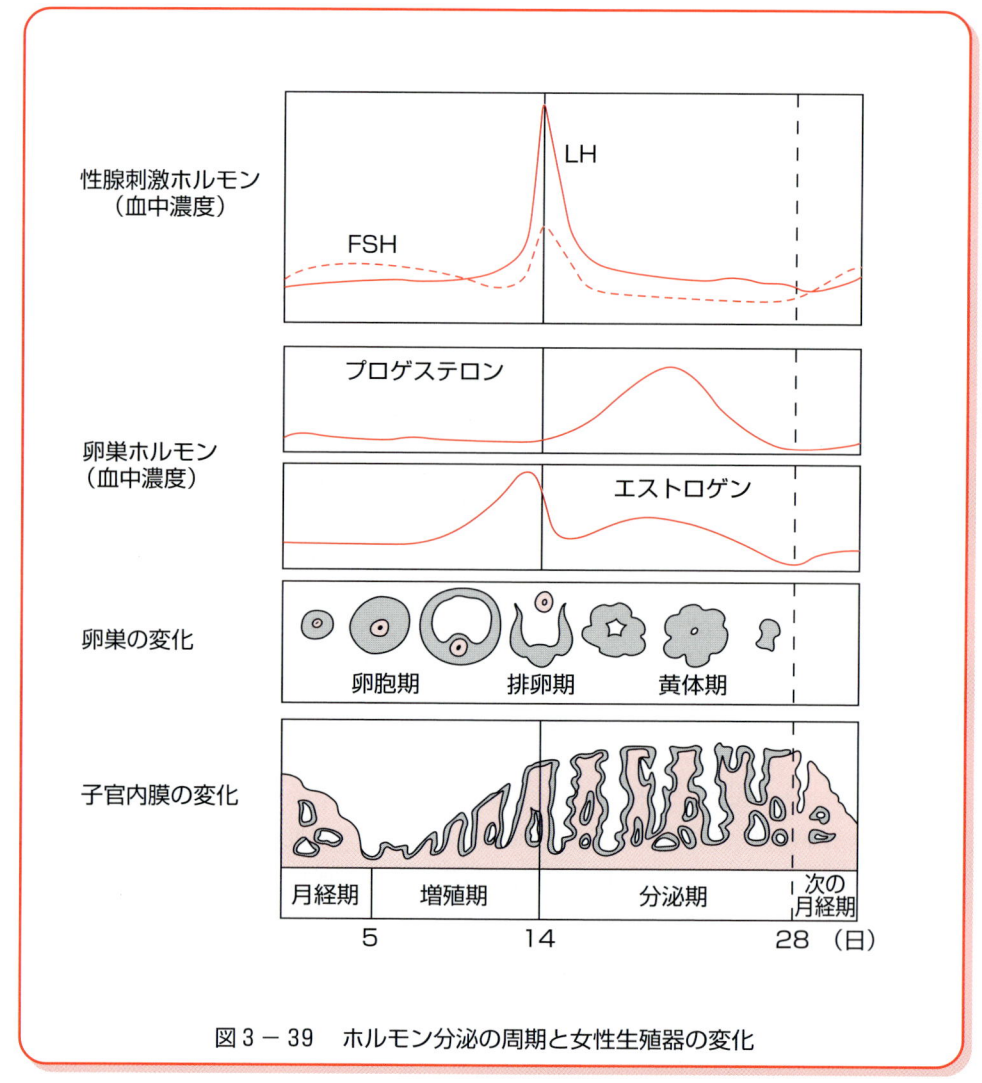

図3-39　ホルモン分泌の周期と女性生殖器の変化

ステロンが分泌される（絨毛性）（図3-40）。また，胎盤からは成長ホルモン（GH）やヒト絨毛性乳腺刺激ホルモン（HCS）も分泌される。妊娠によって，次の排卵と月経は停止する。

　受胎前の最終月経の第1日より数えて平均約280日後に，肥大した子宮は突然激しい律動的収縮を開始する。胎児が産道を降下し始めると，子宮頸部が伸展されることにより求心性インパルスを惹起し視床下部を刺激すると，下垂体後葉からオキシトシン（OXT）の分泌が増大し，子宮筋を一層収縮させる。また，OXTは子宮内膜のプロスタグランジンの生成を促進し，その作用によっても子宮筋の収縮を増強する。これらの結果，胎児およびその付属物（胎盤，臍帯，卵膜，羊水）が排出される。これを分娩という。

　乳房と乳腺は思春期を迎えるとエストロゲンやプロゲステロンに刺激され発達する。分娩により胎盤が排出されると下垂体前葉から分泌されるプロラクチンが乳腺に作用

図 3 − 40　妊娠中のホルモン分泌

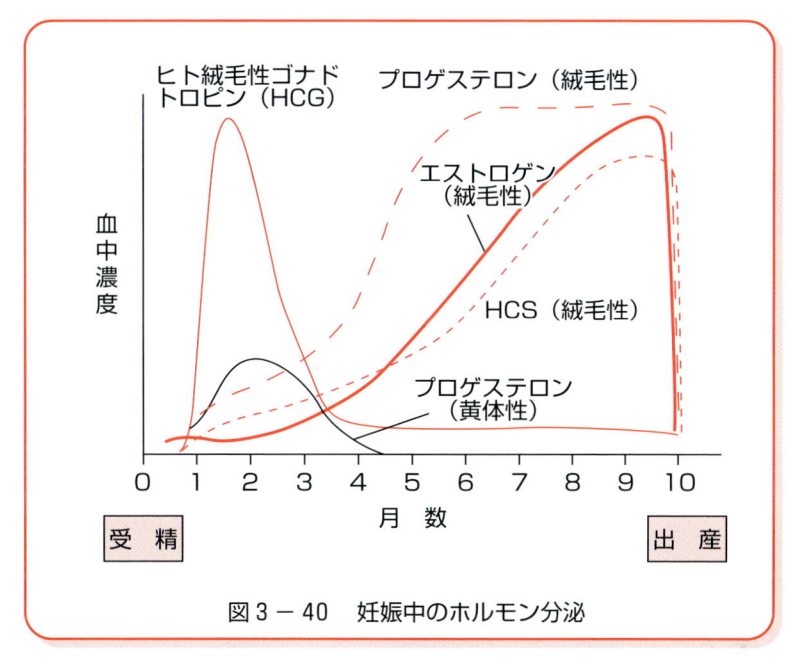

し，**乳汁の産生と分泌**を高める。乳頭に刺激が加わると，乳頭の感覚神経が活動し，その感覚情報は視床下部に伝わる。その結果，下垂体後葉からオキシトシンが分泌され，乳腺周囲の筋上皮を収縮させて，乳汁の排出を促す。授乳はプロラクチンの分泌も刺激し，乳汁の産生が継続する。また，プロラクチンは下垂体前葉ホルモン LH と FSH の分泌を抑制するので排卵が抑えられ，授乳中は妊娠が起こりにくい。

（3）個体の発生（ontogenesis）

成熟した生殖腺において**精子**と**卵子**が形成される。精子と卵子が**受精**すると新しい個体の発生へと進む。

1）受精と初期発生

受精とは精子の頭部が卵子の中に進入し，両者の核が融合することをいう。卵子は排卵直前に減数分裂の第一成熟分裂を完了し，受精と同時に第二成熟分裂を行い，**女性前核**を形成する。一方，精子は射精前にすでに第二成熟分裂を完了しているが，受精するまでに精子頭部が受精能を獲得し先体反応が可能となる。**先体反応**とは精子が卵と接触後，卵周囲の**透明帯**を貫通するための酵素などを放出する反応である。結果として精子と卵の細胞膜が融合し，卵内に進入した精子の核は**男性前核**を形成し，女性前核と融合する。

受精卵は卵管を子宮腔へ移動しながら細胞分裂（卵割）を行い，2, 4, 8 細胞胚を経て受精後 3 日目には桑の実状の**桑実胚**を形成する。子宮に入った桑実胚は外側に一層に配列する細胞群である**栄養膜**と，内部の細胞集団である**内部細胞塊**に分化し，**胚盤胞**となる。栄養膜は後に胎児の栄養をつかさどる**絨毛膜**に，内部細胞塊は**胚子**を形成する（図 3 − 41）。

第3章　調節する働き

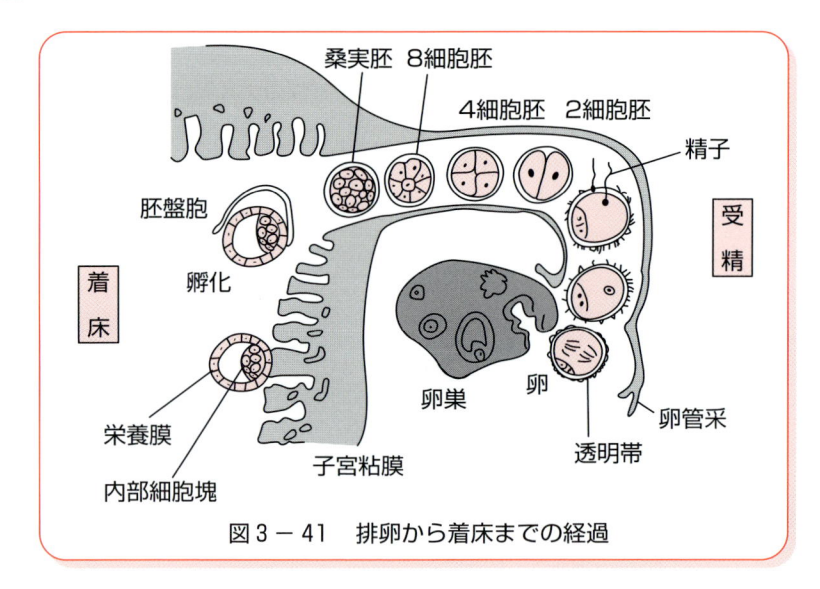

図3-41　排卵から着床までの経過

　胚盤胞は透明帯から孵化し，受精後5～6日目に，内部細胞塊がある側で子宮内膜上皮に接着する。これを着床という。着床後胚子の栄養膜の細胞は盛んに増殖し，突起のある絨毛膜を形成する。一方，内部細胞塊も増殖し，受精後約14日目には胚子の外胚葉，内胚葉，および中胚葉を形成する。外胚葉からは羊膜や神経組織および皮膚・感覚器の上皮組織，内胚葉からは消化器や呼吸器の上皮組織，中胚葉からは筋組織や結合組織などが発生する。

2）卵膜と胎盤の形成

　卵膜は胚子・胎児を覆う膜で，外側から脱落膜，絨毛膜，羊膜からなる（図3-42）。脱落膜は母親の子宮内膜由来の組織で，絨毛膜，羊膜は胚子由来の組織である。羊膜内は羊水で満たされ，胎児はその中で発育する。

　胚子由来の絨毛膜は，母親由来の脱落膜を融解しながら進入し，やがてこれらが合わさって約15 cmの円盤状の胎盤が形成される。胎盤は胎児と母体の血液の間でガス交換と物質交換を行う場となる。母体側の動静脈は胎盤の絨毛間腔へ開き，絨毛間腔は母体側の血液で満たされている（図3-41）。絨毛間腔内に突出している胎児側の絨毛は，この母体側の血液から必要な酸素や栄養素を取り入れ，胎児に不要な二酸化炭素や老廃物を排出する。胎児側の絨毛内の血管は臍帯を通して胎児循環につながる。なお，(2) 2) －④（⇨p.95）でも述べたように，胎盤からはヒト絨毛性ゴナドトロピン（HCG），エストロゲン，プロゲステロン，ヒト絨毛性乳腺刺激ホルモン（HCS）などが分泌される。

3）胎児の発育

　妊娠8週には眼，耳，口，指などが発生し，ヒトらしい外形を示すようになり，これ以降は胎児とよばれる。妊娠4か月後にはすべてに器官が形成され，筋肉の活動や心拍動が活発になる。妊娠6か月後で分娩されると，適切な新生児管理の下で生存しうる。妊娠10か月後，身長は約50 cm，体重約3 kgとなり，出産される。

```
         絨毛膜
卵膜 ─┤ 脱落膜
         羊膜
            羊膜腔

              母体側静脈
              母体側動脈
母体側         基底脱落膜
胎盤 ┤        絨毛間腔
              絨毛
胎児側         絨毛膜板
         臍帯
臍静脈  臍動脈
(動脈血) (静脈血)
```

図 3 − 42 卵膜と胎盤の構造

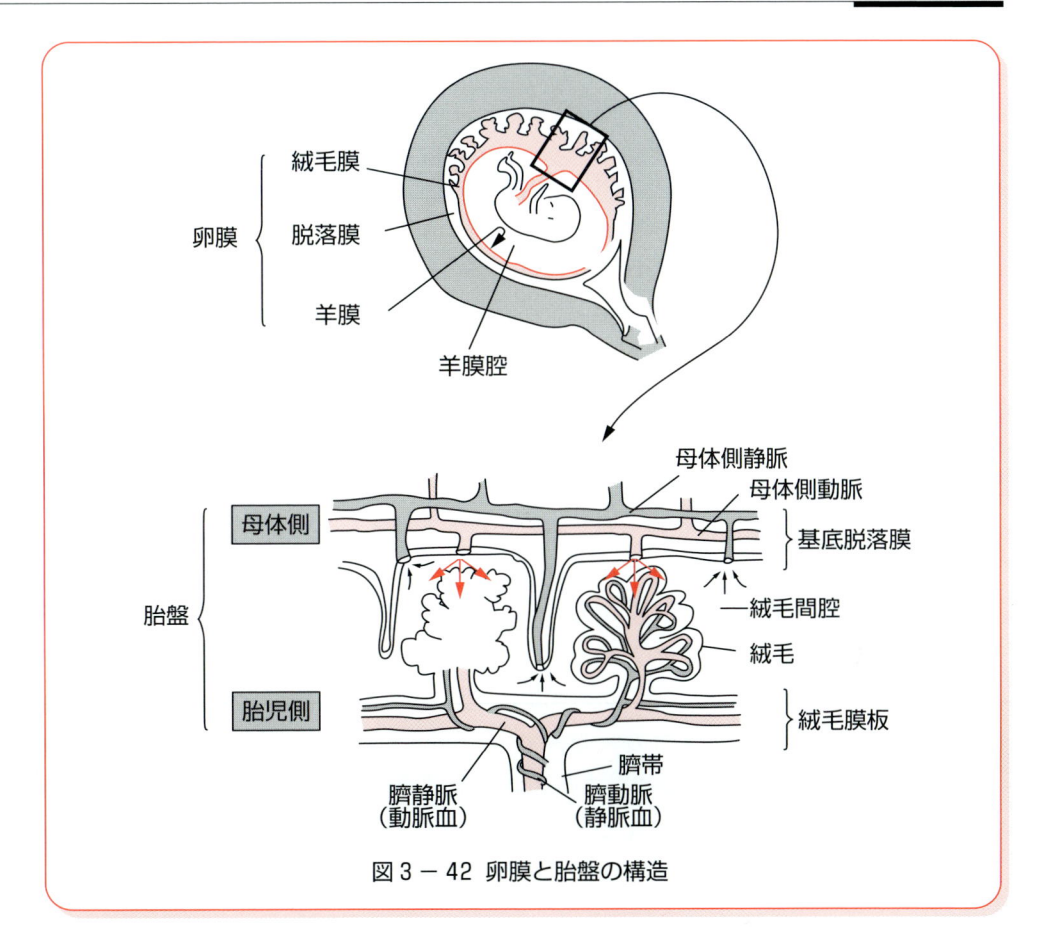

4）出生後の成長と老化

個体は出生後，その成長期に応じて，新生児期（誕生〜4週），乳児期（〜1歳），幼児期（〜6歳），児童期（〜13歳），青年期（〜24歳），成人期（〜65歳），老年期（成人後期，65歳以降）などに分けられる。

成長と発達は生涯を通じて連続的に起こる過程であるが，成長の速度は発育の時期や器官によって異なる。例えば，既述のように，生殖機能は 10 〜 18 歳に急激に発達し，この時期を思春期とよぶ。また，身長や体重の増加は新生児期に比較的高く，児童期に緩やかになり，思春期に再び高くなって，成人期で安定する。

ほとんどの身体機能は成人期のはじめで最高となり，その後加齢とともに少しずつだが，確実に衰退する（老化）。例えば，加齢により男女ともに性腺の機能は衰退し，性ホルモンの分泌が低下する。女性では 45 〜 50 歳で月経周期が不規則になり，やがて月経がみられなくなる（閉経）。閉経後の数年間は**更年期**とよばれる。ヒトを含め，すべての脊椎動物には寿命があり，老化と死を免れることはできない。

老化は体細胞の細胞分裂能の低下や，体細胞突然変異の蓄積などが原因になっていると考えられている。また，体細胞分裂の度に**テロメア**とよばれる染色体の末端配列が短縮することが知られており，限界を超えると細胞分裂は停止する。このことが老

化に伴う細胞分裂能の低下と関係していると考えられている。一方，生殖細胞のテロメアは短縮せず，老化の影響を受けていないDNAを次世代に受け渡す。

5）遺伝と個体性

　発生は受精卵のもつ遺伝子DNAの遺伝情報を次々と発現することにより，形態形成と細胞分化を通じて統合された器官・器官系をもつ一つの個体を形成することである。一人ひとりの姿や形が違うのは，個体間の遺伝情報の一部が異なるからである。個体のもつ全遺伝情報のセットを**ゲノム**という。ゲノムは生物のすべての細胞に含まれていて，遺伝情報を伝達する単位である。2003年，ヒトゲノムプロジェクトによりヒトゲノムのすべての**塩基配列**が明らかにされた（完全解読）。このプロジェクトにより得られた情報は主に国際研究チームが解析したある個人の遺伝子サンプルの塩基配列で，個人間や集団間の塩基配列の差異についての情報は不十分であった。しかし，その後，個人間の遺伝情報の差異を明らかにする大きなプロジェクトが各国で始まり，ヒトの個性と遺伝子の関係が次第に明らかにされつつある。

　個人間のゲノムの差異は1,000～2,000塩基に一つの頻度であると予想されている。この塩基配列の差異のうち，わずか一塩基の差異でもその遺伝子の表現型に違いが現れることもある。ある部位の違いが集団の1％以上に出現する場合を**遺伝子多型**とよぶが，集団内の一塩基の違いを一塩基多型あるいはSNP（single nucleotide polymorphism）とよぶ。このSNPは個人の特定の疾患に対する罹りやすさ，薬の効き方や副作用の大きさなどと関係していると考えられており，病気の予防や治療など医療対策の面からも大きな注目を浴びている。

文　献

● 参考文献
- ウィリアム・ギャノング：『ギャノング　生理学　原書21版』，丸善（2004）
- 小幡邦彦，外山敬介，高田明和，熊田　衛，小西真人：『新生理学　改訂4版』，文光堂（2003）
- 佐藤昭夫，佐伯由香編：『人体の構造と機能　改訂2版』，医歯薬出版（2002）
- 貴邑冨久子，根来英雄：『シンプル生理学　改訂4版』，南江堂（1999）

第 4 章

人体を構築し支持する器官系

1. 骨格系

1.1 骨格の構成

ヒトの骨格系は約200あまりの骨から構成される。骨の連結部である関節は，軟骨や靱帯などが加わり構成される。

（1）骨の種類

骨の形により長骨，短骨，扁平骨，含気骨に分類される。**長骨**は大腿骨，上腕骨，指骨のように，管状の骨幹と両端の骨端とから成る。小児では骨幹と骨端の境界にある骨端軟骨で骨の長さの成長が行われる。成人では骨端軟骨は骨化して消失し，骨端線となる（図4-1）。**短骨**は手根骨，足根骨のように，短く骨幹と骨端の区別がないもの，**扁平骨**は頭頂骨，肩甲骨のように平たい板状のもの，**含気骨**は上顎骨，前頭骨，蝶形骨のように，骨内に空気をいれる空洞をもつものをいう（表4-1）。その他いずれにも属さないものを不規則骨という。

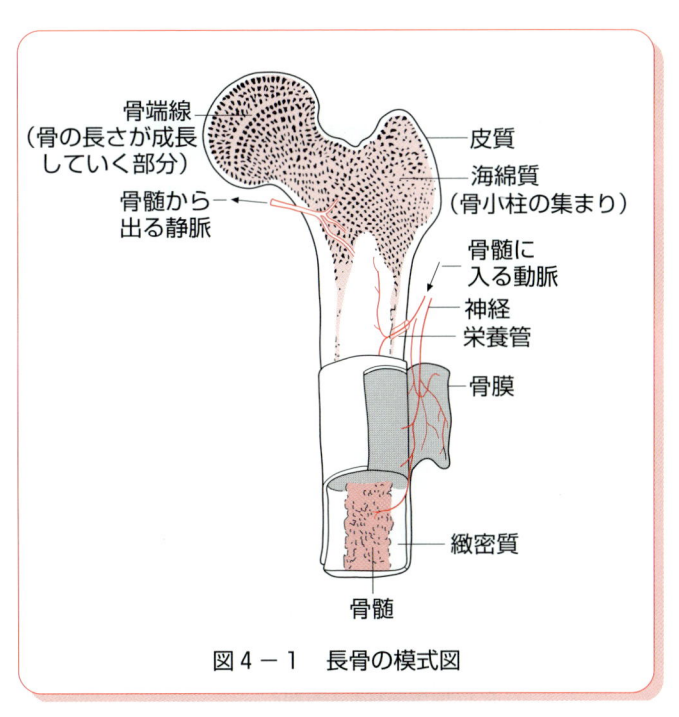

図4-1 長骨の模式図

（2）骨連結の種類と意義

骨の連結の仕方には不動結合と可動結合（関節）がある。

表4－1　骨の形による分類

長 骨	大腿骨，上腕骨，指骨など	長く，管状の骨幹と両端の骨端から成る骨
短 骨	手根骨，足根骨など	短く，骨幹と骨端の区別がない骨
扁平骨	頭頂骨，肩甲骨など	平たく，板状の骨
含気骨	上顎骨，前頭骨，蝶形骨など	骨内に空気を入れる空洞をもつ骨

1）不動結合

　二つの骨が靱帯や軟骨で結合され，可動性のない骨連結である。頭蓋骨のように鋸歯状の縁がかみ合って固定される**縫合**，両骨間に軟骨が介在する**軟骨結合**，両骨間に結合組織や骨化した軟骨が介在する**骨結合**などがある（表4－2）。縫合には，左右頭頂骨の間の矢状縫合，前頭骨と左右頭頂骨の間の冠状縫合，左右頭頂骨と後頭骨の間のラムダ縫合がある。新生児の頭蓋骨は骨化が完全ではなく，冠状縫合と矢状縫合との交点に**大泉門**，矢状縫合とラムダ縫合との交点に**小泉門**がある。大泉門は生後2年で，小泉門は半年で閉鎖する（図4－2）。

表4－2　不動結合の種類

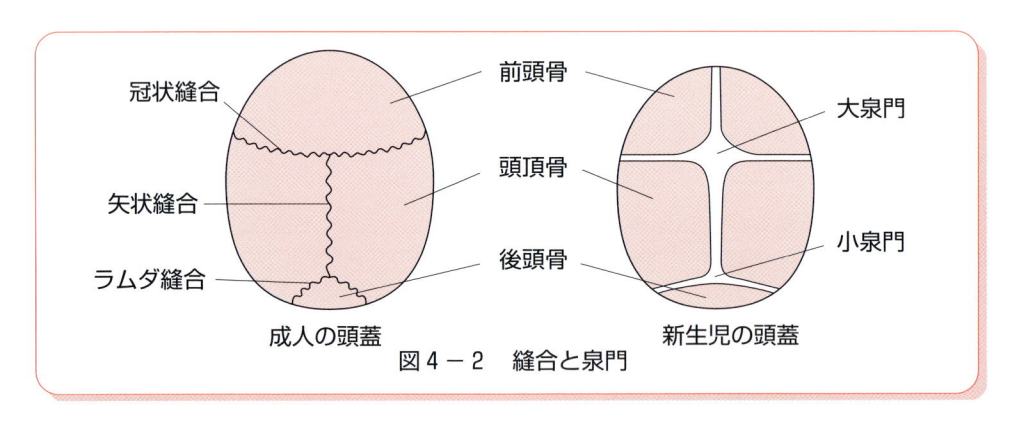

縫　　合	鋸歯状の縁がかみ合って固定される結合 　頭蓋骨など
軟骨結合	両骨間に軟骨が介在する結合 　腸骨，座骨，恥骨間の結合，椎体結合など
骨結合	両骨間に結合組織や骨化した軟骨が介在する結合 　仙骨など

図4－2　縫合と泉門

2）可動結合（関節）

①　関節の構造

　関節を形成する骨の表面は**関節軟骨**（硝子軟骨）で覆われている。一般に関節を作る一方の骨は突出し，他方はそれに応じてくぼんでおり，それぞれ関節頭，関節窩という。関節は関節包に包まれ関節腔を作る。関節腔には**滑液**があり，関節運動を滑らかにする。関節包の内面は滑膜という滑らかな膜で作られ，外面は**靱帯**により補強されている。股関節では関節内靱帯が存在し，膝関節では骨間に関節半月，胸鎖関節，

1. 骨 格 系

顎関節では関節円板などの繊維軟骨が介在するものがある（図4－3）。

② 関節の種類

二つの骨から成る関節を単関節，三つ以上から成る関節を複関節という。関節面の形によって，球関節，楕円関節，鞍関節，蝶番関節，車軸関節，平面関節に分類される（図4－4）。

③ 関節の運動

骨格筋は関節をまたいで両側の骨に付着する。筋の付着点は関節の近くにあり，少ない筋の収縮で大きな運動が可能となる。また，関節運動は梃子（てこ）や車軸の原理により能率的に運動できるように工夫されている（図4－5）。

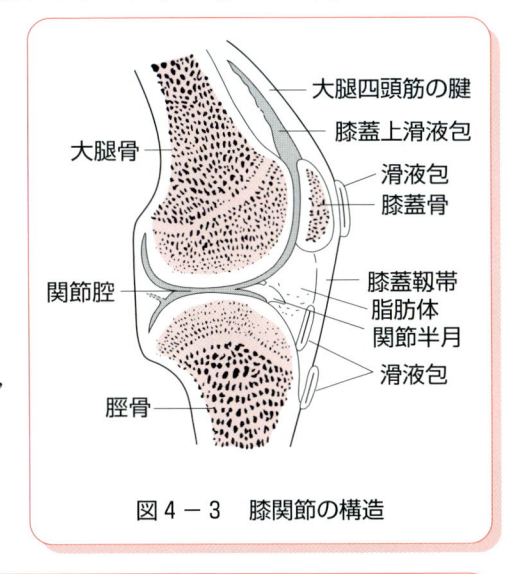

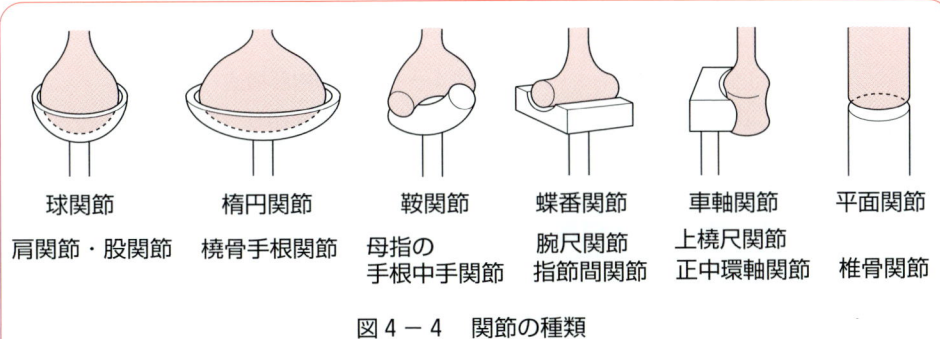

図4－3　膝関節の構造

球関節	楕円関節	鞍関節	蝶番関節	車軸関節	平面関節
肩関節・股関節	橈骨手根関節	母指の手根中手関節	腕尺関節 指節間関節	上橈尺関節 正中環軸関節	椎骨関節

図4－4　関節の種類

1.2　骨の内部構造

骨膜は，軟骨で覆われる関節面を除いて，骨の表面を覆う。骨膜は血管と神経に富み，骨を保護するとともに，骨の太さの成長と骨折の際に骨の再生を行う。

骨の表面に近い部分は硬い緻密骨で覆われ，内部はスポンジ状の海綿骨から成る。緻密骨は，膠原繊維が同心円

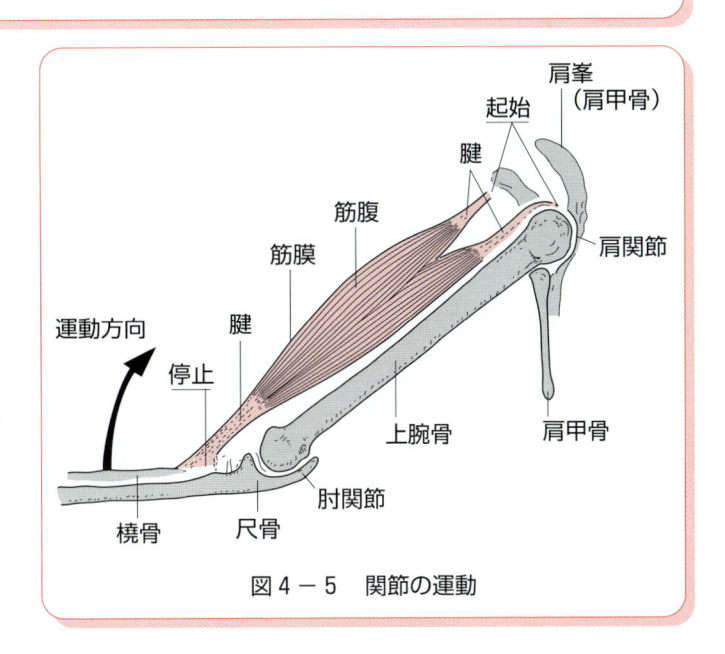

図4－5　関節の運動

103

状に規則正しく配列し，骨層板を形成する。血管の通路であるハバース管は骨層板の中心を通り，骨表面から入るフォルクマン管と連絡する。

骨髄は長骨の骨幹の中心部と海綿骨の小腔に存在する造血器である（図4－6）。

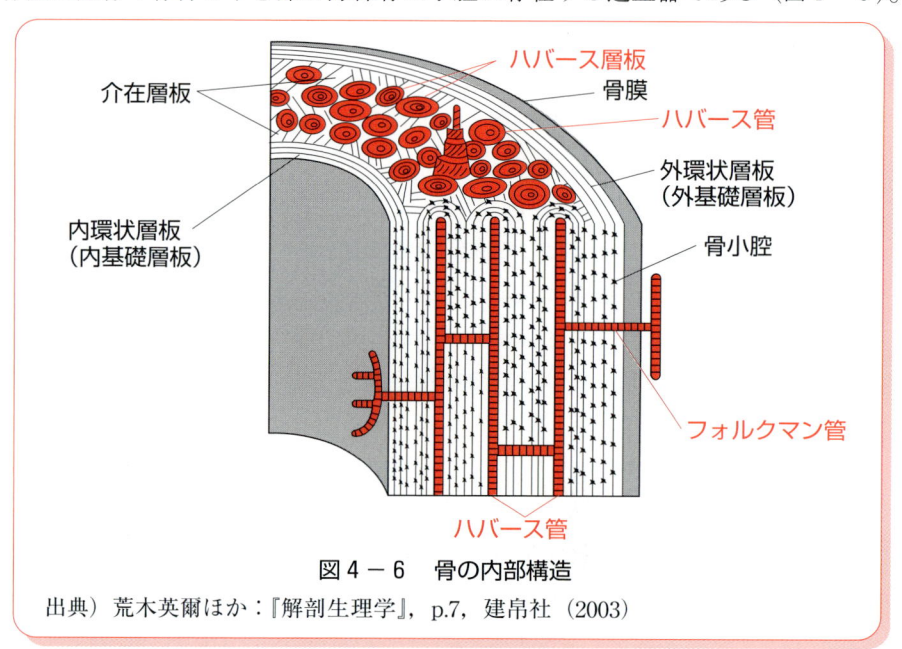

図4－6　骨の内部構造
出典）荒木英爾ほか：『解剖生理学』，p.7，建帛社（2003）

1.3　骨の発生と成長
(1) 骨 の 発 生
膜性骨発生と軟骨性骨発生の2様式がある。
1) 膜性骨発生
結合組織の細胞から分化した骨芽細胞が直接，骨組織を形成する様式で作られた骨を膜性骨または付加骨という。頭蓋冠の扁平骨や顔面骨の一部にみられる。
2) 軟骨性骨発生
結合組織の中にまず硝子軟骨が形成され，その軟骨組織が骨組織に置き換わる様式で作られた骨を置換骨という。人体の大部分の骨は本様式による。

(2) 骨 の 成 長
長骨には長さの成長と太さの成長がある。
1) 長さの成長
骨端軟骨が増殖し，その骨化により骨の長さの成長が行われる。
2) 太さの成長
骨膜の内面に骨芽細胞の層があり，骨膜内面に骨組織を新生し，骨の太さの成長が行われる。

3）ホルモン，ビタミンDの影響

骨の成長には，成長ホルモン，副甲状腺ホルモン（パラトルモン），ビタミンD，甲状腺ホルモンが関係する。成長期に成長ホルモン，甲状腺ホルモンの不足があると骨の成長が不十分となり，小人症になる。副甲状腺ホルモンの分泌過剰やビタミンD不足では骨の変形を生じる。

1.4　骨のカルシウム代謝

成人男子の体内カルシウムは約 1.0～1.5 kg であり，その 99％以上が骨に貯蔵され，残りは歯，筋，細胞外液に存在する。食事中のカルシウムの約 40％が小腸から吸収される。一方，腎臓から吸収量に相当する量が尿中に排泄される。腎臓でカルシウムは近位および遠位尿細管で大部分が受動的に再吸収される。

骨は膠原繊維から成る基質にリン酸カルシウムが沈着した組織で，絶えず，骨芽細胞による**骨形成**（膠原繊維合成と血中から骨へのカルシウム沈着）と破骨細胞による**骨吸収**（骨から血中へのカルシウム溶出）が行われ，両者のバランスにより体型が保持されている。この骨の吸収と形成のサイクルを骨の**リモデリング**という。正常血清カルシウム値は 9～10 mg/100 ml であり，このうち 45％は遊離カルシウムイオンとして，15％はリン酸カルシウム，炭酸カルシウム，クエン酸カルシウムなどのカルシウム塩として，残りは血清たんぱく質（90％がアルブミン，10％がグロブリン）と結合している。血清カルシウム濃度の恒常性には，副甲状腺ホルモン（パラトルモン），ビタミンD，カルシトニン，骨，腎臓，小腸が関与している。

骨形成を促進する因子には成長ホルモン，甲状腺ホルモン，エストロゲン，骨吸収を促進する因子には副甲状腺ホルモン，ビタミンD，骨吸収を抑制する因子にはカルシトニン，エストロゲンがある（図4－7）。

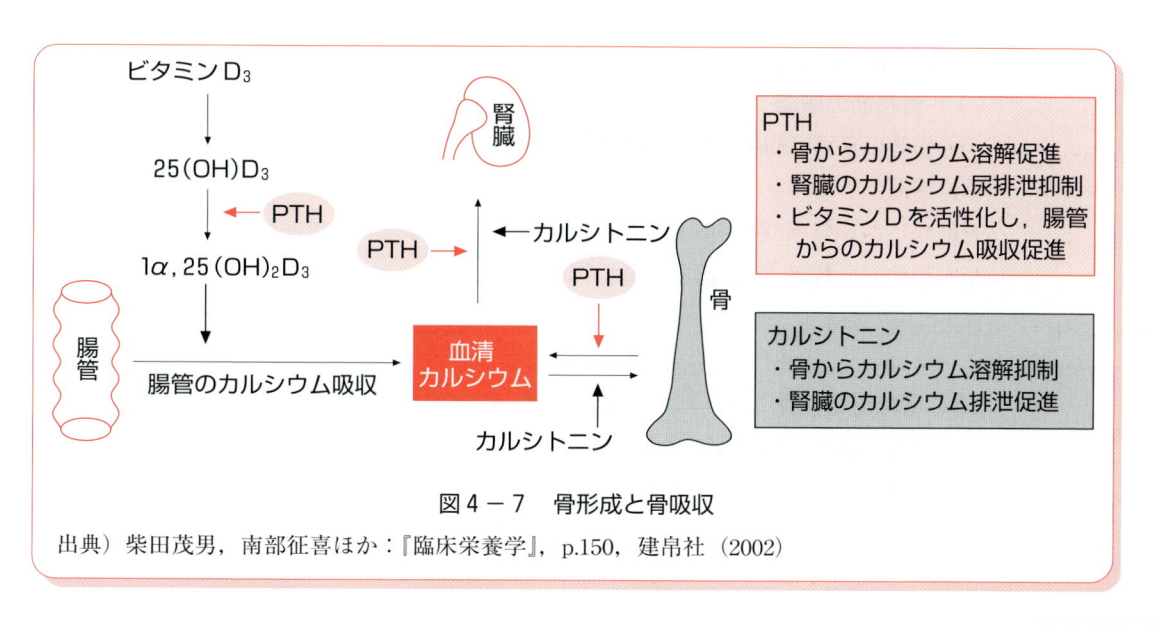

図4－7　骨形成と骨吸収

出典）柴田茂男，南部征喜ほか：『臨床栄養学』，p.150，建帛社（2002）

●骨粗鬆症：骨吸収が骨形成を上回ったために骨量が減少し，骨折しやすい，腰背痛などの症状を示す疾患である。女性の閉経期以後に生じる閉経期骨粗鬆症と老年期の老人性骨粗鬆症がある。閉経期骨粗鬆症の原因は加齢による骨形成の低下とエストロゲン欠乏による骨吸収の促進が考えられる。老人性骨粗鬆症の原因は加齢による骨形成の低下と腎機能低下による活性化ビタミンDの減少などが考えられる。

1.5 造　血

赤色骨髄で赤血球，白血球，血小板などの血液細胞を形成する。赤色骨髄は造血の盛んな骨髄で，造血を終了し，脂肪組織に置き換わると黄色骨髄になる。小児はほとんどが赤色骨髄であるが，成人は椎骨，胸骨，肋骨，骨盤を除いて黄色骨髄となる。

1.6 骨の生理機能

骨は次のような生理作用をもつ。骨格系を形成し，身体の支柱となる。また，頭蓋腔，胸腔，骨盤腔などの体腔を形成し，臓器を保護する。可動性関節を介して骨格筋が収縮することにより種々の運動を可能にする。骨は体内カルシウムの99％以上を貯蔵する。骨髄は血液細胞を産生する（表4－3）。

表4－3　骨の生理機能

身体の支柱になる

2．骨格筋系

骨格筋は骨に付着して収縮することにより運動を可能にする。人体に約400個あり，体重の40～50％を占める。骨格筋は組織学的には横紋筋であり，機能的には随意筋である。

2.1 骨格筋の分布と運動における働き

（1）骨格筋の構造

骨格筋の表面は筋膜によって包まれ，両端は腱を介して骨に付着する。多くの場合，骨格筋は関節をまたいで，その両側の骨に付着するが，付着のうち，筋の収縮の際に運動の小さいほう（支点）を起始，運動の大きいほう（作用点）を停止という。骨格筋の起始部を筋頭，停止部を筋尾，中間を筋腹という。筋収縮は筋尾から筋頭に向かって生じる（図4－5）。

（2）骨格筋の名称

筋の形，筋頭の数，筋の走行，筋の所在，筋の付着部，筋の作用により骨格筋の名前が付けられている（表4－4）。

表4-4　骨格筋の名称
| 筋の形によるもの：三 |

（3）骨格筋の作用

骨格筋は表4-4のように分類され，図4-9（⇨p.110）のような構造をしており，さまざまな運動を可能にする（表4-5）。複数の筋が協力して同じ運動をする場合，協力筋という。反対の運動をする場合，拮抗筋という。

（4）骨格筋の分布（図4-8，表4-6）

1）頭部の筋

表情筋と咀嚼筋に大別される。表情筋の目的は表情を作るのみでなく，眼，鼻，口，耳などの開閉を調節することにより生命活動を行うことである。咀嚼筋は咬筋，側頭筋，内側翼突筋，外側翼突筋の4筋が関係する。表情筋は顔面神経，咬筋は三叉神経の支配を受ける。

表4-5　運動の種類

屈曲	骨格の長軸を折り曲げる
伸展	屈曲の反対。骨格の長軸を伸ばす
外転	前後軸を回転軸として正中線から外側に遠ざかる
内転	前後軸を回転軸として正中線から内側に近づく
外旋	長軸の周りに外向き方向に回転する
内旋	長軸の周りに内向き方向に回転する
回外	腕の長軸の周りに手掌を外向きに回旋させる
回内	腕の長軸の周りに手掌を内向きに回旋させる
外反	下肢の内側を前に，外側を後ろにして足を外側に向ける
内反	下肢の内側を後ろに，外側を前にして足を内側に向ける
背屈	つま先を上げて足を背側にそらす
底屈	つま先を下げて足を足底側に曲げる

2）頸部の筋

前頸部の舌骨上筋群，舌骨下筋群，側頸部の胸鎖乳突筋，後頸部の後頸筋群がある。嚥下とは食物を口から食道まで運ぶことで，舌筋が働いて食物を咽頭の奥に押しやると嚥下反射が生じ，口蓋筋，咽頭筋が働き食道に送り込む。

3）背部の筋

表層，中層，深層の筋がある。僧帽筋，広背筋，菱形筋，肩甲挙筋などの表層の筋は上肢の運動，上・下後鋸筋の中層の筋は肋骨運動，脊柱起立筋，肋骨挙筋などの深層の筋は脊柱や肋骨運動に関係する。

4）胸部の筋

胸郭から起こり上肢骨に付き，上腕の運動に関係する浅胸筋群（大胸筋など），肋骨運動に関係する深胸筋群および横隔膜がある。横隔膜は胸膜と腹膜に挟まれた骨格筋で，頸神経叢の横隔神経の支配を受ける。横隔膜が収縮すると吸気になり，弛緩すると呼気になる。

5）呼吸運動に関係する筋

吸気に働く筋に外肋骨筋，上後鋸筋，肋骨挙筋，横隔膜など，呼気に働く筋に，内肋間筋がある。

6）腹部の筋

前腹壁には腹直筋があり，腹圧を高める。側腹には外腹斜筋，内腹斜筋，腹横筋，後腹壁には腰方形筋がある。

7）上肢の筋

腕神経叢の支配を受ける。上肢帯，上腕，前腕，手の筋がある。上肢帯筋の三角筋は上腕を外転する。上腕筋の上腕二頭筋，上腕筋は肘の屈曲，上腕三頭筋は肘の伸展を行う。前腕の手掌側の屈筋は，指の屈曲，回内運動，手背側の伸筋は指の伸展，回外運動を行う。手の筋は指の運動に関係する。

8）下肢の筋

腰神経叢および仙骨神経叢の支配を受ける。下肢帯，大腿，下腿，足の

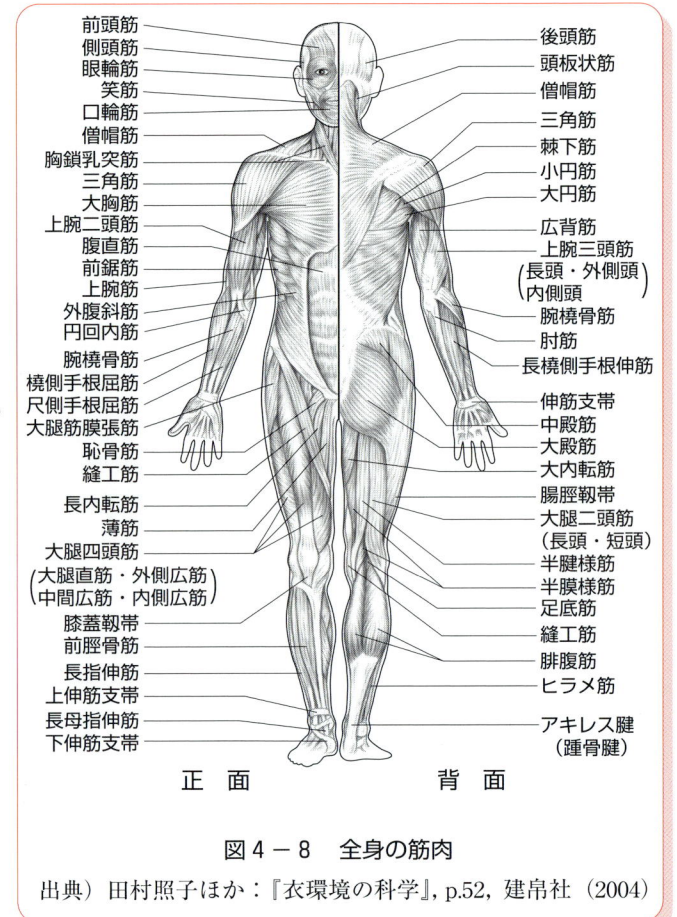

正面	背面
前頭筋	後頭筋
側頭筋	頭板状筋
眼輪筋	僧帽筋
笑筋	三角筋
口輪筋	棘下筋
僧帽筋	小円筋
胸鎖乳突筋	大円筋
三角筋	広背筋
大胸筋	上腕三頭筋（長頭・外側頭）（内側頭）
上腕二頭筋	腕橈骨筋
腹直筋	肘筋
前鋸筋	長橈側手根伸筋
上腕筋	伸筋支帯
外腹斜筋	中殿筋
円回内筋	大殿筋
腕橈骨筋	大内転筋
橈側手根屈筋	腸脛靭帯
尺側手根屈筋	大腿二頭筋（長頭・短頭）
大腿筋膜張筋	半腱様筋
恥骨筋	半膜様筋
縫工筋	足底筋
長内転筋	縫工筋
薄筋	腓腹筋
大腿四頭筋（大腿直筋・外側広筋）（中間広筋・内側広筋）	ヒラメ筋
膝蓋靭帯	アキレス腱（踵骨腱）
前脛骨筋	
長指伸筋	
上伸筋支帯	
長母指伸筋	
下伸筋支帯	

図4-8　全身の筋肉

出典）田村照子ほか：『衣環境の科学』，p.52，建帛社（2004）

筋がある。下肢帯の筋は股関節を動かす。腸腰筋は大腿を上に上げる。大殿筋は大腿を後ろに引き，中殿筋，小殿筋は大腿を外転，梨状筋や内閉鎖筋は大腿を外旋する。大腿の筋には，屈筋の大腿二頭筋，伸筋の大腿四頭筋，縫工筋，内転筋の恥骨筋，薄筋，長・短・大内転筋などがある。下腿の筋には伸筋群の前脛骨筋，指伸筋，腓骨筋群の長・短腓骨筋，屈筋群の腓腹筋，ヒラメ筋などがある。伸筋群は足の背屈，指の伸展，腓骨筋群，屈筋群は底屈に働く。

2.2　骨格筋の働き
（1）骨格筋の構造

骨格筋は多数の筋繊維（骨格筋細胞）の束から成り，筋繊維は多数の筋原繊維の束から成る。筋原繊維は太いミオシンフィラメントと細いアクチンフィラメントが長軸方向に交互に重なり合って並んでいる。ミオシンフィラメントの部分は少し暗く見えA帯といい，ミオシンフィラメントのない部分は明るく見えI帯という。A帯とI帯とが交互に並んで，規則正しい横紋を形成する。I帯の中央の線をZ線，A帯のうちアクチンフィラメントの重なりのない部分をH帯という。Z線とZ線の間を筋節とい

表4－6　骨格筋と特徴

頭部の筋
　表情筋：顔面神経支配。
　咀嚼筋：三叉神経枝の下顎神経支配。
頸部の筋
　前頸部：下顎の引き下げに関与。
　側頸部：胸鎖乳突筋は副神経と頸神経支配。
　後頸部：頸神経支配。
背部の筋
　表層の筋：上肢の運動に関与。僧帽筋は副神経と頸神経，そのほかは腕神経叢支配。
　中層の筋：肋骨に付き，肋骨の運動に関与。肋骨神経支配。
　深層の筋：脊柱の運動や固定に関与。脊髄神経支配。
胸部の筋
　浅胸筋群：上肢の運動に関与。腕神経叢支配。
　深胸筋群：呼吸運動に関与。肋間神経支配。
　横隔膜：腹式呼吸に関与。横隔神経支配。
腹部の筋
　前腹壁：肋間神経支配。
　側腹壁：肋骨神経と腰神経支配。
　後腹壁：腰神経叢支配。
上肢の筋
　上肢帯筋：上腕を外転させる。腕神経叢支配。
　上腕の筋：前面の筋は筋皮神経支配。肘の屈曲，上腕の挙上に関与。
　　　　　　後面の筋は橈骨神経支配。肘の伸展に関与。
　前腕の筋：前面の屈筋の母指側は正中神経，小指側は尺骨神経支配。
　　　　　　手根と指の屈曲，前腕の内方回内に関与。
　　　　　　後面の伸筋は橈骨神経支配。手根と指の伸展，前腕の回外に関与。
　手の筋：母指側は正中，小指側は尺骨神経支配。手掌や指の運動に関与。
下肢の筋
　下肢帯筋：内寛骨筋は腰神経叢支配。外寛骨筋は仙骨神経叢支配。股関節を動かす。
　大腿の筋：伸筋群は大腿神経支配。大腿四頭筋は膝の伸展に関与。
　　　　　　内転筋群は主に閉鎖神経支配。大腿の内転に関与。
　　　　　　屈筋群は座骨神経支配。大腿を後に伸ばす，膝の屈曲に関与。
　下腿の筋：伸筋群は腓骨神経支配。足の背屈や指の伸展に関与。
　　　　　　腓骨筋群は腓骨神経支配。足を底側に屈する。
　　　　　　屈筋群は脛骨神経支配。足を底側に曲げ，踵を上げる。
　足の筋：脛骨神経支配。指の運動に関与。

出典）山本敏行，鈴木泰三，田崎京二：『新しい解剖生理学』（改訂第11版），p.83，表6－1より改変，南江堂（2005）

う（図4－9）。

（2）骨格筋の興奮

　運動神経から骨格筋への興奮伝達は神経筋接合部（シナプス）を介して行われ，骨格筋側を終板という。神経末端部の小胞内に蓄えられていた神経伝達物質の**アセチルコリン**がシナプス間隙に放出され，筋細胞膜（終板）にある受容体に結合すると，Na^+の筋細胞内への流入が起こり，終板電位を生じ，さらに大きな活動電位を発生し，最

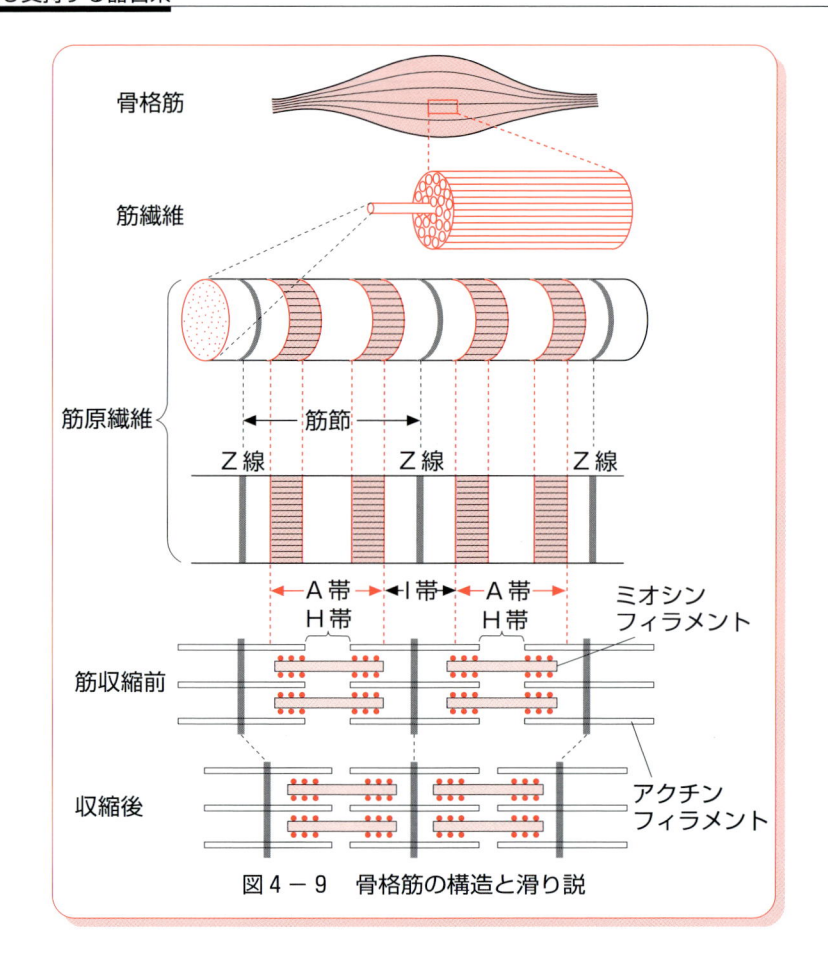

第4章 人体を構築し支持する器官系

図4-9 骨格筋の構造と滑り説

終的に筋収縮を生じる。アセチルコリンはシナプス間隙内でコリンエステラーゼにより速やかに分解される。毒矢に用いられたクラレはアセチルコリンの終板受容体への結合を抑制し，骨格筋の収縮を抑える。筋弛緩剤に用いられるサクシニールコリンは筋細胞の活動電位の発生を抑制し，筋を弛緩させる（図4-10）。

（3）骨格筋の収縮

筋の収縮メカニズムは，ミオシンフィラメントとアクチンフィラメントがお互いに滑り込んで筋原繊維が収縮するものと考えられ，これを滑り説という（図4-9）。したがって，両方のフィラメントが短縮することなく，筋節は短縮し，筋原繊維は短縮する。運動神経からのシナプスを介した興奮伝達により筋繊維（筋細胞）の細胞膜に活動電位が発生すると（図4-11の❶），筋小胞体からCa^{2+}が放出される。筋細胞膜の一部は筋繊維と垂直に管状に陥入しており，横行小管（T管）という（図4-11の❷）。T管により，活動電位は速やかに筋小胞体に伝達される。アクチンフィラメントにはトロポニンとトロポミオシンという二つのたんぱく質が巻き付いており，ミオシンフィラメントとの結合を抑制し，筋収縮を起こさないようにしている。Ca^{2+}はトロ

ポニンと結合し（図4-11の❸），ミオシンフィラメントとの結合抑制作用を解除し，ミオシンフィラメントおよびアクチンフィラメントの滑り込みを可能にする（図4-11の❹）。このときにATP（アデノシン5'-三リン酸）分解によるエネルギーが使われる。Ca^{2+}がトロポニンから離れ，筋収縮が停止し，弛緩が開始する。弛緩の際にもATP分解によるエネルギーが使われる（図4-11の❺）。

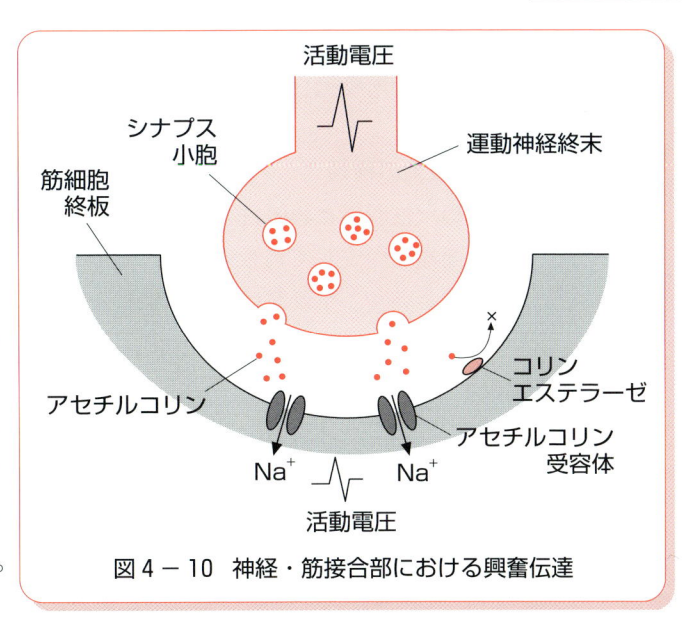

（4）筋収縮のエネルギー（図4-12）

筋の収縮にはエネルギーが必要で，筋細胞内のATPの分解により得られる（ATP→ADP＋リン酸＋エネルギー）。ATPの生成は，①筋肉内に貯蔵されているクレアチンリン酸とADPからATPが生成される過程，②筋肉内に貯蔵されているグリコーゲンまたはグルコースからピルビン酸を経て乳酸が生成される解糖過程，③ミトコンドリア内で行われる酸化的リン酸化による過程により行われる。このうちATPの最も早い供給は①の過程による。

$$クレアチンリン酸 + ADP \rightleftarrows クレアチン + ATP$$

筋の収縮によりATPが消費されると，この反応は右に進みATPが生成，供給される。筋の弛緩しているときは，②，③の過程で生成されたATPとクレアチンから反応は左に進み，筋肉内にクレアチンリン酸が生成，蓄積される。筋肉の収縮が持続するときは，筋肉内のクレアチンリン酸が消耗し，②，③の過程によるATP生成が必要となる。

図4-10　神経・筋接合部における興奮伝達

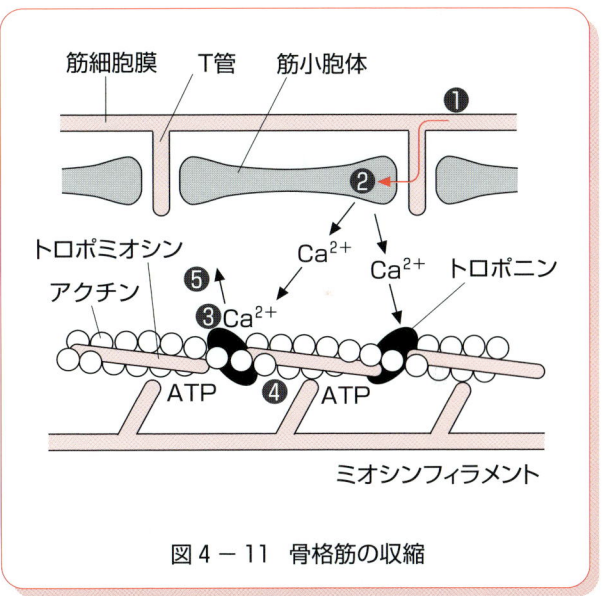

図4-11　骨格筋の収縮

中程度の運動では③の酸化的リン酸化の過程によりATPが生成，供給される。激しい運動では②の解糖過程によりATPが生成，供給される。②の過程では乳酸が増加する。

（5）筋収縮の種類
1）等尺性収縮と等張性収縮
　筋の両端を固定して刺激すると，筋の長さは一定で張力のみが増加する。これを等尺性収縮という。重量挙げや姿勢保持などはこの例である。発生するエネルギーはすべて熱に変換される。

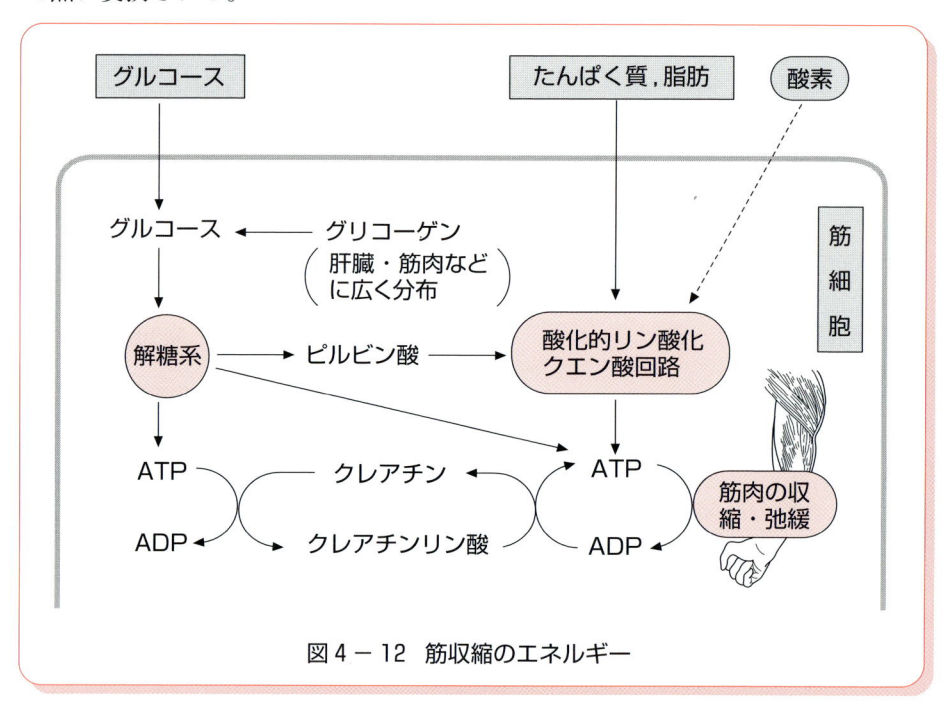

図4－12　筋収縮のエネルギー

　筋の一端を固定して他端に負荷をかけ刺激すると，筋の張力は一定のまま収縮する。これを等張性収縮といい，体を動かす運動の大部分はこの例である。発生するエネルギーの20～30％は収縮に使用され，残りは熱に変換される。

2）単収縮と強縮（図4－13）
　筋に閾値以上の単一刺激を加えると筋は一回収縮して弛緩する。これを単収縮という。連続して筋を刺激すると筋は反復して収縮を続け（不完全強縮），さらに持続性の収縮（完全強縮）となる。強縮の状態が続くと収縮力は次第に減少し，収縮が起こらなくなる。これを筋の疲労といい，筋のATP生成過程の消耗と生成する乳酸の増加による。

（6）運動の調節
　錐体路は随意運動を調節する伝導路である。大脳皮質の運動野（中心前回）から内

3．皮　膚

図 4 − 13　単収縮と強縮

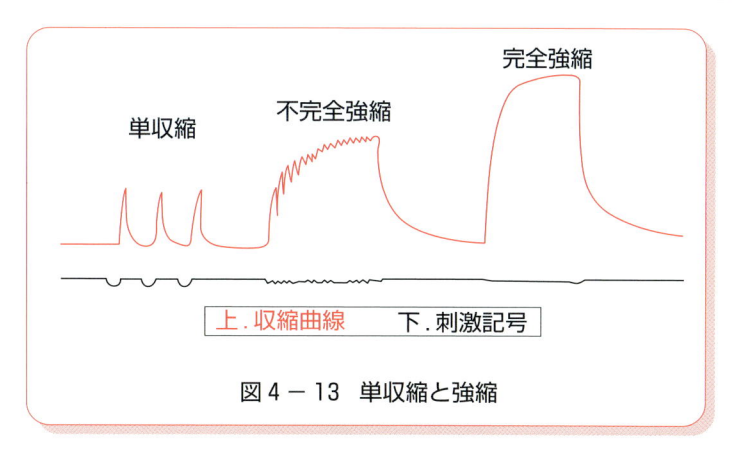

包，延髄を経て脊髄の前角に至る経路である。錐体外路は不随意運動の調節を行う伝導路である。また，各種の反射も運動の調節に関与する。

（7）熱 の 発 生

筋の収縮により熱を発生する。寒冷環境では筋の緊張が高まり，ふるえを生じて熱を発生する。発生した熱は血流により全身に運ばれ体温保持に役立つ。筋の収縮時に発生する熱は，筋の ATP が ADP に分解される際のエネルギーが変換されたものである。

3．皮　　　膚

3．1　皮膚の組織構造（図 4 − 14）

表面から，表皮，真皮，皮下組織の 3 層から成る。真皮と皮下組織には神経，血管，リンパ管，平滑筋などがある。毛，爪，汗腺，脂腺は表皮の変形したものである。

（1）表　　　皮

外胚葉由来で，重層偏平上皮から成る上皮組織である。表面から角質層，淡明層，顆粒層，有棘層，基底層の 5 層から成る。最下層の基底層と有棘層では表皮の栄養補給と活発な細胞分裂が行われる。両層を合わせて胚芽層という。発生した細胞はケラチン（角質）を合成しながら順次表層に運ばれ，最後は角質板となり脱落する。これらの細胞をケラチン細胞という。基底層には，メラニン顆粒を合成するメラニン細胞があり，皮膚の色調を変化させる。また，基底層には，免疫反応に関与するランゲルハンス細胞も存在する。淡明層は手掌や足底などの厚い皮膚でしかみられない。角質層は核を失って乾燥，角化した細胞から成り，紫外線や物理的障害からの保護に働く。表層の細胞は順次脱落していく。表皮には血管はない。

（2）真　　　皮

膠原繊維と弾性繊維から成る緻密結合組織である。表皮に向かって突出する部分を

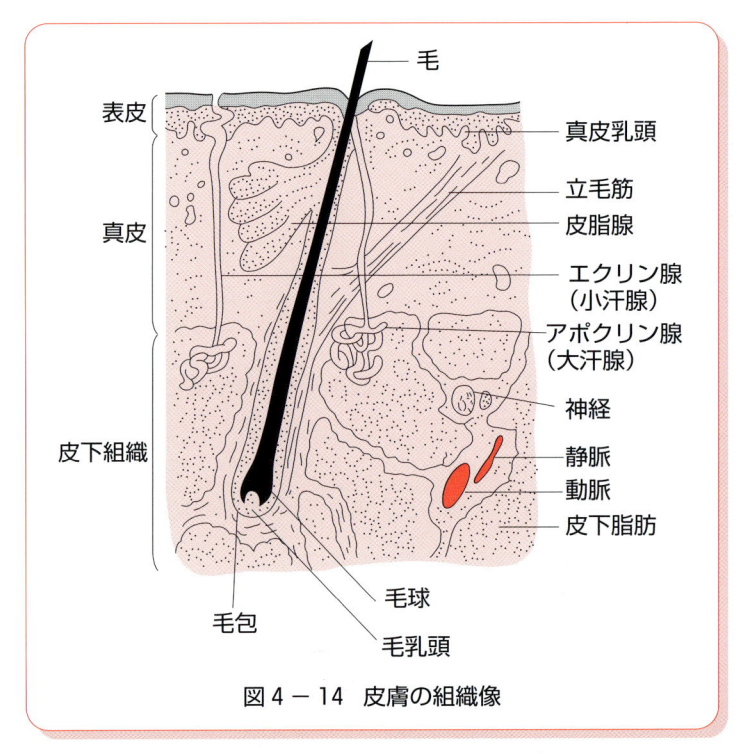

第4章　人体を構築し支持する器官系

図4-14　皮膚の組織像

乳頭という。毛包，血管，神経，汗腺，脂腺，平滑筋が存在する。

（3）皮下組織

脂肪細胞に富む疎性結合組織である。血管や知覚神経終末，汗腺の腺体，毛根などが存在する。

（4）毛と毛包

毛は手掌と足底を除く全身の皮膚に存在する。頭髪は外部の衝撃や温熱から頭部を保護し，眉毛，まつ毛，鼻毛は異物の侵入を防ぐ。毛包は表皮が真皮まで落ち込んだもので，その下端の膨大部（毛球）で毛が作られる。毛球にはメラニン細胞が存在し，毛にメラニン顆粒を供給する。毛は毛包に囲まれた毛根と表皮から突出した毛幹の部分から成る。毛包には脂腺と平滑筋から成る立毛筋が付随し，立毛筋は交感神経により収縮する。

（5）血　　管

血管は表皮の近くまで分布し，皮膚に栄養を供給する。交感神経により収縮し，副交感神経により拡張し，体温調節を行う。

（6）神　　経

皮膚には触覚，痛覚，圧覚，温度覚などの神経が分布する。知覚神経は皮下組織で

神経叢を作り，分枝して，一部は表皮内に侵入して無髄神経の自由終末となり，一部は終末装置を形成する。自律神経の終末は皮膚付属器に分布する。終末装置としては，メルケル小体，マイスナー小体，ファーター・パチニ小体，ルフィニ小体などがある。メルケル小体は触覚を感受する。表皮の胚芽層に存在し無髄神経が接着する。マイスナー小体は真皮乳頭内に存在し，触覚を感受する。ファーター・パチニ小体は真皮深層から皮下組織にかけて存在し，圧覚を感受する。ルフィニ小体は皮下組織に存在する。

（7）汗　　腺

エクリン腺（小汗腺）とアポクリン腺（大汗腺）がある。両腺ともに終末部は真皮深部から皮下組織にかけて存在する。

1）エクリン腺

皮膚の表面に開口し，水分の多い薄い汗を大量に分泌する。一般の汗はエクリン腺の分泌物で，体温調節に役立つ。全身に分布するが，特に手掌と足底に多い。

2）アポクリン腺

皮膚の表面や毛包に開口する。分泌物は少ないが，脂肪，たんぱく質を多く含むため臭気が強く，体臭の原因となる。腋窩（えきか）に多く，外耳道，眼瞼，鼻翼，乳輪，外陰部などに分布する。

（8）脂　　腺

毛包に開口し，脂肪性の分泌物で皮膚表面をなめらかにする働きがある。頭部，有毛部，顔，胸などに多く分布する。

（9）爪

足，指の背面部の表皮の角質層が変化したもので，指の先端を保護する。表面に出ている部分を爪体（そうたい），皮膚で覆われる部分を爪根（そうこん），爪の下の皮膚面を爪床（そうしょう）という。爪根の部分で細胞が増殖し，爪は成長する。

3．2　皮膚の生理機能

皮膚は体表面にあり，体重の 16 〜 18 ％ を占め，内臓を外部から保護するだけでなく，感覚器として働き，免疫機能，体内水分や体温の調節機能をもつ。

（1）保 護 作 用

1）水分の保持

表皮の角質層は体内の水分の喪失を防ぎ，乾燥しないようにする作用がある。また，脂腺分泌物も体内からの水分蒸発を防ぐ。

2）外部障害からの保護

皮膚には弾力性があり，外部からの物理的障害を防ぐ。角質層は有害な化学物質を体内に侵入させないように作用する。汗や脂腺分泌物は弱酸性で，細菌の増殖を抑制する。表皮のメラニン細胞から合成，分泌されるメラニン顆粒は紫外線の侵入を防ぐ。

3）皮膚の柔軟性を保つ
脂腺分泌物は乳化作用により皮膚の柔軟性を保つ作用がある。

（2）体温調節機能
1）熱放散の仕組み
熱放散の仕組みには，輻射，伝導，対流，蒸発がある。体の表面から周囲に熱が放射されることを輻射という。常温では熱放散量の約60％は輻射による。冷たいものに皮膚が接触すれば熱が伝導して失われる。空気の熱伝導度は小さいが，対流により皮膚表面の空気が入れ代われば熱放散が増加する。不感蒸泄や発汗による熱放散を蒸発という。蒸発による熱放散量は全体の20〜30％である。

2）皮膚血管の調節
体の熱の外部への放散は主として皮膚で行われる。体内部から皮膚への熱の移動は血流により行われる。高温環境では，皮膚血管が拡張し血流が増加するので，体内部から皮膚への熱移動は増加し，皮膚温が上昇，皮膚からの輻射，伝導，対流による熱放射量が増大する。低温環境では，皮膚血管が収縮し血流が減少するので，体内部から皮膚への熱移動は減少し，皮膚温が低下，皮膚からの輻射，伝導，対流による熱放射量が減少する。

3）発　　汗
不感蒸泄および発汗は蒸発による熱放散量を増大させ，体温低下に役立つ。体温調節に役立つのはエクリン腺から分泌される汗である。

4）皮下脂肪，立毛筋
皮下脂肪は熱を通しにくく体温の保持に有効である。毛包に付着する立毛筋が交感神経の興奮により収縮すると毛根が直立し（鳥肌），寒冷への防御となる。

（3）感覚器としての機能
皮膚には触覚，痛覚，圧覚，温度覚などの受容器が存在し，外からの情報を感受する感覚器として作用する。

（4）免疫機能
皮膚には免疫に関与する細胞が存在し，免疫的な防御が行われる。表皮にはケラチン細胞，ランゲルハンス細胞，真皮にはT細胞，血管内皮細胞，肥満細胞が存在する。ランゲルハンス細胞は異種たんぱく質を取り込み，抗原提示細胞として作用し，T細胞を活性化する。

（5）排泄機能

汗として水分や Na, Cl などの電解質を排泄する。また，皮膚は一日 4〜8 g の CO_2 を排泄する。

（6）ビタミン D の活性化

日光紫外線の作用により，皮膚に存在するプロビタミン D_3 はビタミン D_3 に活性化される。ビタミン D_3 は Ca 代謝に関与する。

（7）栄養の貯蔵

皮下脂肪の脂肪組織はエネルギーの貯蔵に役立っている。

文　献

●参考文献
- 三井但夫：『入門解剖図譜』，建帛社（2001）
- 荒木英爾ほか：『解剖生理学』，建帛社（2003）
- 柴田茂男，南部征喜ほか：『臨床栄養学』，建帛社（2002）
- 春山洋右ほか：『人体の構造と機能　Ⅰ．解剖・生理学』，東京化学同人（2003）

第 5 章

調節されて恒常性を維持する器官系

1. 血液循環機能

1.1　心臓の内部構造と血管連絡，冠循環系の特異性

（1）心臓の構造

　心臓は，胸骨体の裏，第二肋骨から第五肋骨下，横隔膜腱中心の上，両肺に挟まれた状態にあり，心膜とよばれる結合組織の保護嚢（ほごのう）に包まれ，胸腔の中にある（図5－1）。心臓は中空の器官で，ほとんど心筋とよばれる筋肉で構成されている。大きさは成人では，その人の握りこぶし大であり，重量は約300g（体重の約1/200）である。毎分70回前後，一日に約10万回拍動し，全身に絶え間なく血液を送っているポンプの働きをする重要な臓器である。

　心臓は心房中隔，心室中隔により左右に仕切られ，さらに左右の心臓は，弁膜により心房と心室に分けられ，2心房，2心室から成る。全身から還流してきた静脈血は大静脈から右心房に還流し，右心室からは肺動脈により血液を肺へ駆出し，肺で酸素を供給された血液は肺静脈から左心房に入り，左心室から全身に血液を駆出する。

1）心　　房

　心房は，心室より薄い壁に囲まれた二つの小部屋であり，左右の房室弁によって心室と分けられている（図5－2）。全身からの静脈血は，上大静脈と下大静脈によって右心房の上部に運ばれる。上大静脈からは

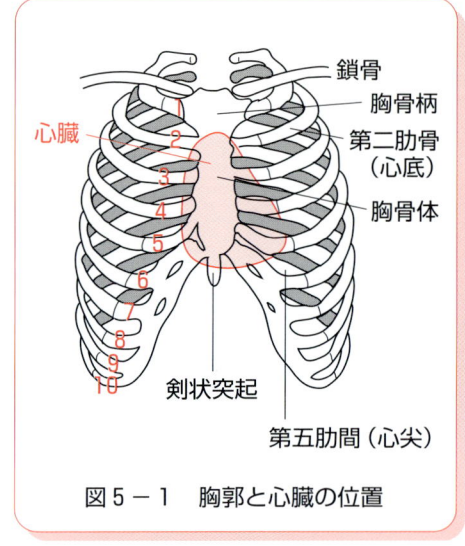

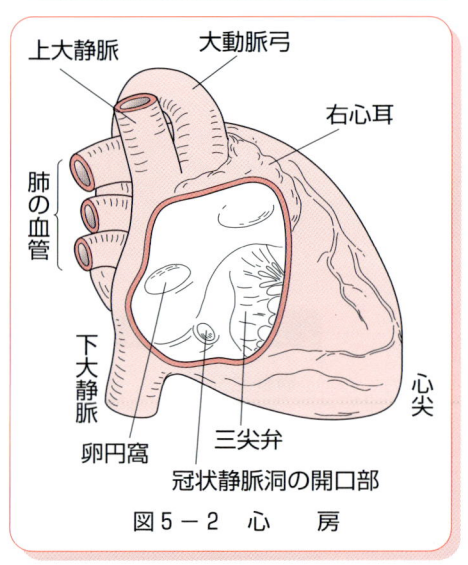

図5－1　胸郭と心臓の位置

図5－2　心　　房

頭部・上肢など上半身からの血液が，下大静脈からは下半身からの血液が右心房の下部へ入る。心臓の組織からの静脈血は冠状静脈洞に集まり，右心房に流れ込む。卵円窩は胎児期の卵円孔（胎児期には心臓を通る血液の経路が出生以後とは異なり，これを通って血液は二つの心房間を流れる）の閉じた痕である。左心房は右心房よりやや小さく，肺静脈は，肺から還流する酸素化された血液が流れ，左心房後部へつながっている。肺静脈には肺動脈でみられる弁がない。

2）心　　室

心室は心臓の大部分を占め，心室中隔により左右の部屋に分かれ，左心室は右心室より大きく，力強い（図5－3）。右心室は前方にあり，心臓前面の大半を構成し，左心室は後方下部にあり，下面の大半を構成している。左心室の先端を心尖という。右心房からの血液は右心室に入り，その際，**房室弁（三尖弁）**により逆流を防ぐ。心室の収縮により血液は肺動脈弁を経由して肺動脈に入り，肺へ送られる。肺からの血液は左心房に戻り，もう一つの房室弁（**僧帽弁**）を経て左心室へと流れる。そして左心室の収縮によって大動脈弁から大動脈へと入り，血液は全身に駆出される。

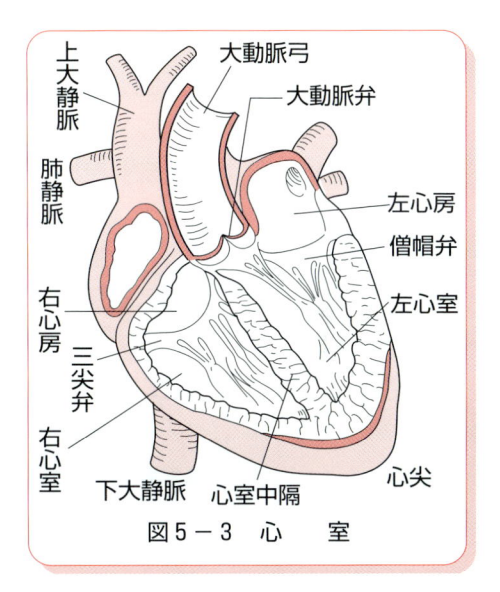

図5－3　心　室

3）心室壁の構造

心臓の壁は，外側の心外膜，内側の心内膜とその間の心筋層の3層で構成される。心筋層は心臓を収縮させる役割を果たし，その厚さは心臓の部位によって異なっており，左心室壁の厚さは右心室の**約2倍**ある。左心室の心筋層は血液を全身に送り出すために大きな圧力が必要であるからである。心房の心筋層は比較的薄い。両心室の壁からは乳頭筋が生じ，先端が細くなり，三尖弁と僧帽弁に接続している腱索を介して，乳頭筋が収縮・弛緩することによりこれらの弁を開閉する。

（2）心筋の組織構成

心筋には，主にポンプ作用を行う固有心筋（作業筋）と，このポンプ作用のための収縮を円滑に行うため自動的興奮を発生させる特殊筋細胞でできた興奮伝導系がある。

1）固有心筋

心筋細胞は不随意筋であるが，骨格筋と同様に横紋筋である。心筋の一部を光学顕微鏡で観察すると，核をもった細長い心筋細胞（心筋繊維）が枝分かれしたり入り混じったりしているが，各細胞はその細胞膜に包まれており，れっきとした1個の細胞である（図5－4）。その間に血管や膠原繊維などが介在している。心筋細胞の長さは

40～100 μm，直径が10～15 μmである。電子顕微鏡でさらに拡大してみると，心筋細胞はその隣接細胞との間には境界板とよばれる細胞膜があり，境界板の一部にネクサスとよばれる電気抵抗の非常に小さい部分（イオンが通りやすいということ）があり，電流は心筋細胞を長軸方向に容易に流れることになる。したがって，心筋は機能的に合胞体（ごうほうたい）である。また，各心筋細胞は多数の筋原繊維から成り立っており，これらは長軸方向に配列された筋小胞体（きんしょうほうたい）と短軸方向に細胞内に陥入した横行小管（おうこうしょうかん）で囲まれている。横行小管はZ帯とよばれる濃く見える部分で，細胞内に深く入り込み，興奮の伝導に重要な役割を果している。筋小胞体は収縮と弛緩に関与するCa^{2+}を貯蔵する器官であり，心筋細胞の約13％の容積を占めている。心筋細胞には骨格筋と同様にミオシン，アクチン，トロポミオシン，トロポニンなどの収縮たんぱく質があり，これらの働きにより収縮することができる。

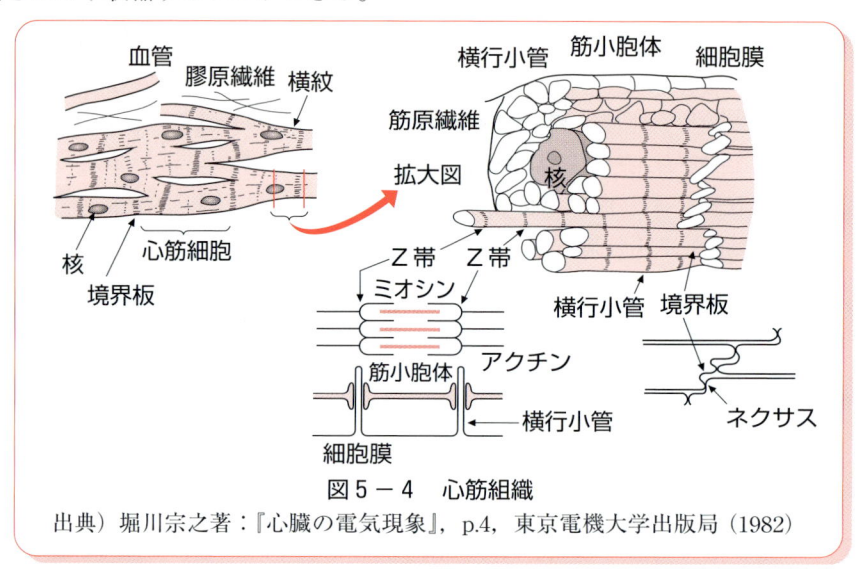

図5-4　心筋組織

出典）堀川宗之著：『心臓の電気現象』，p.4，東京電機大学出版局（1982）

2）興奮伝導系

心筋の一部の筋肉は特殊に分化して，自動能の発現や興奮の伝導に重要な役割を果たす。これを興奮（刺激）伝導系とよび，洞房結節（どうぼう），房室結節，ヒス束（そく），右脚（うきゃく），左脚（さきゃく），プルキンエ繊維から成る（図5-5）。

心臓の興奮は，上大静脈と右心房の境界部分近辺に位置する洞房結節に始まる。すなわち，この部分で自動的に起こる興奮によって心臓全体の調律が支配されている。これを歩調取り（pacemaker）という。ここでの興奮が心房筋に伝播し，収縮させる。心房筋での興奮の伝導速度は約0.8 m/秒で，0.08秒以内にその隅々まで興奮は波及する。次いで興奮は房室結節に達するが，ここでは伝導速度が極端に遅くなり約0.03m/秒以下になる。このために房室結節内での興奮通過に時間を要し，房室結節で0.1秒ほど遅れ，これが心室での収縮が心房より遅れる原因である。さらに興奮はヒス束，右脚，左脚に進む。ここでは伝導速度は回復している。右脚，左脚の先端は樹枝状に細かく枝分かれして，心内膜側より筋層内に分布する。これをプルキンエ繊

1. 血液循環機能

維とよび，伝導速度は 2〜4 m/sec と増大し，興奮波は心室筋全体へほとんど同時に達する。しかし，心室で最初に興奮が起こるのは心室中隔中央の左室側である。

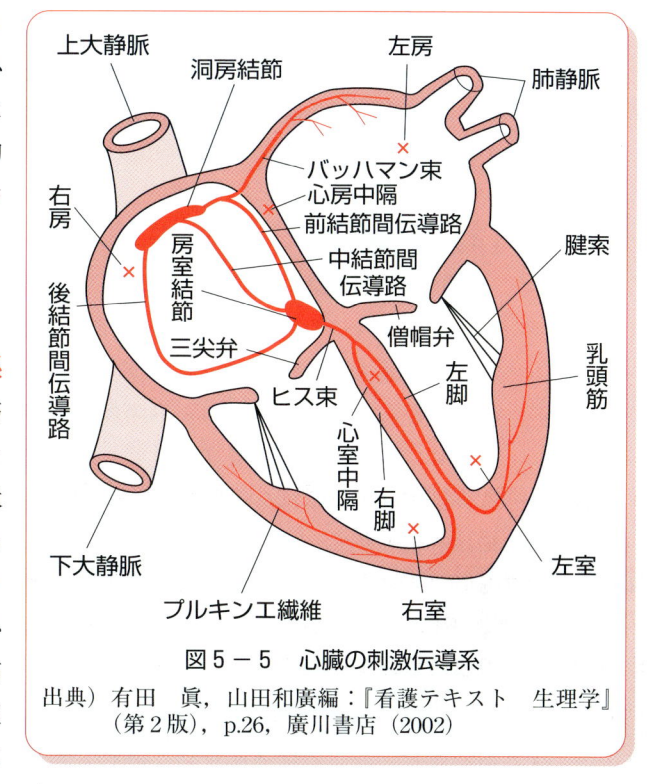

（3）心臓の血管系

　心臓の血管系を**冠血管系**という。冠状動脈は，心筋と心膜に対して血液供給をしている。冠状動脈は右冠状動脈と左冠状動脈の二つあり，これらは上行大動脈より分枝して，心外膜の直下で心臓を取り巻く（図5-6）。右冠状動脈は右心房と右心室の間の溝に沿って右寄りに心臓を下行して，枝分かれして左冠状動脈の枝と網目構造になって終わる。一方，左冠状動脈はすぐに二つに枝分かれし，心尖まで下行する。多くは左右の冠状動脈は心臓へ血液を供給することでは同等の役割を果たしているが，人により冠状動脈の枝分かれの様子はさまざまである。まれに冠状動脈が1本しかないことや，余分の副冠状

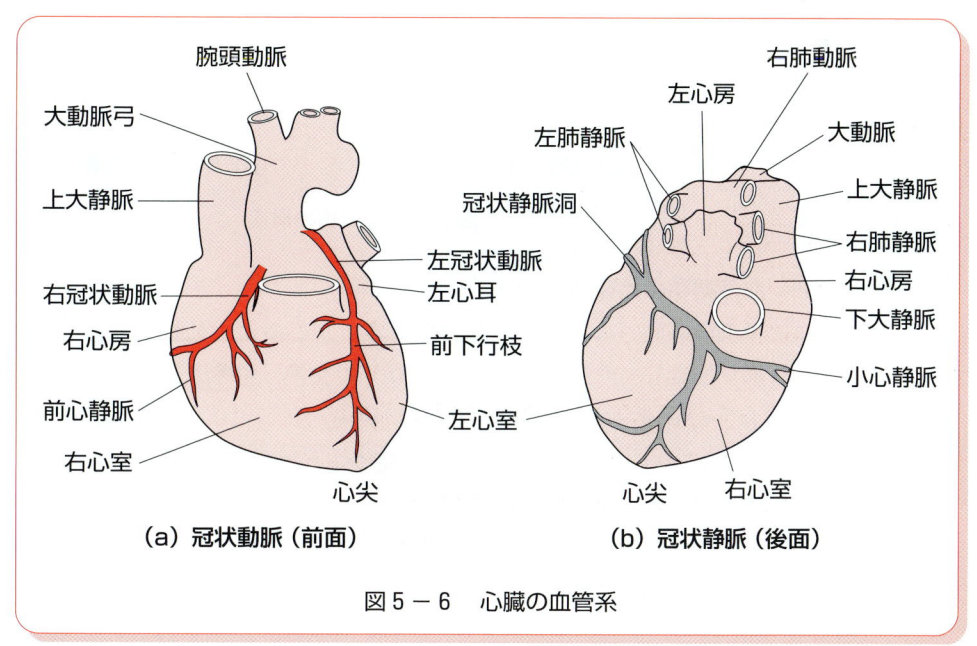

図5-5　心臓の刺激伝導系

出典）有田　眞，山田和廣編：『看護テキスト　生理学』（第2版），p.26，廣川書店（2002）

図5-6　心臓の血管系

（a）冠状動脈（前面）　　（b）冠状静脈（後面）

動脈があることもある。

一方，心臓の冠状静脈には大心臓静脈，中心臓静脈，左心室後静脈の三つがあり，これらは冠状静脈洞（かんじょうじょうみゃくどう）に注ぎ，右心室へと血液を流し込む。通常，冠状静脈は冠状動脈の経路に沿っている。

(4) 血 管 系
1) 血管の構造

血管は全身に血液を運ぶための管で，動脈は酸素の豊富な血液を全身の組織へ送り，静脈は脱酸素化された血液を全身の組織から心臓へ運ぶ。血管は，内膜，中膜，外膜の3層から成る（図5-7）。内膜は最も薄い層で，内皮細胞，内弾性板と結合組織から成り，中膜は厚い平滑筋の層で，平滑筋細胞とその間を埋めるエラスチンとよばれる弾性繊維が含まれ，そして外膜は繊維性結合組織の強靭な外皮で構成される。動脈には心臓の圧力がより直接的にかかるため，静脈よりも弾性に富み，血管壁は厚く，細い。小動脈では平滑筋細胞が多く，必要に応じて収縮し，血管抵抗を変化させることができる。毛細血管壁は1層の内皮細胞のみであり，物質交換を容易にしている。

静脈も動脈と同様に内膜，中膜，外膜の3層構造をしている。しかし，静脈においては中膜の発達が悪くそのため平滑筋が少なく，壁も薄いため容積を著しく増減できる。また，静脈には逆流を防ぐ静脈弁がある。

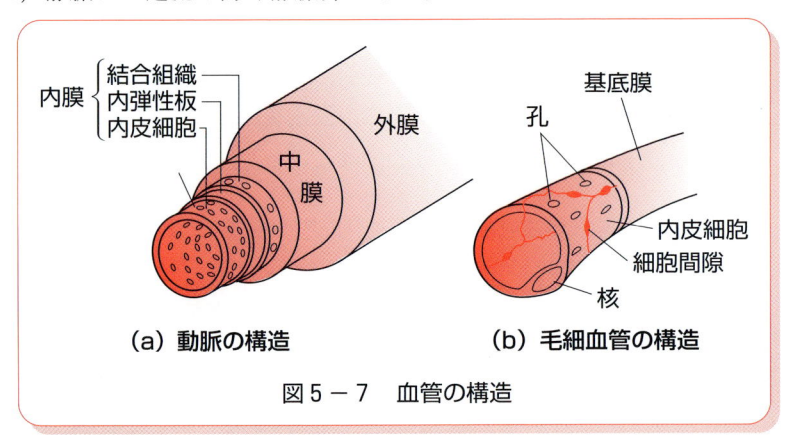

図5-7 血管の構造
(a) 動脈の構造　(b) 毛細血管の構造

2) 血液循環の仕組み

血液循環の駆動力は心臓の収縮力である。左心室から動脈系を経て全身各組織の毛細血管網で酸素（O_2）と二酸化炭素（CO_2）の交換，栄養素と老廃物の受け渡しを行った血液は，静脈系を経て再び右心房に戻る（体循環系あるいは大循環系という，⇨ p.125, 2))。これら静脈血はさらに右心室から肺へ行き，CO_2とO_2の交換を行って左心房に還る（肺循環系あるいは小循環系という，⇨ p.124, 1))。これら血管系は閉鎖系であり，血液の血行状態は，①心臓の収縮力，②心拍出量，③循環血液量，④循環抵抗，などにより影響される。

1. 血液循環機能

3）血管の断面積と血流速度

大動脈の直径は 2.5cm にも達するが、数が少ないために、血管断面積全体に占める割合は低い。中・小動脈は枝分かれを繰り返して、その数は大動脈よりも多いが、末梢部の毛細血管の総断面積に比べて圧倒的に少ない（図5-8）。毛細血管の直径は 5〜10μm で小さいが数が極めて多いため、その総断面積（約650 cm²）は大動脈の 600〜800 倍にも達する。

一方、血流速度は直径とある程度比例関係にあり、毛細血管で最も遅い。安静時の大動脈での血流速度は、約60 cm/秒、小動脈で約10〜100 cm/秒、毛細血管では約0.05 cm/秒程度である。静脈では再び速度を増して、大静脈では約11〜20 cm/秒である。

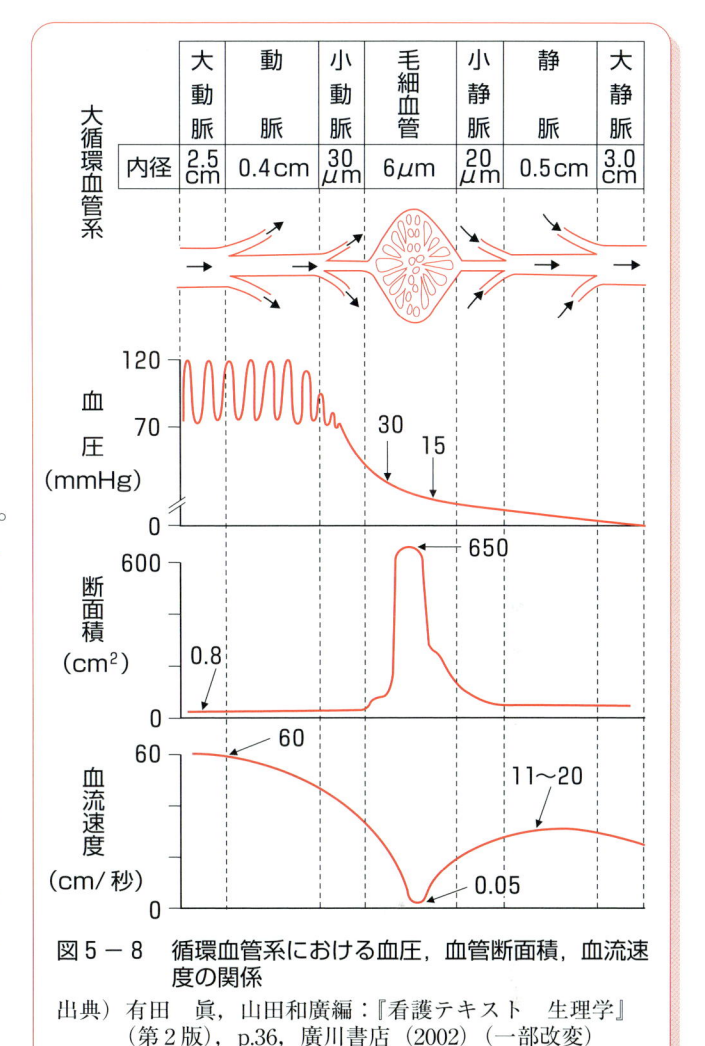

大循環血管系	大動脈	動脈	小動脈	毛細血管	小静脈	静脈	大静脈
内径	2.5cm	0.4cm	30μm	6μm	20μm	0.5cm	3.0cm

図5-8 循環血管系における血圧、血管断面積、血流速度の関係

出典）有田 眞、山田和廣編：『看護テキスト 生理学』（第2版）、p.36、廣川書店（2002）（一部改変）

4）循環時間

安静時の体内血液循環時間は、全血液量を分時拍出量で除して求めることができる。成人の全血液量を 5 l とし、分時拍出量を 4〜8 l とすれば、平均 50〜60秒 となる。このうち体循環系にその 80％、肺循環系に 20％を費やす。運動負荷時には分時拍出量が 20〜40 l にも達するため、循環時間は 10〜20秒 に短縮する。

5）血流量

血流量とは、循環系を通って、ある一定の時間に体内の各臓器や血管に流れる血液量をいう。安静時における各組織への血流量は、組織での必要量に応じて正確に調節されている（図5-9）。しかし、運動などの活動時には、組織によっては安静時の 20〜30 倍の血流量を必要とするが、上述のように心拍出量はせいぜい 5〜8 倍にしか増

加しない．したがって，全身の組織に対して均等に血流量を増加することはできなく，特定の組織に優先的に配分し，あまり酸素や栄養素を必要としない組織への血流量を減少させる仕組みとなっている．運動負荷時には，心臓，骨格筋などでは著しく血流量が増加する．

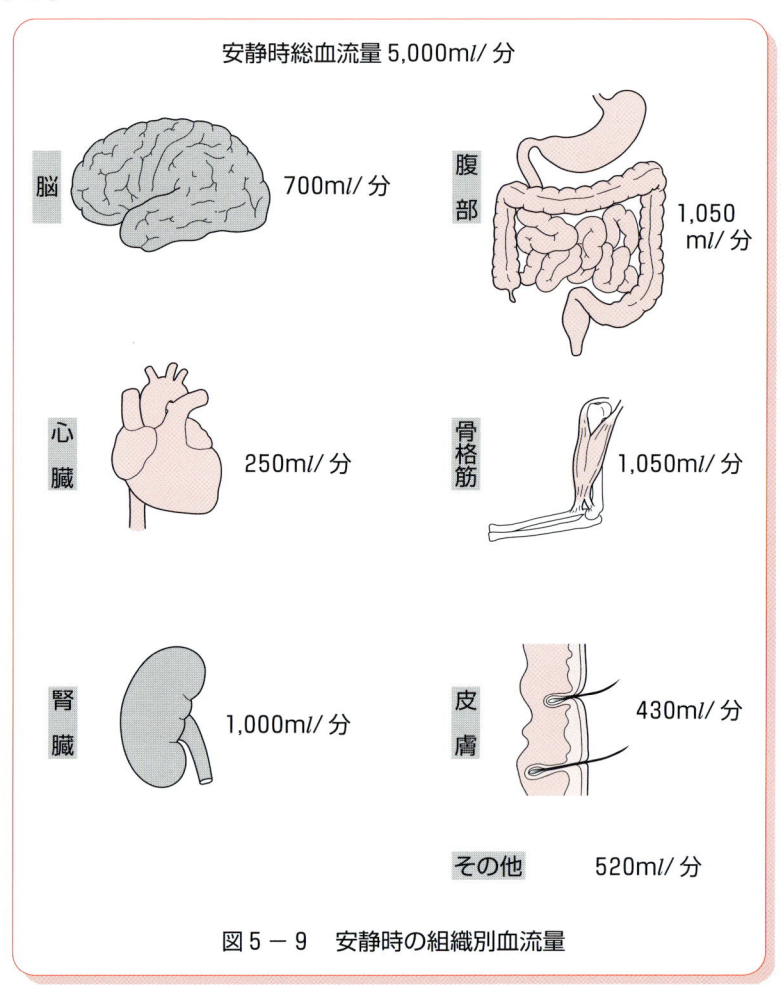

安静時総血流量 5,000 ml/分

- 脳　700 ml/分
- 腹部　1,050 ml/分
- 心臓　250 ml/分
- 骨格筋　1,050 ml/分
- 腎臓　1,000 ml/分
- 皮膚　430 ml/分
- その他　520 ml/分

図5－9　安静時の組織別血流量

（5）血液循環の経路

血管系は，大きく肺循環系（小循環系）と体循環系（大循環系）に分けることができる（図5－10）．

1）肺循環系

肺循環系では，全身を還流してきた血液が老廃物を肺で排出して，空気から O_2 を取り込む作用を行っている．静脈血は心臓の右心室から肺動脈を経て肺に達し，肺動脈はさらに細動脈，毛細血管と枝分かれして，肺の組織に浸透していく．そこで CO_2 と O_2 のガス交換を行った O_2 に富む動脈血を肺静脈が左心房に戻す閉鎖循環系である．肺動脈と肺静脈は左右の肺とつなぐためそれぞれ2本に枝分れしている．

1. 血液循環機能

2）体循環系

体循環系では，血液は，心臓（左心室）→大動脈→細動脈→毛細血管→細静脈→大静脈→心臓（右心房）という経路で循環している。例外として毛細血管を通った後，いったん集合してから再び毛細血管に分岐することがあり，これを門脈という。門脈は全身に2か所（肝門脈，下垂体門脈）ある。全身を循環する血液量の約84％がこの体循環系にある。

体循環系の機能は全身の各組織に栄養素とO_2を与え，組織から老廃物を受け取って心臓に戻すことである。この組織に栄養素とO_2を与え，組織から老廃物を受け取るという最も重要な作用を行う毛細血管における血液量はわずか約7％である。

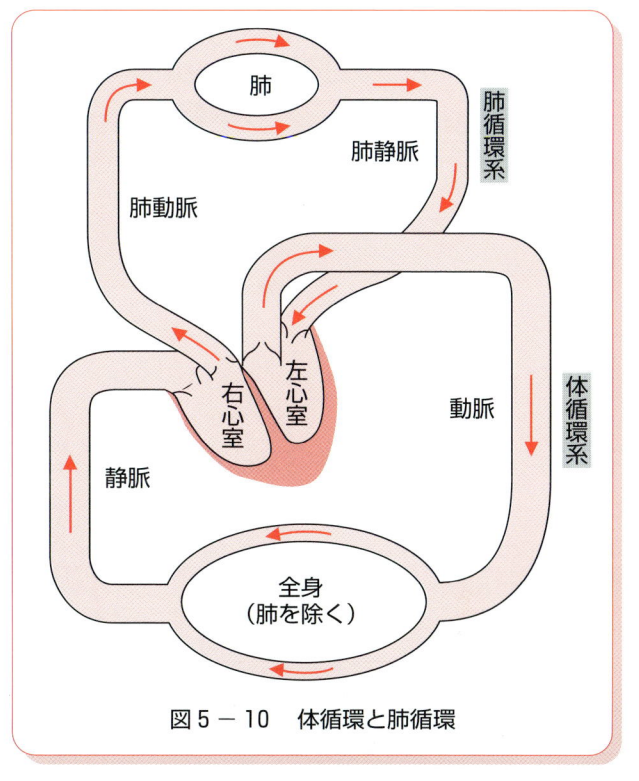

図5-10 体循環と肺循環

① 動脈系

左心室から出る大動脈は弓状に曲がり（大動脈弓），胸腔内を下って（胸大動脈），さらに横隔膜を貫いて腹腔に下がり（腹大動脈），腹腔動脈，上・下腸間動脈，腎動脈，精巣または卵巣動脈，腰動脈などを出て，左右の総腸骨動脈に分かれる（図5-11）。また，大動脈弓からは左鎖骨下動脈，腕頭動脈，左総頸動脈が出る。腕頭動脈はすぐに右総頸動脈，右鎖骨下動脈に分かれる。総頸動脈は，脳への内頸動脈と顔面に向かう外頸動脈に分かれ，鎖骨下動脈は腋窩動脈から上腕動脈と名称を変え，さらに橈骨動脈と尺骨動脈に分かれる。総腸骨動脈は，骨盤へ向かう内腸骨動脈と，外腸骨動脈に分かれる。外腸骨動脈は大腿に入れば大腿動脈に，膝窩に至って膝窩動脈になり，前脛骨動脈と後脛骨動脈に分かれて終わる。

② 静脈系

心臓の静脈は冠状静脈洞に入るが，この他の静脈はすべて上および下大静脈に集まり，別々に右心房に開口している。図5-12に示すように，上大静脈は上半身の静脈を集め，左右の腕頭静脈が合流している。腕頭静脈は内頸静脈と鎖骨下静脈の合流によりつくられる。総頸動脈によって脳へ運ばれた血液は，大部分が内頸静脈に集まり，奇静脈が合流して鎖骨下静脈に注ぐ。奇静脈は動脈に伴行しない静脈であり，胸腹壁の血液を集める。下大静脈は下半身の血液を集めるもので，左右の総腸骨静脈の合流

図5-11　全身の動脈

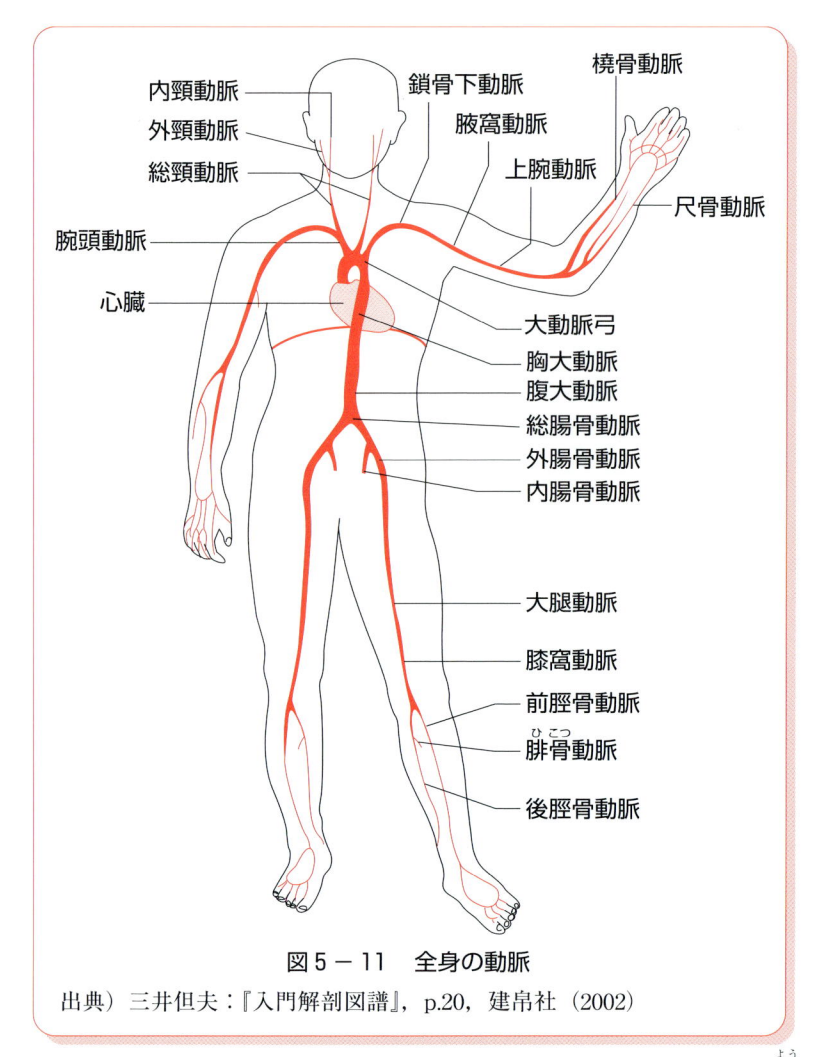

出典）三井但夫：『入門解剖図譜』, p.20, 建帛社（2002）

点より始まり，肝臓の後部で肝静脈を受けて，右心房に注いでいる。これに腰静脈，副腎静脈，腎静脈，精巣および卵巣静脈などが注ぐ。肝静脈は門脈系の血液を受ける。門脈系は胃，腸，膵臓，脾臓，胆嚢などの毛細血管から血液を集め，肝臓内に入って再び毛細血管網を形成し，肝静脈に集まるものである。主なる枝は上・下腸間静脈，脾静脈である。

③　リンパ系

リンパ系は，体内のリンパ管，リンパ器官，リンパ細胞によるネットワークから成り，微生物の侵入を防ぐための身体の重要な防御機構であり，心臓血管系とともに働き，体内を巡るリンパ液を心臓へと運ぶ（図5-13）。リンパ系には心臓のようなポンプはないが，弁により一定の方向の流れをつくる。

リンパ液は，血液から染み出たたんぱく質や電解質を含む透明な液体であり，リンパ節内で破壊された微生物の残骸がろ過された後，静脈へと還流される。リンパ系は，次の部分から構成されている。

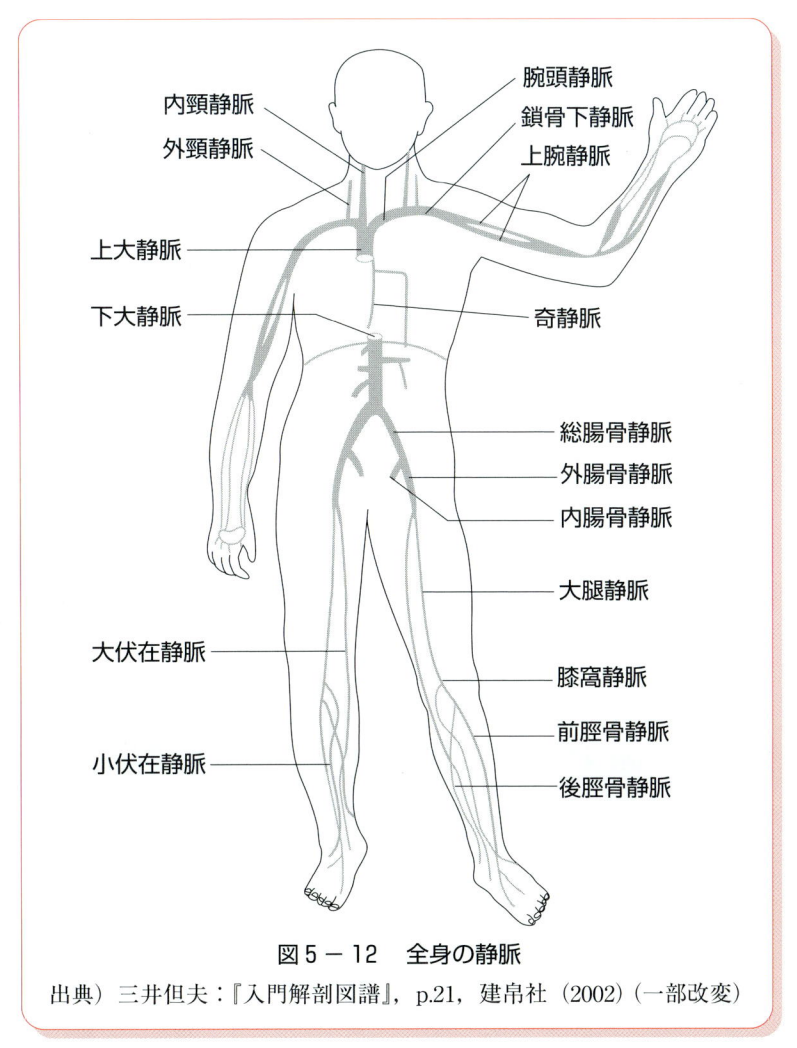

図5－12　全身の静脈
出典）三井但夫：『入門解剖図譜』，p.21，建帛社（2002）（一部改変）

a．**リンパ管**：毛細リンパ管とそれらを束ねるリンパ管から成り，リンパ液を最終的には静脈に流し出す。リンパ管は全身に分布しているが，中枢神経には分布していない。

b．**リンパ節**：リンパ管に沿って配列し，直径1～3cmの小器官で，成人では全身に300～600個存在する。リンパ液をろ過するとともに，リンパ球を産生する。

c．**リンパ細胞**：体内の免疫系に関係している白血球が分化したものである。

d．**リンパ組織とリンパ器官**：体内に分散して存在し，リンパ細胞の貯蔵庫として免疫に重要な役割を果たす。

1.2　心臓ポンプ機能（収縮・弛緩），心臓の仕事周期

（1）心筋の興奮発生と伝導

1）心筋細胞の静止膜電位と活動電位

静止時においては，心筋細胞内は細胞外に対して，$-60 \sim -90\,\mathrm{mV}$であり，これ

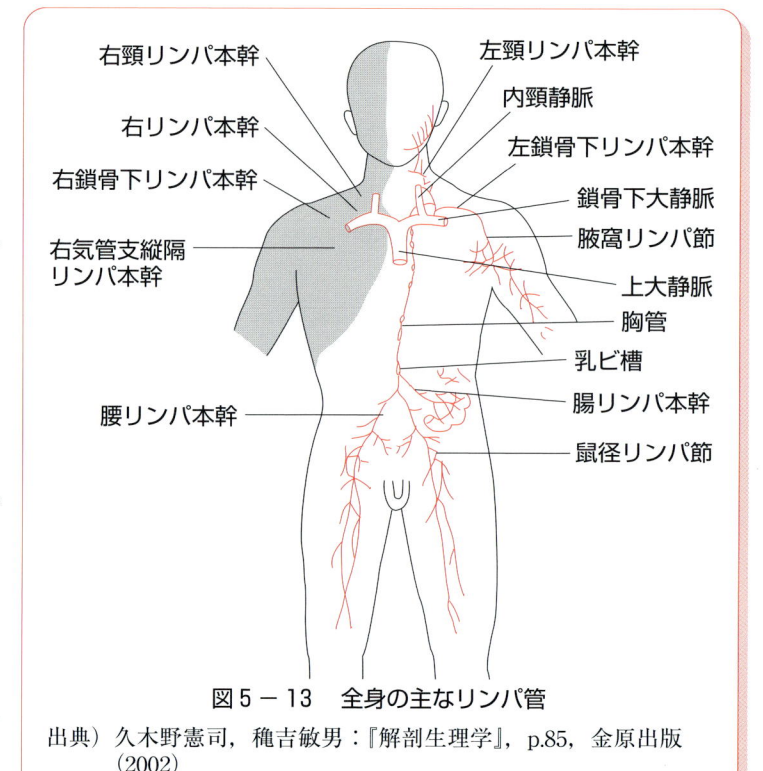

第5章 調節されて恒常性を維持する器官系

を**静止膜電位**という（図5-14）。これは主に細胞外に比べて細胞内にK^+が多く，Na^+が少ないことによる。刺激が加わると，細胞膜のNa^+チャンネルが開口してNa^+が細胞内に急激に流入する（Na^+透過性の上昇）。その結果，細胞内電位は急激に上昇（これを脱分極という）して，オーバーシュートを生じる。その後，細胞膜のCa^{2+}に対する透過性が増加して（Ca^{2+}チャンネル開口），Ca^{2+}が細胞内に流入するため，電位はしばらく正または0 mV近傍にとどまりプラトー相を形成する。また，これらはその後，細胞膜のK^+チャンネル開口により，K^+が細胞外へ流出することにより，電位は次第に低下して元の電位に戻る（再分極という）。この一連の電位変化を**活動電位**という。

2）興奮・収縮連関

活動電位の発生に伴って，Ca^{2+}チャンネルを介しての細胞外からのCa^{2+}流入が刺激となって，心筋細胞内の筋小胞体に蓄積されていたCa^{2+}が細胞内に放出されて細胞内Ca^{2+}濃度がさらに上昇し，その結果，収縮たんぱく質アクチンとミオシ

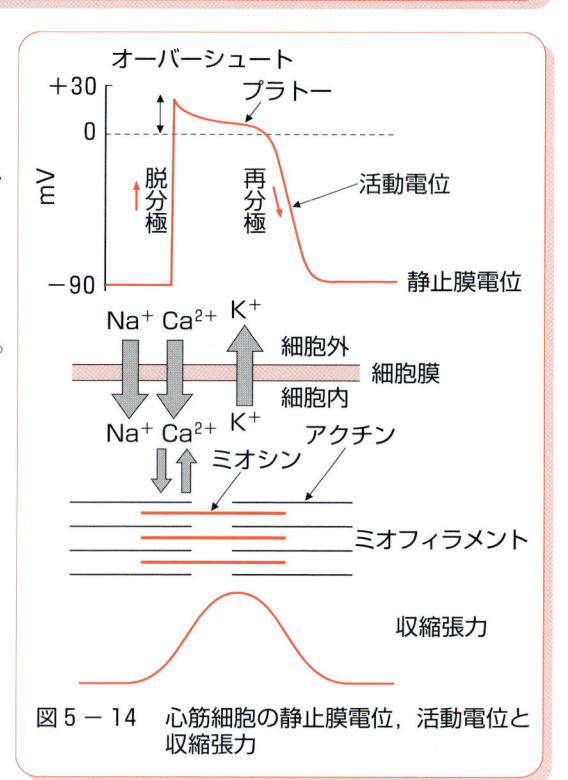

図5-13　全身の主なリンパ管

出典）久木野憲司，穐吉敏男：『解剖生理学』，p.85，金原出版（2002）

図5-14　心筋細胞の静止膜電位，活動電位と収縮張力

ンの結合が起こり筋収縮が始まる。これを興奮・収縮連関という。心筋収縮力はスターリングの法則（心拍出量は弛緩期末期容積に比例する）に従い，還流血液量の増加により心筋は引き延ばされ，収縮力が増加する。さらに，交感神経刺激やカテコールアミンおよびジギタリスに代表される強心薬により収縮力が増加する。これらは細胞内Ca^{2+}濃度を増加させる。

3）自 動 性

一部の心筋細胞には外部からの刺激によらずに，自動的に活動電位を発生することができるものがある。これを自動性細胞という。ヒトが安静状態にあるときには，心臓は1分間に60〜100回程度拍動するが，これは上大静脈起始部にある洞房結節細胞がこのような頻度で規則正しく活動電位を自発的に発生しているからである。心臓全体のリズムを決定するので，これらの細胞を歩調取り（ペースメーカー）細胞という。このほかにも，図5－5（⇨p.121）に示した興奮（刺激）伝導系に属する細胞には自動性がある。

（2）ポンプとしての心臓

心臓は，呼吸器より取り込まれたO_2や，消化器で消化・吸収された種々の栄養素を血液に溶かして体内組織細胞へ運び，代謝活動の結果生じたCO_2を肺から，老廃物を腎臓から排出するため，血液を運搬するポンプ作用を営んでいる。このポンプ作用は，心筋の収縮と弛緩によって生じる。この収縮と弛緩は心臓を構成する約150億の心筋細胞が興奮，すなわち活動電位を発生することにより起こる。

（3）心臓の仕事周期（図5－15）

心臓は1拍動ごとに収縮期と拡張期があり，これを合わせて心周期という。収縮は洞房結節細胞のある心房から始まり，左右の心房が同時に収縮し，血液を心室に送る。心室が血液で充満すると，房室結節で少し伝導速度が遅くなるために，左右の心室は心房よりも遅れて収縮する。すなわち，心房が収縮を開始して心室の収縮が終わり，大動脈弁と肺動脈弁が閉じるまでを収縮期（systole）という。心房は心室が収縮中にすでに弛緩しており，やがて心室も収縮後，弛緩し，心臓全体はしばらく休止状態になる。これを拡張期（diastole）という。

1）脈　　拍

脈拍とは，浅在性の動脈（通常，手首の橈骨動脈）を皮膚上から手で触れた場合に感じられる拍動をいう。心臓の収縮によって拍出された血液が血管壁を拡張し，その弾性によって振動する波が末梢に向かって伝播していく。これを脈波といい，この脈波を手で感知するのである。脈拍数，大きさ，硬さ，リズムが触知される。すなわち脈拍数は心拍数に一致し，脈波の伝播速度は8 m/秒と速く，心臓の収縮とほぼ同時に脈拍を触れることができる。正常成人の脈拍数は60〜100回/分であり，60未満を徐脈，101以上を頻脈という。しかし脈拍数は，成人より子供，男性より女性が多く，

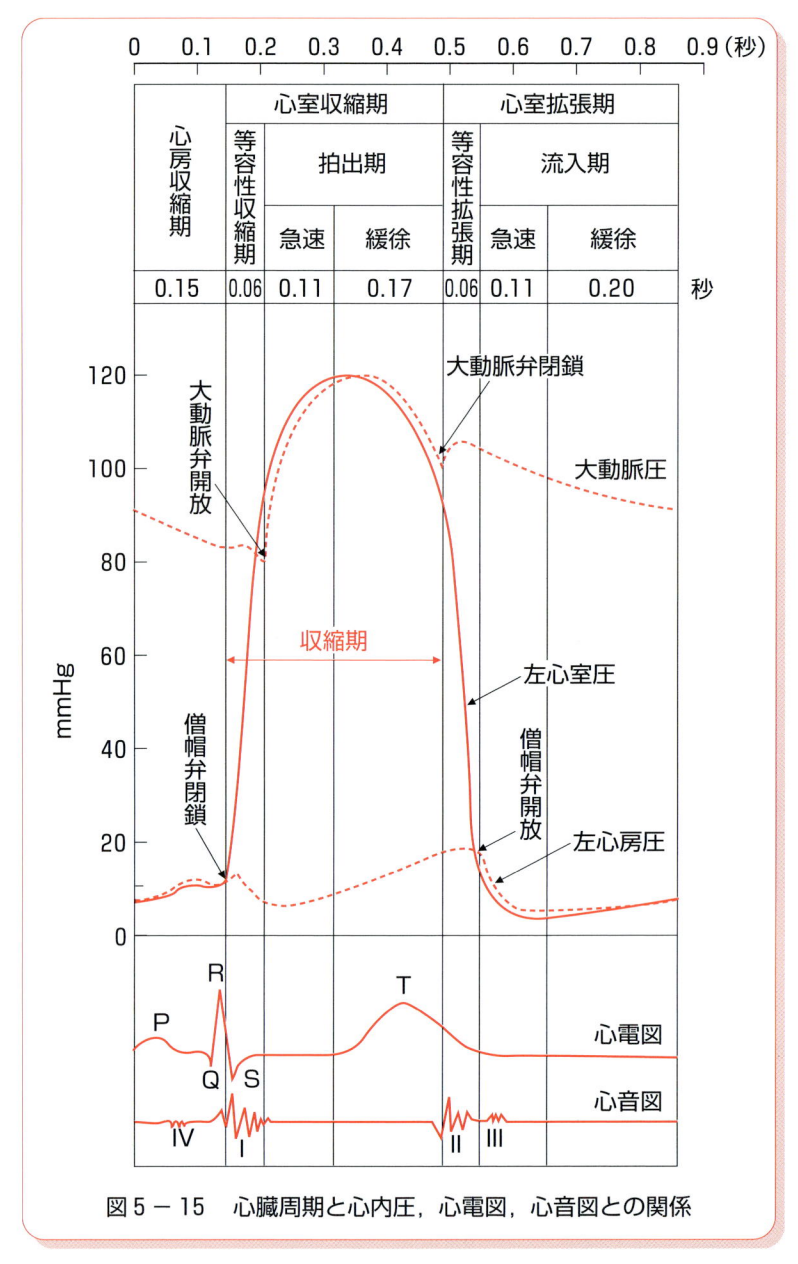

第5章 調節されて恒常性を維持する器官系

図5−15 心臓周期と心内圧，心電図，心音図との関係

そのほか，体温，運動，ホルモン，自律神経系，精神状態などさまざまな要因で変化する（表5−1）。また，大きさからは脈圧が，硬さからは動脈硬化の程度が，そしてリズムからは，不整脈の存在が推定される。

2）心拍動時間

1分間の心臓の拍動数を75回としたとき，1周期は0.8秒となり，この間に心臓は収縮して弛緩する。1心周期における心房の収縮期と拡張期（弛緩期）の割合は1：7であり，心室では2：3である。安静時の心収縮期と拡張期の時間的な比は約4：6であり，1周期が0.8秒のとき，心収縮期は0.32秒，心弛緩期は0.48秒となる。

表5－1　脈拍数増減の要因

要　因	脈拍数増加	脈拍数減少
性　　　別	女性は比較的多い	男性は比較的少ない
年　　　齢	若い人，新生児(130〜140)，学生(80〜90)	老人
体　　　温	高体温（発熱）	低体温
運動・睡眠	運動時	睡眠（一日中で最も減少）
神経の状態	交感神経刺激	迷走神経刺激
精神状態	興奮，激怒	平静，安心感
感覚刺激	寒冷，激痛	温暖
血液のpH	アシドーシス（O_2欠乏，CO_2増加）	アルカローシス
動脈血圧	下降（ショックなど）	上昇
静脈血圧	上昇（心不全など）	下降
ホルモン，薬物	アドレナリン，アトロピン	アセチルコリン，ジギタリス剤
スポーツ	運動不足	運動選手（スポーツマン心臓）
呼　　　吸*	吸気時	呼気時

＊このため脈が不整になることを，呼吸性洞性不整脈という。
出典）有田　眞，山田和廣編：『看護テキスト　生理学』（第2版），p.29，廣川書店（2002）

頻脈の際には収縮期と拡張期ともに減少するが，その比は5：6となり，拡張期が特に短縮する。

3）心拍出量

安静時における1回の心臓収縮により心室から拍出される血液量を，1回心拍出量といい，成人では約80 mℓ（60〜130 mℓ）である。また，1分間に心臓から拍出される血液量を，分時心拍出量といい，4〜8ℓが正常範囲である。しかし，体重が重い場合，血液量は体重とある程度比例するので，血液量は多く，したがって分時心拍出量も多くなる。このため，これを補正するために，分時心拍出量を体表面積で除した値（心係数）を用いる。また，運動時においては体組織の酸素必要量が増加するため，血液循環をよくする必要がある。そのため心拍数増加に加えて，1回心拍出量は200 mℓにも達し，分時心拍出量は30〜40ℓにもなる。しかし，心拍数の増加が過度になると，心室の拡張期が短縮し，心室内血液量が減少し，1回心拍出量の低下につながることになる。

4）心腔内圧の変動

①　収縮期

興奮が刺激伝導系を経て心室全体に広がって，左右の心室が同時に収縮しはじめる。そして心室内圧が急激に上昇して左心房内圧を上回れば，僧帽弁が閉鎖する。さらに左心室および右心室内圧が上昇して，大動脈圧および肺動脈圧より高くなれば，それぞれ大動脈弁および肺動脈弁が開放して，血液は一気に大動脈および肺動脈へと拍出する。その後，左心室内圧は心筋収縮力の低下と左心室内血液量の減少のため低下しはじめ，大動脈圧より低くなれば大動脈弁が閉鎖する。このように心室収縮開始より大動脈弁閉鎖までが収縮期である。収縮期の初期，すなわち僧帽弁閉鎖から大動脈弁開放までは心室は等容積となるので，この期間を等容性収縮期とよぶ（図5－15）。

② 拡　張　期

拡張期は，大動脈弁閉鎖から心房収縮終了までをいう。すなわち，大動脈弁閉鎖後，心室内圧が急速に低下する。洞結節で始まった興奮は，心房全体に及んで左右の心房が収縮する。心房の収縮により心房内圧が上昇し，心室内圧を上回れば，左右の房室弁（僧帽弁と三尖弁）が開き，血液が心室に充満する。この後，再び収縮期に移行する。また，大動脈弁閉鎖から僧帽弁開放までの期間は，心室は等容積となるので，この期間を等容性拡張期とよぶ。

（4）心電図（electrocardiogram：ECG）

心電図とは，心臓を構成するすべての細胞の電気的活動の時間的変化を，体表面上あるいは体内のさまざまな部位で記録したものである。心電図を記録する装置を心電計といい，標準的な心電図は，手足および胸壁につけた電極から記録された標準12誘導心電図である。六つの四肢誘導と六つの胸部誘導から成る（図5－16）。

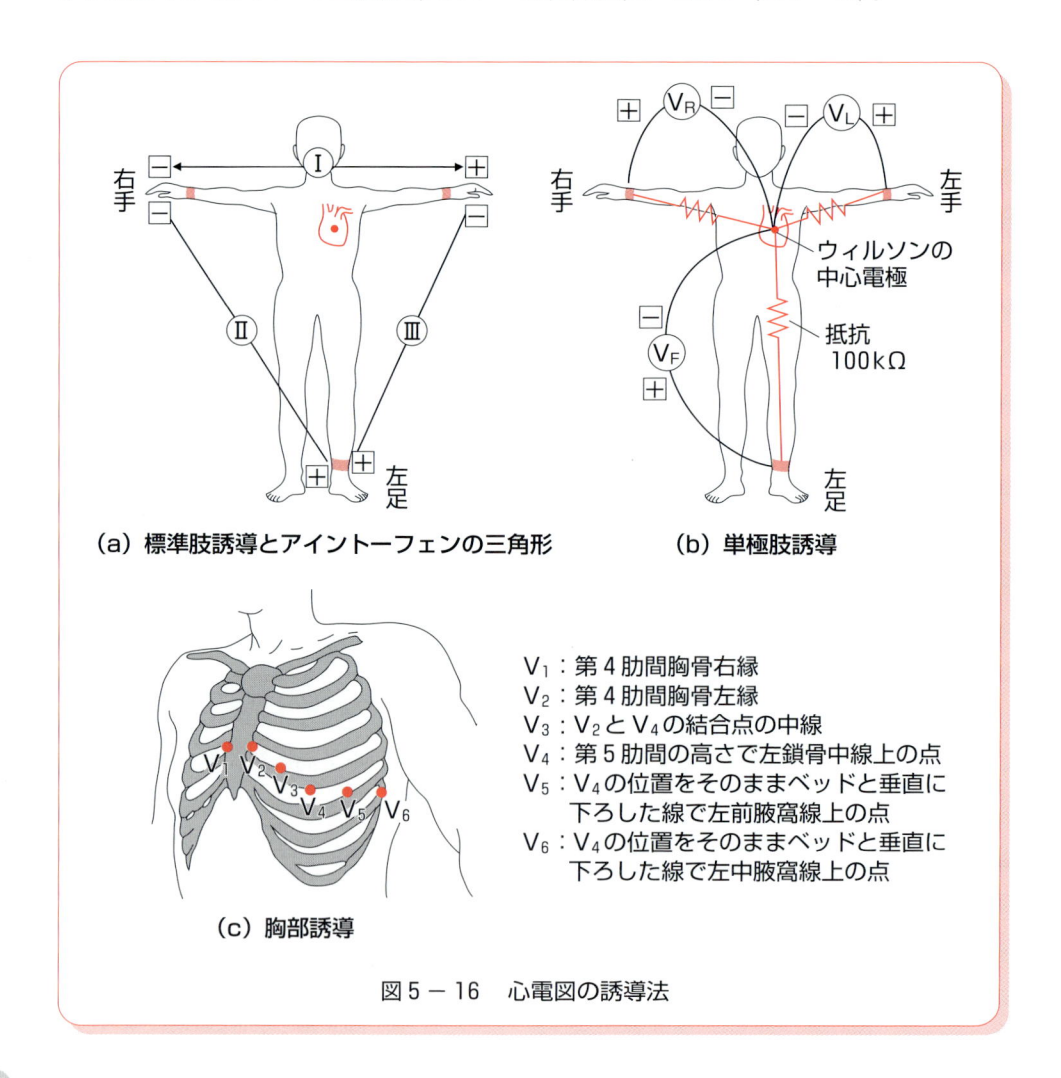

（a）標準肢誘導とアイントーフェンの三角形　　（b）単極肢誘導

V_1：第4肋間胸骨右縁
V_2：第4肋間胸骨左縁
V_3：V_2とV_4の結合点の中線
V_4：第5肋間の高さで左鎖骨中線上の点
V_5：V_4の位置をそのままベッドと垂直に下ろした線で左前腋窩線上の点
V_6：V_4の位置をそのままベッドと垂直に下ろした線で左中腋窩線上の点

（c）胸部誘導

図5－16　心電図の誘導法

1）心電図の誘導法

① 標準肢誘導（双極誘導）

　左右の手および左足の3か所のうち，いずれか二つずつ組み合わせて，2点間の電位差を記録する誘導法である。両手を底辺，左足を頂点とする正三角形を想定（アイントーフェンの三角形）したとき，心臓はこの中心にあると仮定すると，心臓の活動は電位変化を生じ，これは各頂点の間の電位差として記録できる。ここで右手と左手間の電位差を測定したのを第Ⅰ誘導，右手と左足間のを第Ⅱ誘導，左手と左足間のを第Ⅲ誘導としたとき，この三つの誘導間にはⅠ＋Ⅱ＋Ⅲ＝0の関係がある。ここでⅡの電位はⅠとⅢの逆向きとなるので，Ⅰ＋Ⅲ＝Ⅱとなる。

② 単極肢誘導

　左右の手および左足の電極に同じ高抵抗（100kΩ）を入れて，1点に結んだ点を不関電極（ウィルソンの中心電極）とし，これと両手，左足との電位差を測定する誘導で，比較的純粋に電位差をみることができる。これにはaV_R，aV_L，aV_Fの三つがある。aは増幅されたという意味のaugmentedの頭文字で，VはVectorの頭文字，R，L，FはそれぞれRight（右），Left（左），Foot（足）の頭文字を示している。

③ 単極胸部誘導

　ウィルソンの中心電極を不関電極として，これと胸部の6点（V_1，V_2，V_3，V_4，V_5，V_6誘導という）で記録したものである。

2）心電図波形

　心電計は，通常1mVが10mmの振れになるようにして記録する。誘導により心電図波形が異なるが，基本パターンはほぼ同様で，1心拍ごとに，小さなP波，鋭いQRS群（Q波，R波，S波よりなる），P波より大きくQRS群ほど鋭くないT波，そして若年者にしばしばみられるU波が，この順番に出現する（図5-17）。P波は心房の興奮（その直後に心房筋が収縮）を，QRS群は心室の興奮（その後，心室筋の収縮が起こる），そしてT波は心室興奮の回復過程を表現する。T波の終了時点が心室の興奮終了とほぼ一致する。U波の成因については，まだよくわかっていない。各波形の間隔には正常範囲があり，これからはずれると異常と判定する。P波の正常値は持続0.1秒，振幅0.1mV程

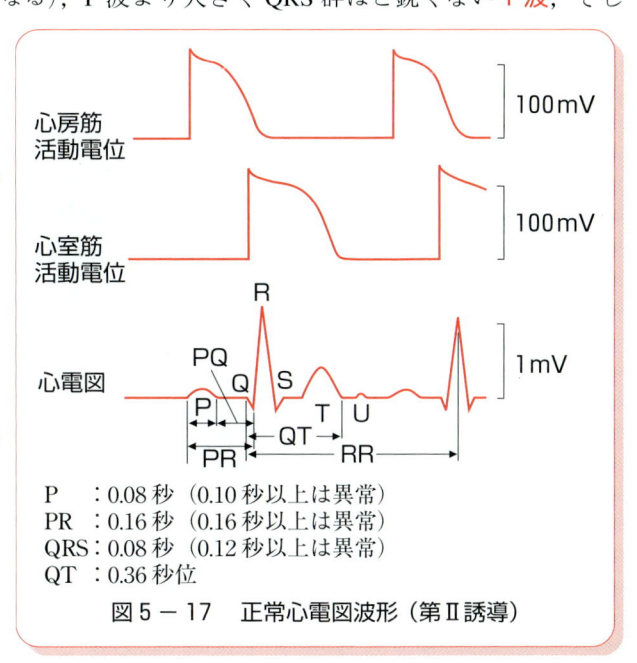

P　：0.08秒（0.10秒以上は異常）
PR ：0.16秒（0.16秒以上は異常）
QRS：0.08秒（0.12秒以上は異常）
QT ：0.36秒位

図5-17　正常心電図波形（第Ⅱ誘導）

度，P波の始めからQ波の始めまでのPQ間隔は，心房から心室へと興奮が伝わる時間に相当し，通常0.12～0.20秒，QRSの持続は0.08秒以下であり，R棘は1mVに達する最大の振れである。STは0.10～0.15秒，T波は持続0.1～0.15秒で振幅は0.2～0.4mVである。したがってQの始めからTの終わりまでのQT間隔は0.36秒程度となり，電気的な心室興奮期，すなわち心室活動電位の持続時間に相当する。なお，QT間隔はR-R間隔（心拍数を反映）によって変動するので補正する。補正後のQT間隔をQTcとする。

心電図は診断上，極めて有用で，各種の不整脈，興奮伝導異常，心筋梗塞，心房負荷，心室肥大，電解質異常などの診断が可能である。また，呼吸によってもR-R間隔が変わる。すなわち吸気時にはR-R間隔は短縮し，呼気時には延長する。このために起こる不整脈を呼吸性不整脈という。多くは若年者にみられる。

3）心電図波形判読

心電図から次のようなことがわかる。

① **洞リズム**：洞結節細胞の自発的な興奮のリズムがペースメーカーとなって，心臓全体のリズムを決める。
② **R-R間隔**：R-R間隔から心拍数を求めることができる。成人では60～100回/分が正常範囲であり，60未満を徐脈，101以上を頻脈という。
③ **P-R間隔**：心房内伝導障害があると，P-R間隔は延長する。第I～III度房室ブロックがある。しかし，WPW症候群では短縮する。
④ **QRS波**：心室内伝導障害，脚ブロック，心室性期外収縮，心室頻拍などでQRS波は延長し，心室肥大ではこの延長とともにR波振幅が大きくなる。
⑤ **ST部分とT波**：ST部分の上昇と下降，T波の逆転（陰性化）は，虚血性心疾患や心肥大，脚ブロックなどでみられる。
⑥ **電気軸**：心臓の起電力の方向を示す。その正常値は0～90°であり，正常範囲をはずれた場合を軸偏位という。

4）不 整 脈

心臓の正常洞リズム（60～100回/分）以外のリズム異常を不整脈という。不整脈は発生機序から，刺激生成の異常（刺激生成異常）と刺激伝播の異常（興奮伝導異常）の大きく二つに分けられる。刺激生成異常において，洞結節以外で刺激が形成されることがあり（異所性刺激生成），その多くは期外収縮で，刺激の出所から上室性期外収縮と心室性期外収縮に分けられる（表5-2）。その他，心房細動，心室細動，房室ブロックなどがある（図5-18）。

（5）心　　音

聴診器を胸壁上に当てると，1心周期ごとに二つの音が聞こえる。第I心音は収縮期の始めで，心電図のQRS波の直後に発生する（図5-18）。第II心音は収縮期の終わりか，拡張期の始めに聞くことができる。この他，第III，第IV心音もあるが，健

表5－2　不整脈の主な種類

刺激生成異常	興奮伝導異常	その他
1．洞〔性〕刺激生成異常 　　洞〔性〕頻脈 　　洞〔性〕徐脈 　　洞〔性〕不整脈 　　洞停（休）止 　　洞〔機能〕不全症候群 2．異所性刺激生成 　　能動性刺激生成 　　受動性刺激生成	1．洞房ブロック 2．房室ブロック 3．心室内〔刺激〕伝導障害 　　脚ブロック 　　心室内ブロック	副伝導路症候群 　古典的 WPW 症候群 　典型 WPW 症候群 　LGL 症候群

康成人では通常聞こえないことが多い。心音の周波数は数 Hz から 200～300 Hz の範囲内の範囲にある。

① **第Ⅰ心音**：主に房室弁（三尖弁と僧帽弁）の閉鎖と大動脈弁と肺動脈弁の開放に伴って起こる音であり，約 60 Hz の低い音である。

② **第Ⅱ心音**：主として，大動脈弁と肺動脈弁の閉鎖と房室弁開放に伴って起こる音で，約 100 Hz の周波数である。大動脈弁の閉鎖が肺動脈弁の閉鎖よりやや早く閉鎖するので二つの成分に分かれ，特に吸気においては顕著である。

③ **第Ⅲ心音**：拡張期の後に血液が心房から心室に急速に流入する際に生じる。若年者や妊娠中に聞かれる。そのほか，貧血，左室不全，僧帽弁閉鎖不全症などでも聞かれる。

④ **第Ⅳ心音**：心電図 P 波の終わりに発生し，心房収縮によって心室が拡張される際に生じる音である。高血圧，虚血性心疾患，大動脈狭窄などで聞かれる。

⑤ **心雑音**：血流に乱流を生じる際に発生する。特に心臓弁に狭窄が起きた場合や弁の閉鎖不全で逆流が発生した場合に顕著となる。

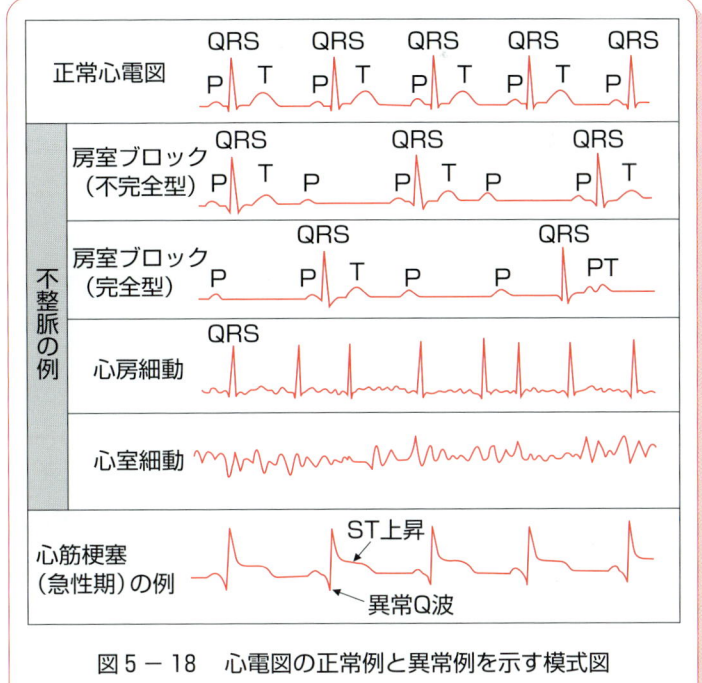

図5－18　心電図の正常例と異常例を示す模式図

出典）佐藤昭夫ら著：『自律機能生理学』，p.53，金芳堂（1995）

1.3 血圧とその測定法

(1) 血圧とは

　心臓から拍出された血液は，血管内で一定の圧力を示す。これを血圧といい，その圧力は部位により異なっている。すなわち，血圧はそこを流れる血液量と血管の抵抗により決まる。心臓から送り出される血液量（心拍出量）と全身の末梢血管の抵抗の積により規定される。

$$血圧＝心拍出量×末梢血管抵抗$$

　これは，電圧＝電流×抵抗で規定されるオームの法則に類似している。一般に血圧とは動脈の内圧をいい，静脈の場合は静脈圧とよぶ。

(2) 最大血圧，最小血圧，脈圧，平均血圧

　血圧は心臓の拍動によって変化し，心臓の収縮期に示す最大の血圧を最大血圧（または収縮期血圧，最高血圧）といい，弛緩期に示す最小の血圧を最小血圧（または，弛緩期血圧，最低血圧，拡張期血圧）という（図5－19）。血圧は120/90というように二つの数値で表す。最初の数値が最大血圧で，低い数値が最小血圧である。最大血圧と最小血圧の差を脈圧といい，最大血圧の変化と最小血圧の変化が異なったときに変化する。血圧は心室が弛緩している間もかなり高い（最小血圧）。これは収縮期に心臓から駆出された血液が動脈壁を拡張伸展し，その張力が弛緩期にも動脈壁に作用しているので，末梢動脈系における循環抵抗も最小血圧の維持に役立つ。したがって，大動脈の弾性が減少すれば，最大血圧は増加し，最小血圧も上昇し脈圧は減少する。また，末梢の動脈硬化や循環抵抗増大により最大・最小血圧はいずれも上昇する。また，1心周期におけるすべての血圧の平均を平均血圧といい，臨床的には次式で近似することができる。

$$平均血圧＝最小血圧＋1／3脈圧$$

(3) 血圧の正常値

　血圧は，性や年齢によって異なり個人差が大きく，真の正常値を求めることはむずかしい。一般的に20歳での最大血圧は120 mmHg前後，20歳以降は年齢とともに増加し（図5－20），120＋0.5(年齢－20) を標準とし，その±10 mmHgを正常範囲とする。最小血圧は成人で70〜85 mmHg，脈圧は40〜55 mmHgが標準であり，最大血圧，最小血圧，脈圧の比はおよそ3：2：1となる。最大血圧が絶えず140 mmHgを超えている場合，あるいは最小血圧が90 mmHgを上回っている場合を高血圧症といい（表5－3），最大血圧が100 mmHg未満を低血圧症とみなす。

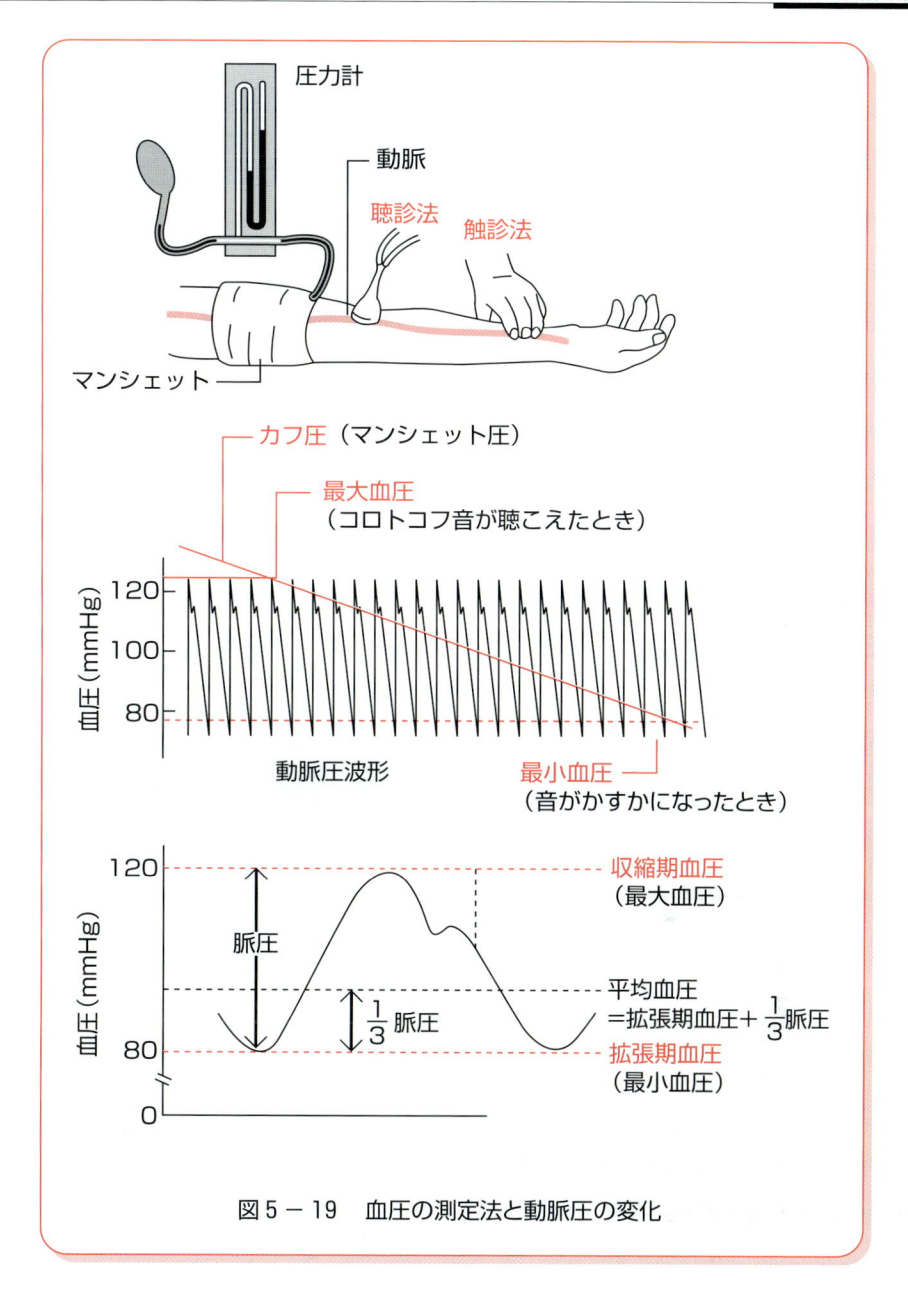

図5-19 血圧の測定法と動脈圧の変化

（4）血圧に影響する因子

　血圧は種々の要因で変化し，同じ人でも精神的および身体的要因で変化する。血圧は心拍出量と末梢血管の抵抗の積で表されるから，これらに影響を及ぼす因子により血圧は変動する。すなわち，血液量の増加，血管壁の弾性低下による血管抵抗増加（動脈硬化），血液粘性増加などにより血圧は増加する。このほか，表5-4に示すような因子も血圧変動に関与する。

図5-20 加齢と血圧の関係

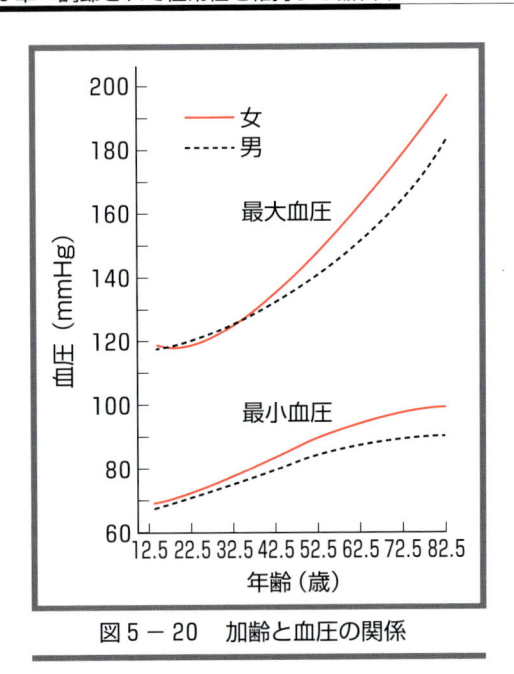

表5-3 米国合同委員会第6次報告（JNC-Ⅵ, 1997）と世界保健機関／国際高血圧学会（WHO／ISH）のガイドライン（1999）の血圧分類

分類	最大血圧 (mmHg)		最小血圧 (mmHg)
至適血圧	＜120	かつ	＜80
正常血圧	＜130	かつ	＜85
正常高値血圧	130～139	または	85～89
高血圧			
グレード1	140～159	または	90～99
グレード2	160～179	または	100～109
グレード3	≧180	または	≧110

表5-4 心臓・血管の主な液性調節

	作動物質	生成部位	解説・生理作用
血管収縮物質	カテコールアミン	副腎髄質	アドレナリン80%, ノルアドレナリン20%の割合で分泌。心機能亢進・血管収縮
	バソプレッシン	下垂体後葉	抗利尿ホルモン（ADH）ともいう。血管収縮作用, 血漿量調節
	アンギオテンシンⅡ	傍糸球体細胞（レニンの分泌）	アンギオテンシノーゲンからレニンと変換酵素により生成。強い血管収縮作用（ノルアドレナリンの5倍）
	エンドセリン	血管内皮	血管伸展や低O_2が刺激となり放出。血管収縮
血管拡張物質	ANP	心房筋	心房性ナトリウム利尿ペプチド。心房の伸展が刺激となる。血管拡張とナトリウム利尿作用
	一酸化窒素（NO）	血管内皮	アセチルコリンが刺激となり分泌。血管拡張作用
	プロスタサイクリン（PGI_2）	血管内皮	血管拡張作用, 血小板凝集抑制作用
	ATP, ADP, アデノシン	局所組織	ATPやADPはNOやPGI_2を介して血管拡張作用。アデノシンは冠状動脈拡張作用
	温度 血清K^+濃度 乳酸, CO_2分圧	組織局所	組織の活動が高まるとこれら因子がすべて増加し, 血管拡張作用を示す。その結果, 局所の血流は増加する。

出典）有田　眞, 山田和廣編：『看護テキスト　生理学』（第2版）, p.46, 廣川書店（2002）

（5）血圧測定

　血圧の測定には，直接法と間接法がある。直接法は，動脈内に圧トランスデューサーを挿入して直接内圧を計る方法で，主に動物の場合に使われ，間接法は主にヒトを対象とし，触診法と聴診法がある（⇨ p.137，図 5 － 19）。血圧を測定する機器を血圧計といい，リバ・ロッチ（Riva Rocci）型水銀血圧計，電子血圧計などがある。

　間接法では，一般に上腕動脈の圧を，上腕に巻いたカフ（マンシェットあるいは圧迫帯ともいう）の圧を水銀血圧計で測定することにより計る。カフに空気を送り込み，圧を上げてその後ゆっくりと空気を抜いて圧を下げていく。このとき肘窩部に聴診器を当てて聞いていると，上腕部がきつく圧迫されると上腕動脈の血流が止まるので，聴診器からは音が聞こえないが，圧を下げていくとやがてかすかに澄んだ音が聞こえ始める。このとき聞こえる血管音をコロトコフ音といい，このときの水銀柱の高さが最大血圧を示す。さらに圧を下げていくと，血管音は次第に変化していき，あるところで急に音が弱くなり，その後全く消失する。このときの水銀柱の高さが最小血圧である。触診法では聴診器ではなく，指で手首の橈骨動脈の脈に触れながら，カフに空気を送り込み，圧を上げていき，脈が触れなくなってさらに 20 〜 30 mmHg 圧を上げ，次いで心拍ごとに 2 〜 3 mmHg の割合で圧を下げ，再び脈に触れた水銀柱の高さを最大血圧とする。触診法では最大血圧しかわからない。

　また，正常時における血圧の調節因子には次のようなものがある。

① **精神状態**：血圧は，心身ともに安静な状態で測定する必要がある。激しい情動の変化により最大血圧は増加する。
② **性**：女性は，閉経前は一般に男性より最大血圧は 5 〜 10 mmHg 低いが，閉経後は逆に高くなる。
③ **体　格**：上腕部が太い場合は高く，細い場合は低くなる。
④ **日　差**：夜間睡眠中が最も低く，午前中は午後よりも高い。
⑤ **体　位**：血圧は重力による影響を受ける。静水圧の影響を排除するために，上腕も血圧計も心臓の高さにする。最大血圧は臥位，座位，立位の順に低くなり，最小血圧はその順に高くなる。
⑥ **食　事**：食後 1 時間くらいは最大血圧は 10 mmHg ほど上昇する。
⑦ **運　動**：一般に運動により最大血圧は上昇し，最小血圧は不変，あるいは低下，その結果脈圧は増加する。
⑧ **入　浴**：適温の場合は最大血圧は低下する。しかし熱すぎたり，冷たすぎる場合は増加する。
⑨ **気　温**：末梢血管の拡張あるいは収縮状態による。一般に，暖かいと低下し，寒いと上昇する。

1.4　循環機能調節

　循環系は，身体の状態により全身の各臓器に血液を過不足なく供給する必要がある。

第5章　調節されて恒常性を維持する器官系

このような調節には，即応する神経性調節と，比較的緩やかに対応する液性（ホルモンなど）調節に大きく二つに分けられる。

（1）神経性調節
1）心臓における調節

正常の心臓では，洞房結節の自発的興奮によって心臓のリズムが形成されているが，その頻度は神経による調節を受けている。運動時には心臓の拍動は速く，そして強くなるが，安静時にはゆっくりとなる。このような変化は主に心臓に分布している自律神経の働きによる。部分的には副腎髄質から分泌されるカテコールアミンによっても起こる。自律神経には交感神経と副交感神経があり，これらの神経の相反的な作用により，調節を受ける（二重支配）。すなわち，交感神経の興奮により，その末端からノルアドレナリンを放出して心臓の収縮の頻度と強さを増大させる。副交感神経はアセチルコリンを放出して，これが心臓を抑制し，心拍数を減少させる。交感神経と異なり，収縮力には影響しない。この自律神経には，延髄にある心臓血管中枢から心臓に指令を送る遠心性神経と，心臓から中枢に情報を送る求心性神経がある。

2）受容器を介する反射性調節

心臓におけるさまざまな情報を求心性神経を介して延髄の反射中枢（心臓・血管中枢）へ送り，中枢ではこの情報に応じて遠心性神経を介して心臓にその指令を送る（図5－21）。つまり，心臓を効果器とする反射であり，心臓機能促進反射と抑制反射がある。

① 心臓機能促進反射

心臓への静脈血還流量の増大により，心房壁が伸展されて伸展受容器が刺激される。その情報が心臓中枢に伝えられ，心拍数および収縮力増加の指令が反射的に出される。これをベインブリッジ（Bainbridge）反射という。

血液中のO_2の減少あるいはCO_2の増加が，大動脈と頸動脈にある化学受容器，それぞれ大動脈小体と頸動脈小体を刺激し，その情報を心臓中枢に送り，心拍数，収縮力，血圧を増加させる。これを大動脈小体反射あるいは頸動脈小体反射という。

② 心臓機能抑制反射

頸動脈や大動脈の血圧が上昇すると，それぞれ頸動脈洞や大動脈弓にある圧受容器を刺激する。これにより心臓中枢が働き，心拍数，収縮力，血圧を低下させる。これを頸動脈洞反射あるいは大動脈弓反射という。

3）血圧の調節

血管においては，自律神経の分布は動脈と静脈では異なり，血管収縮性交感神経は，毛細血管以外のすべての血管に分布しているが，血管拡張性交感神経および副交感神経は，細動脈，細静脈など特定の血管に分布する。そのため，血管収縮性交感神経は，血圧調節に関与し，血管拡張性交感神経および副交感神経は，局所血流の変化に関与する。身体の状況に応じた血圧の調節は，血管を効果器とする血管運動反射により行われ，この反射中枢が血管運動中枢である。もし，血圧が上昇すれば，頸動脈洞反射

図 5-21　循環系の神経性調節

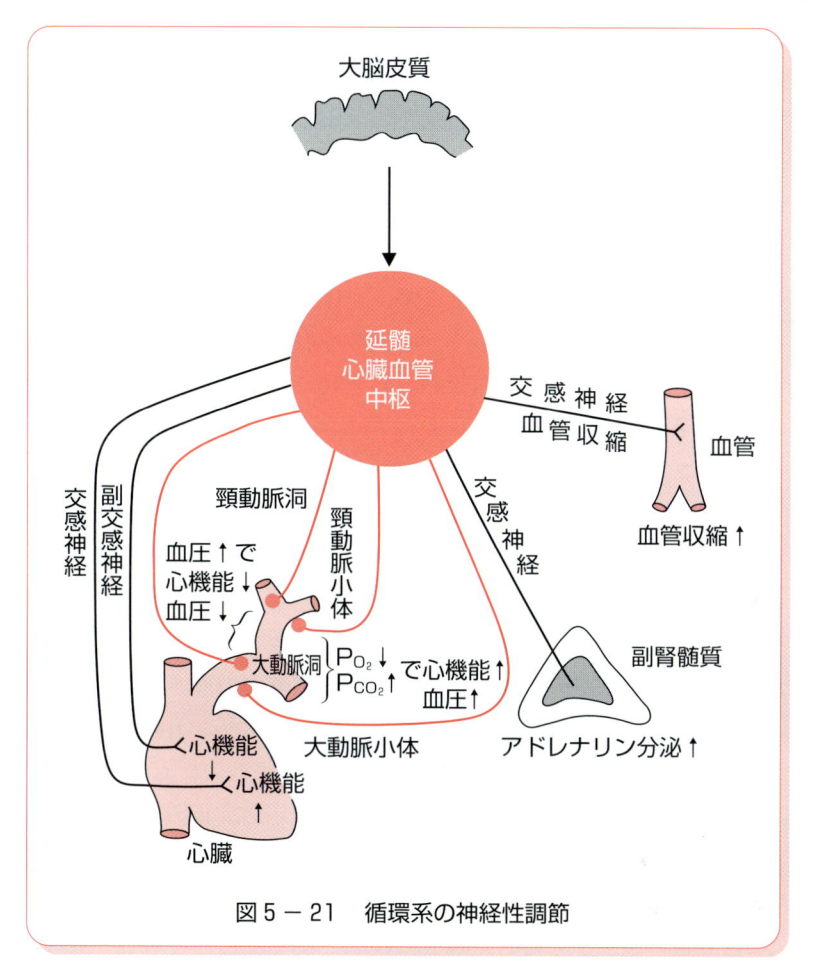

や大動脈弓反射を介して循環抵抗が減少し，血圧は低下する。また，血中 CO_2 分圧が上昇すれば，大動脈小体反射あるいは頸動脈小体反射を介して，交感神経が刺激され，細小動脈収縮が起こり，循環抵抗が増加し血圧は上昇する。

4）高位中枢

さらに心臓・血管中枢は，高位の中枢（大脳皮質や視床下部）により支配されているので，精神的および情緒的要因により影響を受ける。喜怒哀楽により心拍数や血圧が変動するのはこのためである。

(2) 心臓・血管の液性調節

液性調節とは，全身を循環するホルモンや体内局所で産生される物質（血管作動性物質）による循環調節を指す。主に血管自体に作用して，血圧の調節をあずかる。心臓血管中枢が興奮すれば，交感神経を介して心機能亢進および血管収縮が起こるが，同時に副腎髄質ホルモンが分泌されて，これが心臓や血管に作用して，心機能亢進および血管収縮がさらに増強される。これに交感神経と循環血流量などが関与して，血圧は調節される。

第5章　調節されて恒常性を維持する器官系

表5−4（⇨ p.138）に，これらに関与する血管作動性物質をまとめているが，この液性調節には，急速に対応する調節（短期的調節）と比較的緩やかな調節（長期的調節）がある。

1）短期的調節

短期間で血圧を調節するには，神経系による調節と化学物質による調節がある。絶えず変動する血圧の情報は，動脈内の大動脈弓や頸動脈洞にあるセンサーから脳の一部である延髄に送られる。そこで，血圧を調節する必要がある場合は，延髄から心臓に神経を介して信号を送って，心拍数や収縮力を修正したり，血管の直径を変化させる。血中化学物質には，血管の収縮を起こすものや，弛緩させるものがある。

2）長期的調節

①　レニン-アンギオテンシン-アルドステロン系

長期間の場合は，血液量は腎臓内で働く物質によっての調節を受ける。腎血流量が低下したとき，あるいは Na^+ 再吸収量が減少したとき，糸球体への輸入細動脈入口近辺にある傍糸球体近接細胞から**レニン**が分泌され，それが血中にある**アンギオテンシノーゲン**に作用し，アンギオテンシンⅠに変える。アンギオテンシンⅠには生理作用はないが，血液中のアンギオテンシン変換酵素の働きで強い血管収縮作用をもつ**アンギオテンシンⅡ**が生じる。また，アンギオテンシンⅡは副腎皮質に作用して，アルドステロンの分泌を促進する。この物質が遠位尿細管において Na^+ 再吸収を促進して，体液量の増加をもたらす。これがアンギオテンシンⅡの血管収縮作用とあいまって血圧を上昇させる。

②　バソプレッシン

体液量の減少をきたした場合，視床下部の浸透圧受容器や圧受容器の刺激によって，下垂体後葉から分泌された**バソプレッシン**（抗利尿ホルモン）は，腎臓の集合管に作用して水の再吸収を促進し，尿量を減少させ体液を保持する。

③　心房性ナトリウム利尿ペプチド

心房筋の伸展が刺激となって心房筋細胞から生成分泌される。主に腎臓の遠位尿細管に作用して，そこでの Na^+ 再吸収を抑制し，そのため尿量が増加，また，血管拡張作用により強い降圧を起こす。

2．呼吸機能

2.1　呼吸器系の構造と機能

(1) 呼吸とは

ヒトは，体内の各組織におけるさまざまな代謝活動を行うために，体外から酸素（O_2）を取り入れ，また，代謝によって生じた二酸化炭素（CO_2）を体外に排出する。この働きを呼吸といい，呼吸器での外気と血液の間のガス交換を**外呼吸**（肺呼吸），そして血液と組織細胞との間のガス交換を**内呼吸**（組織呼吸あるいは細胞呼吸）という（図5

−22)。したがって，呼吸には，外気と肺胞気との交換，肺胞気と血液ガスとの交換，循環系によるガスの運搬，血液と組織間のガス交換，そしてこれら全体を調節している呼吸調節機構などが含まれる。これらをまとめて**呼吸器系**という。

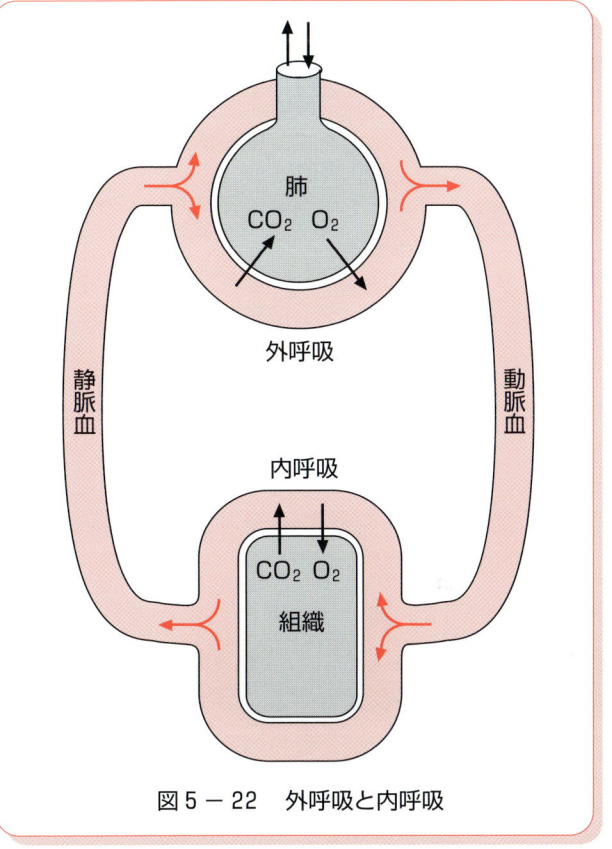

（2）気道の構造と機能

外界から O_2 を取り入れ，CO_2 を体外へ排出するために分化した器官を**呼吸器**という。呼吸器は，空気の通り道である気道，すなわち鼻腔，副鼻腔，口腔，のど（咽頭，喉頭），気管・気管支と肺およびそれらを取り巻く胸郭から成る（図5−23）。

1）鼻　　腔

鼻の内腔を鼻腔といい，鼻中隔によって左右に分けられ，その後方は咽頭上部に開口している。肺への空気の吸い込み口であるとともに，嗅覚，防塵，加湿，加温の作用をする。鼻腔の表面は粘膜に覆われ，血管に富んでいる。鼻腔の上後壁の嗅部には嗅細胞があり，ここから嗅神経がでる（図5−24）。

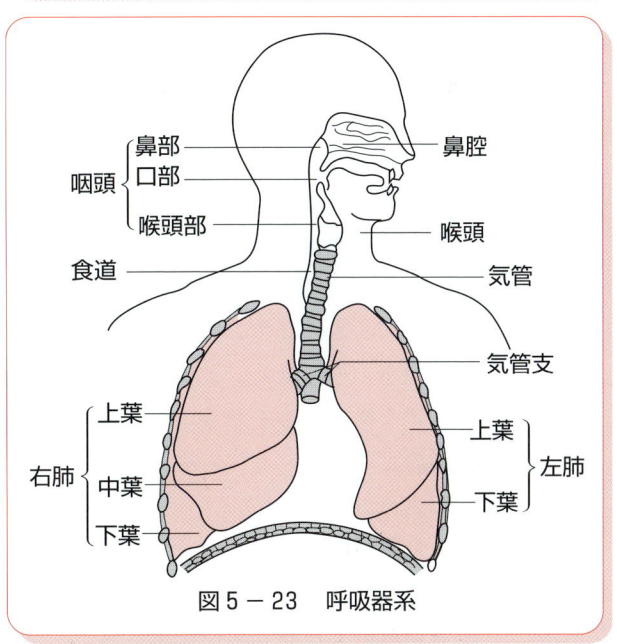

2）副 鼻 腔

鼻腔を取り巻く骨の内部に空洞が発達しており，これを副鼻腔という。鼻腔に通じる開口部があり，鼻腔からの粘膜で覆われている。そのため鼻粘膜の炎症が波及しやすく，副鼻腔炎ないし蓄膿症をきたしやすい。上顎洞，篩

図5−22　外呼吸と内呼吸

図5−23　呼吸器系

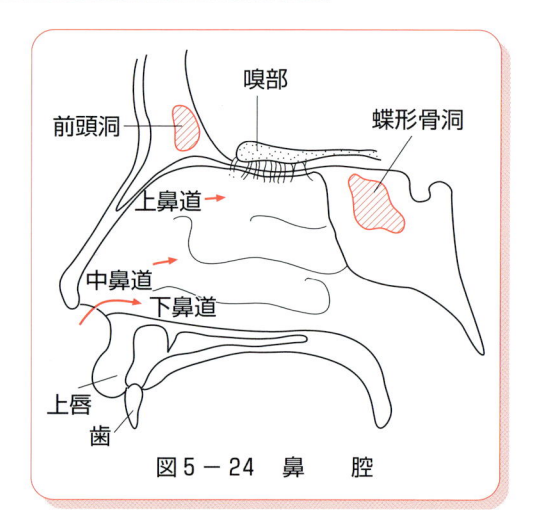

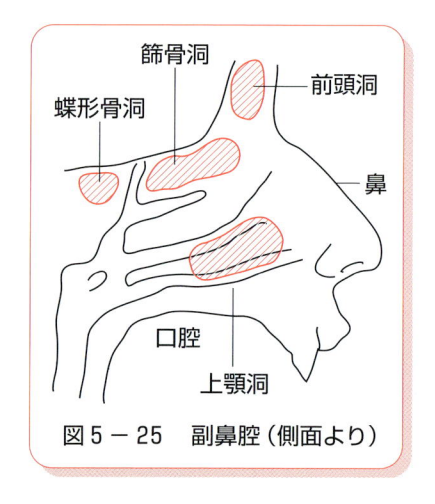

第5章　調節されて恒常性を維持する器官系

図5-24　鼻腔

図5-25　副鼻腔（側面より）

骨洞，前頭洞，蝶形骨洞の4洞が含まれる（図5-25）。

3）咽　頭

咽頭は鼻腔と喉頭，また口腔と食道を結んでいる。つまり，吸い込んだ空気と食物の連絡路であり，一般的には「のど」とよばれている部位である。嚥下の際は喉頭蓋によって，喉頭との連絡が遮断されるために，食物は気道に入らずに食道に入る。また，中耳に通じる耳管の開口部がある（図5-26）。

4）喉　頭

喉頭は気道の一部であるとともに，発声器（声帯）としての重要な役割がある。喉頭の壁はいくつかの軟骨（喉頭軟骨）と筋からなる複雑な構造をしており，体表から「のどぼとけ」として触ることができる（図5-27）。

5）気管と気管支

気管は咽頭のすぐ下から広がり，胸骨の位置で左右2本の主気管支に分かれる。これらはさらに気管支枝，細気管支（直径が1 mm以下

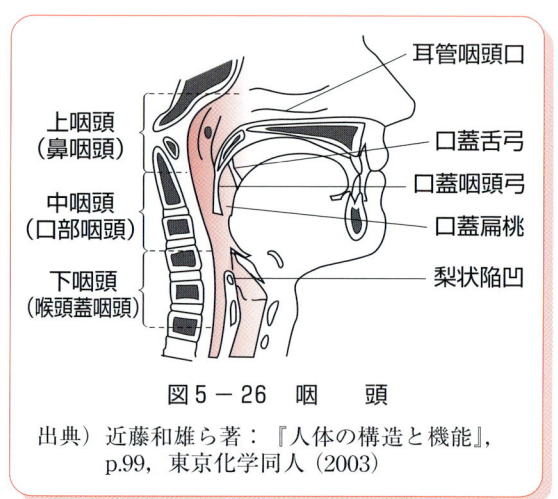

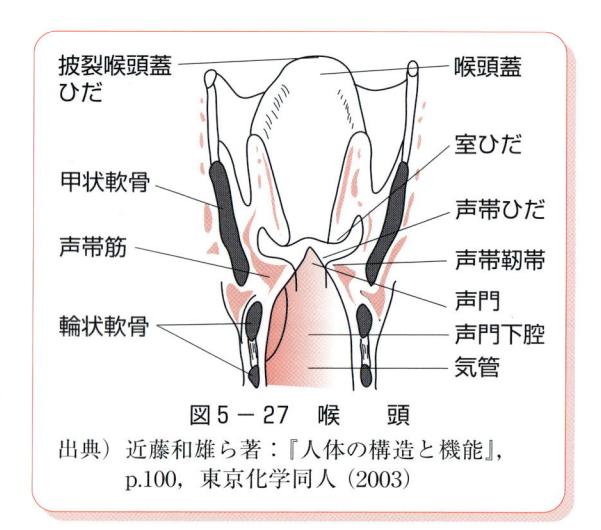

図5-26　咽　頭

出典）近藤和雄ら著：『人体の構造と機能』，p.99，東京化学同人（2003）

図5-27　喉　頭

出典）近藤和雄ら著：『人体の構造と機能』，p.100，東京化学同人（2003）

のものを細気管支という），終末細気管支と枝分かれを約25回繰り返し，肺胞管に連なる呼吸細気管支に至る（図5－28）。ここまでが気道である。肺胞管に肺胞がつながっている。成人の気管の幅はかなり広く約2.5 cmあるが，小児では鉛筆ほどの太さしかなく，このため異物混入による事故を招きやすい。また，左の気管支は心臓に干渉しないように，右気管支に比べてやや水平に伸びている。そのため，異物は右気管支に入りやすい。

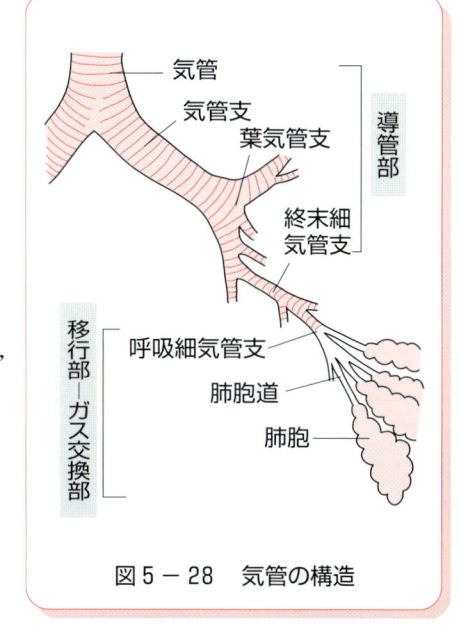

（3）肺の構造と機能

　肺は左右で対になっており，胸腔の大部分を占める円錐形の呼吸器官で，心臓，血管，そのほかの中部縦隔の組織が間にある。左右の肺はそれぞれ独立して，左右の胸膜の袋に収まっている。肺組織は，スポンジ状で弾力性に富んでいる。小児の時はピンク色を呈しているが，成人では黒ずんでくる。肺は，肺葉とよばれる部分に分かれ，右肺には三つの肺葉があるが，左肺には心臓があるため二つの肺葉しかない。右肺は左肺に比べてやや大きく，その比率は10：9である。左右の肺は半円錐状で，横隔膜に面する部分はややへこんでおり，上部の尖った部分を肺尖という（図5－29）。各肺葉はそれぞれの気管支から空気を，それぞれの肺葉動脈から血液を受け取り，互いに独立している。

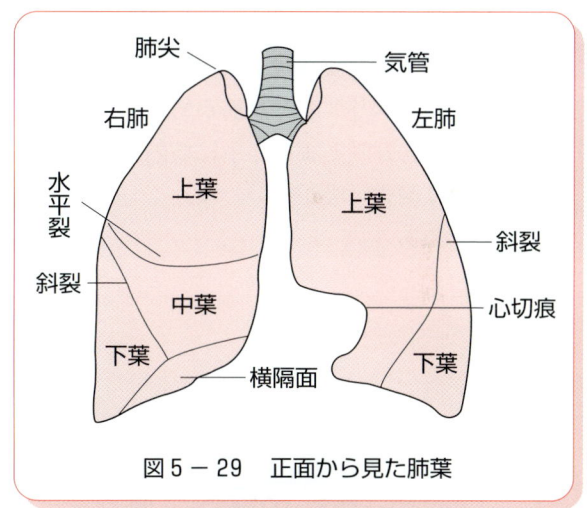

（4）肺胞の構造と機能

　肺胞は，肺胞管の周りにぶどうのように集合体を形成して，それぞれが通路でつながっている（図5－30）。肺胞は，極度に薄い壁（0.2～0.6 μm）からできている空洞の袋で，空気中のO_2はここで血液中に拡散し，組織からの不要なCO_2はここから排出される。一つひとつの肺胞は直径0.1～0.2 mmにすぎないが，両肺には5～6億個存在するので，ガス交換を行うその表面積は140 m²にも達する。肺胞にはこのほ

かに2種類の細胞がある。一つは，気道に吸気とともに入る異物を取り込む大食細胞であり，もう一つは肺胞の崩壊を防ぐための表面活性物質（サーファクタント）を産生する細胞である。

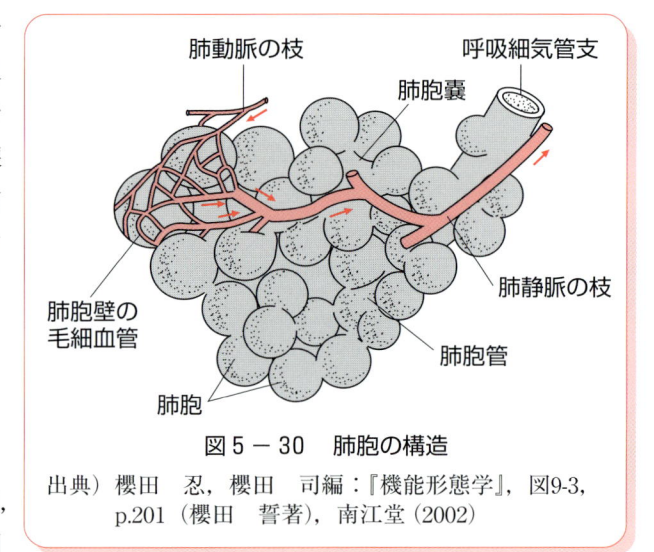

図5－30　肺胞の構造

出典）櫻田　忍，櫻田　司編：『機能形態学』，図9-3，p.201（櫻田　誓著），南江堂（2002）

2．2　呼吸運動と肺換気
（1）呼 吸 運 動
1）胸郭と呼吸筋

胸郭は胸骨，肋骨，横隔膜，脊柱でできており，胸部に囲まれた空間を胸腔という。胸腔容積を周期的に増減させることによって，肺を膨張・縮小させ，換気を行うことを呼吸運動という（図5－31）。肺が自力で行うことはできず，胸郭，肋間筋，横隔膜などの作用によって他動的に行われる。この際，呼吸に関与する筋を呼吸筋といい，空気を吸い込む吸息に関与する吸息筋と，空気を吐き出すのに関与する呼息筋がある。脊柱に対して，主に肋骨や胸骨を上下させて行う呼吸を胸式呼吸とよび，主に横隔膜筋を収縮・弛緩させて行う呼吸を腹式呼吸という。女性は胸式呼吸が多い。咳，くしゃみ，しゃっくり，あくび，笑いなども呼吸運動の変形である。

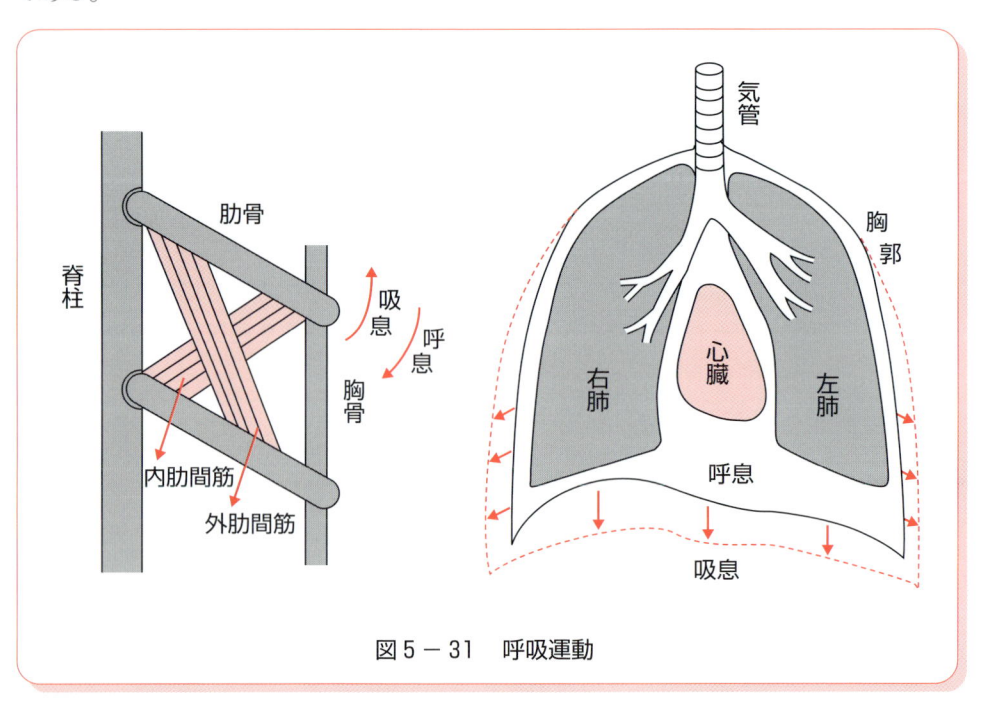

図5－31　呼吸運動

2）吸息と呼息

肺胞と外界との間のガス交換，すなわち換気を起こす原動力は，気道の各部の圧力差である。吸息のときには，肺胞内の圧力（肺内圧）は外界の圧力（大気圧）よりも低く，呼息のときには逆になる。すなわち，吸息は，横隔膜が収縮して下方に移動し，外肋間筋，肋軟骨間筋が収縮して肋骨が上方に持ち上がり，胸郭全体が挙上され胸腔が広がる。胸腔は閉鎖空間であるので，その容積の拡大は胸腔内圧を陰圧とし，その結果，外気は気道を通って肺胞に流れ込み，肺の容積が広がる。これが吸息である。横隔膜，外肋間筋，肋軟骨間筋を主吸息筋とよび，斜角筋，胸鎖乳突筋などの補助吸息筋は，深呼吸や活動時に特に関与する（表5−5）。一方，安静時の呼息においては，特に関連する筋が働くことはない。吸息の終了で吸息筋は自動的に弛緩し，胸郭と肺自身の弾性（収縮力）の結果，胸腔は小さくなり，胸腔内圧は上昇し，肺胞は収縮して，肺胞内空気は気道から排出される。しかし，強制呼出や活動時には，内肋間筋（主呼息筋）の収縮や胸郭自体の重さで胸郭が下がり，また，腹直筋などの補助呼息筋の収縮によって横隔膜が上方移動して，胸腔が縮小した結果，呼息が行われる。

3）呼 吸 数

呼吸数は，年齢，体温，体位，精神的興奮，肉体運動，外気温などによって影響を受ける（表5−6）。一般に，安静時の呼吸数は，成人では10〜18回/分であるが，新生児では40〜60回/分，学童期では20〜25回/分であり，成長による体重増加とともに減少してくる。

表5−5　呼吸筋

吸息筋	呼息筋
1. 主吸息筋 　外肋間筋 　横隔膜 2. 補助吸息筋 　斜角筋 　胸鎖乳頭筋 　上後鋸筋 　僧帽筋 　肩甲挙筋 　小胸筋	1. 主呼息筋 　内肋間筋 2. 補助呼息筋 　下後鋸筋 　腰方形筋 　腹直筋

表5−6　年齢と呼吸頻度

年　齢	呼吸頻度(回／分)
新 生 児	40〜60
1　歳	25〜35
2〜4歳	20〜30
5〜14歳	20〜25
成人（男）	10〜18
成人（女）	10〜18

出典）井上清恒，井上正子著：『現代生理学』，内田老鶴圃（1986）

（2）換 気 量

1）肺機能測定

肺に含まれる空気の容積や肺を出入りする空気の量を肺気量といい，肺気量分画の測定にはスパイロメーター（spirometer）とよばれる呼吸計で測定する（図5−32）。鼻をクリップでつまんで，口からだけ空気を出入りするようにする。スパイロメーターで測定したデータを図形化したものをスパイログラムという。

安静時の1回の呼吸による空気の吸入量あるいは呼出量を，1回換気量（1回呼吸

気量）といい，成人で約500 mlである（図5-33）。安静時の吸息の後に最大に努力して吸い込める空気量を予備吸気量（成人で約2.5 l），呼息後に最大に努力して吐き出すことのできる量を予備呼気量（成人で約1 l）とよぶ。しかし，どんなにできるだけ吐き出しても，まだ気道や肺には空気が残る。これを残気量といい，約1 lある。1回換気量と予備吸気量を合わせて深呼吸量といい，予備呼気量と残気量の和を機能的残気量，深呼吸量と予備呼気量を加算したものを肺活量という。また，肺活量と残気量を合わせて全肺気量という。肺活量は，年齢，性別，胸郭の大きさ，呼吸筋の状態，肺の弾性などの要因で異なるため，その判定には統計的に求めた肺活量の予測値に対しての割合，つまり％肺活量を用いる。肺活量予測値を示す式は多数あるが，その一例として次式がある。

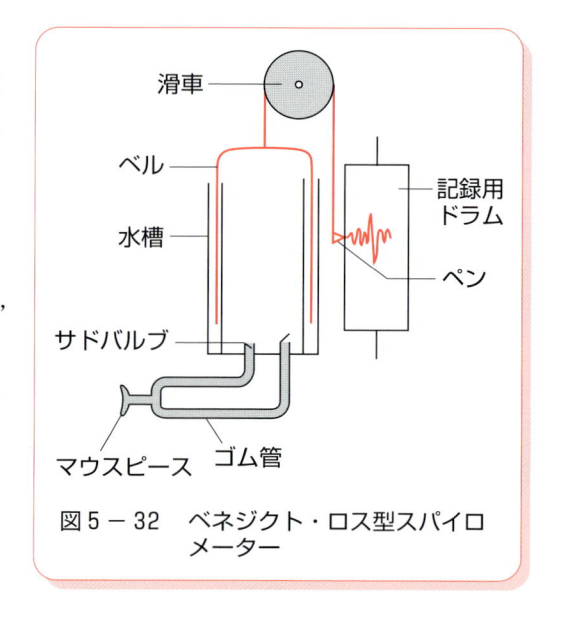

図5-32　ベネジクト・ロス型スパイロメーター

男性：肺活量予測値＝身長（cm）×［27.63－（0.112×年齢）］
女性：肺活量予測値＝身長（cm）×［21.73－（0.101×年齢）］

一般に，成人男子では3〜4 l，女子では2.5〜3.5 lの範囲内にある。

スパイロメーターでは，口から出入りする空気の量を測定しているだけで，最大の呼気を行った後に，肺の中に残存している残気量は，測定することはできない。そのため全肺気量や機能的残気量も，スパイロメーターでは測定できない。残気量の測定はガス希釈法によって測定することができる（図5-34）。血液にはほとんど溶解しな

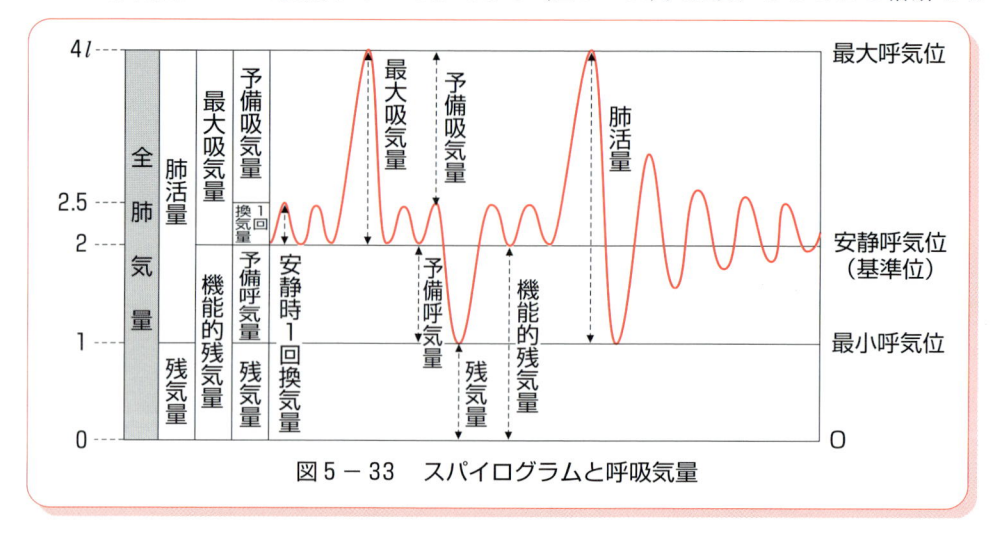

図5-33　スパイログラムと呼吸気量

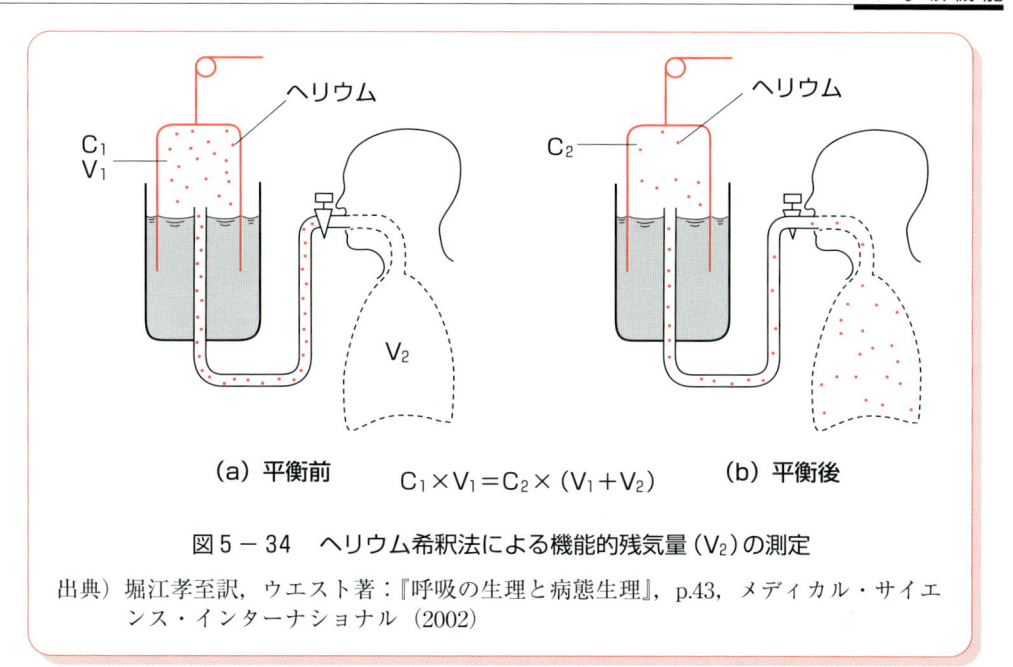

図5-34 ヘリウム希釈法による機能的残気量（V_2）の測定

出典）堀江孝至訳，ウエスト著：『呼吸の生理と病態生理』，p.43，メディカル・サイエンス・インターナショナル（2002）

い，既知濃度のヘリウムが含まれているスパイロメーターを被験者につなぎ，一定時間呼吸させれば，スパイロメーター内と被験者の肺内のヘリウム濃度は同じになる。スパイロメーター内容積を V_1，平衡前のスパイロメーター内ヘリウム濃度を C_1，肺の容積を V_2，平衡後の肺内ヘリウム量を C_2 とする。ヘリウムは全く血液に取り込まれないので，平衡前のヘリウム量は $C_1 \times V_1$ であり，平衡後のヘリウム量は $C_2 \times (V_1 + V_2)$ と等しい。したがって，肺の容積 $V_2 = V_1 (C_1 - C_2) / C_2$ となり，残気量を求めることができる。

2）努力呼出曲線

最大吸気レベルから，できるだけ速く，最大努力の呼出をして得られる肺活量のことを，**努力**（時間）**肺活量**という。この際の呼出曲線を記録紙あるいはモニターに記録したものを，**ティフノー**（Tiffeneau）**曲線**という。呼出しはじめて，1秒間あるいは3秒間に呼出した空気量を，その人の肺活量に対しての百分率で表したものを，1秒率あるいは3秒率とよび，気道の通過障害を表す指標として用いる（図5-35）。気道に通過障害がある場合，吸気時には胸腔内が陰圧になるため，気管が開くので，吸息は比較的容易にできる。しかし呼息時には，気道の狭窄が顕著になり，呼息のスピードが著しく

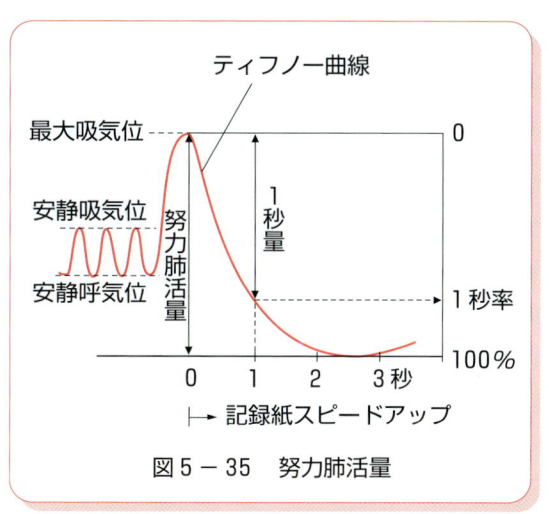

図5-35 努力肺活量

遅延する。1秒率，3秒率の正常域は，それぞれ70％以上と100％である。1秒率が70％未満のときに閉塞性障害とするのが一般的である。気管支喘息患者では，肺活量は正常でも，呼出障害のため1秒率が減少する。

(3) 肺のコンプライアンス

　横隔膜と外肋間筋の収縮により吸息が行われ，肺胞に空気が流入し肺は膨らむ。このときの肺や胸郭の膨らみやすさをコンプライアンス（compliance：伸張率）といい，単位圧力の増加当たりの肺や胸郭の容積の増加分に相当する。肺のコンプライアンスの正常値は約 210 ml／cmH$_2$O であり，これは 1 cmH$_2$O の内圧増加により，肺の容積が 210 ml だけ増加することを示す。このコンプライアンスには主に肺の膨らみやすさと気道抵抗が関係する。

(4) 肺胞の表面張力

　肺の膨らみには，当然肺胞の膨らみやすさが関係する。これを決定するのが肺胞の内壁を覆っているリン脂質の表面活性物質（サーファクタント）である。この主なものがフォスファチジルコリン（レシチン）であり，これらは一部の肺胞から産生され，肺胞の内面を覆い，表面張力を低下させる。この表面張力を低下させる働きこそが，大小さまざまなすべての肺胞がその形を維持させる原因でもある。これを理解するために，ラプラス（Laplace）の法則を用いて説明する（図5－36）。いま，直径が大きな肺胞と小さな肺胞が細い通路で結合した状態で隣り合って存在する場合を考える。ここで，大肺胞と小肺胞の半径をそれぞれ R と r，表面張力をそれぞれ T と t，内圧をそれぞれ P と p とすると，ラプラスの法則（球形構造物の内圧は，壁の張力に正比例し，球の半径に反比例する）より，$P = 2T/R$ と $p = 2t/r$ が成り立つ。つまり，$R > r$ だから，もし $T = t$ ならば，$P < p$ となり，小肺胞の空気は大肺胞へと流れ，小肺胞はついにはつぶれてしまう（無気肺）。これが繰り返されると，大肺胞はますます巨大化し，過膨張となり，正常の機能が営めなくなる。しかし，実際には小肺胞はつぶれずに存

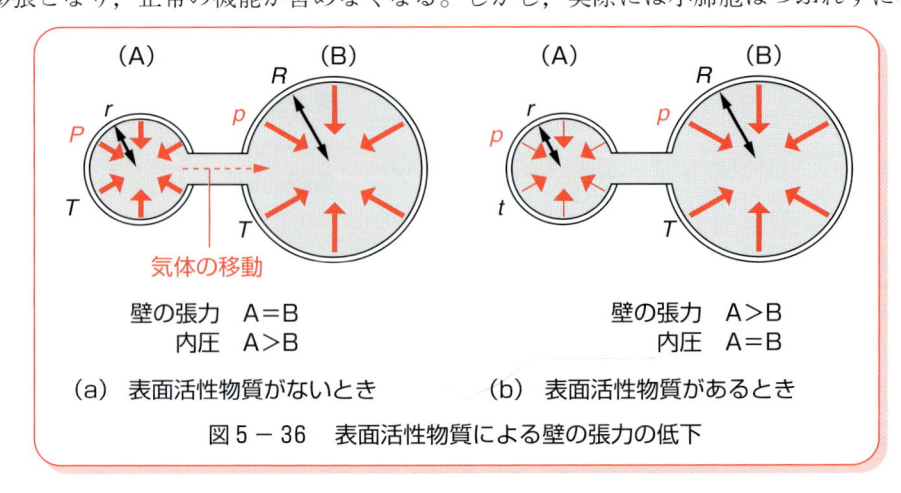

壁の張力　A＝B
内圧　　　A＞B

(a) 表面活性物質がないとき

壁の張力　A＞B
内圧　　　A＝B

(b) 表面活性物質があるとき

図5－36　表面活性物質による壁の張力の低下

在する。これは肺胞表面に，肺胞上皮細胞から分泌されたフォスファチジルコリンが内面を広く覆っているからである。この物質は，肺胞が縮小し密度が増加すると，互いの反発力を強めて，その表面張力を低下させる。したがって肺胞が小さいほど，その表面張力は小さくなるので，$2\,T/R = 2\,t/r$ が成り立ち，つまり $P = p$ となり，肺胞内の空気の移動は起こらないことになる。このような物質を肺胞表面活性物質という。肺血栓症や長年の喫煙者でこの物質の低下がみられる。一方，新生児，特に未熟児の場合，この表面活性物質の産生が不十分のために，しばしば肺のさまざまな部位で無気肺を起こし，呼吸困難となる（新生児呼吸窮迫症候群）。

(5) 呼吸死腔

鼻腔から肺胞に達するまでの空気の通り道，すなわち気道部分では血液とのガス交換は行われない。したがって，安静呼吸の際には約 500 ml の空気を吸入しているが，このうち肺胞に達してガス交換にあずかるのは約 350 ml である。残りの 150 ml は気道部分に存在する空気であり，これを呼吸死腔という。スパイロメーターで測定される1回換気量とは別に，肺胞と血液とのガス交換に関与している呼吸気量を肺胞換気量とよび，次式で表すことができる。

$$\text{肺胞換気量（350 ml）} = \text{1回換気量（500 ml）} - \text{死腔量（150 ml）}$$

すなわち，例えば水中で，容積 350 ml のチューブを口にくわえてチューブの先端を水面に出して呼吸しようとする場合，1回換気量が 500 ml であると，死腔量（150 ml）を除くと 350 ml しか残らず，これではせっかく吸った空気はチューブ内を行きつ戻りつするのみで肺胞まで達しえなく，死んでしまうことになる。

(6) ガス交換

1) 吸気と呼気の組成

ヒトが安静呼吸のときに身体中の組織が消費する O_2 量は，約 250 ml／分であり，この O_2 が体内での代謝に使用された結果，CO_2 が約 215 ml／分生じる。したがって O_2 は吸気中に多く，CO_2 は呼気中に多い（表5-7）。不活性ガスである窒素（N_2）にはほとんど差がない。肺胞の中の空気を肺胞気といい，死腔の存在のため肺胞気は呼気よりも O_2 は少なく，CO_2 は多い。

表5-7　ガス分析値

	分圧（mmHg）					
	吸気	呼気	肺胞気	動脈血	静脈血	組織
O_2	158.0	116	100	95	40	40
CO_2	0.3	32	40	40	46	46
N_2	596.0	565	573	573	573	573
水蒸気	5.7	47	47	47	47	47
計	760	760	760	755	706	706

出典）武藤　浩，椙江　勇，柴田幸雄，木村忠直：栄養・健康科学シリーズ『解剖生理学』（改訂第2版），表5-1，p.64，南江堂（1994）

2）肺におけるガス交換

気道を経て肺胞に取り入れられた空気の約21％はO_2であり，この一部が，肺胞内壁表面の水分に溶け込んで，厚さ$0.2 \sim 0.6 \mu m$の薄膜である肺胞壁を拡散して，周りを取り巻く毛細血管内へと移動していく（図5－37）。そしてその大部分のO_2が赤血球の中のヘモグロビン（Hb）に取り込まれる。一方，代謝の結果，細胞で産生されるCO_2は，大部分が血漿に溶け込んで肺胞に運ばれて，そこからガスとして，O_2と逆の経路で細胞から，肺胞気中へと排出される。呼気には約16％のO_2が含まれている。肺胞気と血液の間のO_2とCO_2の拡散は完全に受動的であり，それぞれのガスの肺胞気と血液中の分圧（空気のような混合気体の場合，O_2，CO_2，水蒸気などの各成分が示す圧力）に比例して移動する。分圧は混合ガスの全圧力（760 mmHg）を各成分のガス濃度によって比例配分したものである。

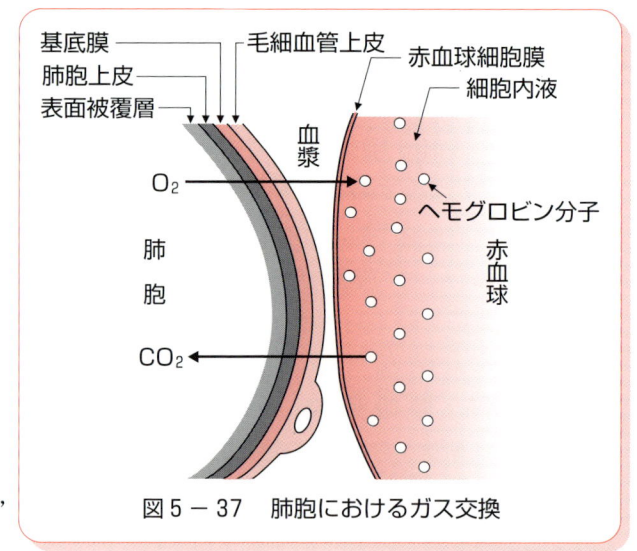

図5－7に示したように，安静呼吸での肺胞気では，O_2分圧は100 mmHg，CO_2の分圧は40 mmHgである。血液では，動脈血と静脈血で異なり，動脈血のO_2分圧は95 mmHg，CO_2の分圧は40 mmHgであり，静脈血のO_2分圧は40 mmHg，CO_2の分圧は46 mmHgである。つまり，肺胞気O_2分圧は100 mmHgであり，静脈血のO_2分圧は40 mmHgであるので，O_2は肺胞気から静脈血へと移動する。CO_2の分圧は，肺胞気で40 mmHgであり，静脈血で46 mmHgであるので，静脈血から肺胞気へと移動する。また，動脈血と組織（細胞）においても同様である。このように呼吸によるガス交換は，ガス分圧が高いほうから低いほうへと移行する拡散現象によって行われる。

3）酸素の運搬と酸素解離曲線

一般に，気体が液体中に溶け込むときには，物理的および化学的溶解がある。物理的溶解とは，気体が分子のままで溶液中に存在する場合をいい，化学的溶解とは，液体中の成分と化学的結合をして存在する場合をいう。分圧の差に従って，肺胞気から血液へと移動したO_2は，この両溶解形態をとって血液中に溶け込む。しかし物理的溶解の量はごくわずか（血液中全O_2量の約1.5％）であって，大部分のO_2は赤血球の中に存在するヘモグロビンと化学的に結合した化学的溶解である。したがって血液中では，ヘモグロビンがO_2を運搬する役割を果たしている。ヘモグロビンは鉄1原子をもったヘムという赤い色素部分とグロビンというたんぱく質とが結合したものが4個集まったもので，分子量は約68,000である。ヘモグロビンがO_2と結合すると酸素化ヘモグロ

2. 呼吸機能

ビンになるが，この結合は O_2 分圧によって変化する。

$$Hb + O_2 \rightleftarrows HbO_2$$

　この関係を示したものをヘモグロビンの**酸素解離曲線**といい，O_2 分圧が高くなるほど酸素飽和度は 100％に近づく（図5-38）。逆に O_2 分圧が低下すると O_2 と結合する酸素化ヘモグロビンの量は下がり，この曲線は緩やかなS字状をしている。このことは O_2 分圧が低いところでは，わずかな O_2 分圧の低下が酸素化ヘモグロビンからの大量の O_2 の解離が起こることを意味し，O_2 分圧が高いところでは，それ以上に O_2 分圧が高くなっても，血液中の O_2 溶解量はそれほど増えないことを意味している。肺胞気の O_2 分圧は 100 mmHg であり，組織でのそれは 40 mmHg であるので，肺胞では O_2 と結合しやすく，組織では O_2 を放出しやすいことがわかる。この曲線は O_2 分圧だけでなく，pH，CO_2 の分圧，温度の影響を受ける。代謝が活発な組織では，pH の低下，CO_2 の分圧の上昇，熱産生が起こる。このとき酸素解離曲線は右方に移動する（ボーア効果）。つまり，代謝が活発な組織を流れる血液では，ヘモグロビンからの O_2 の解

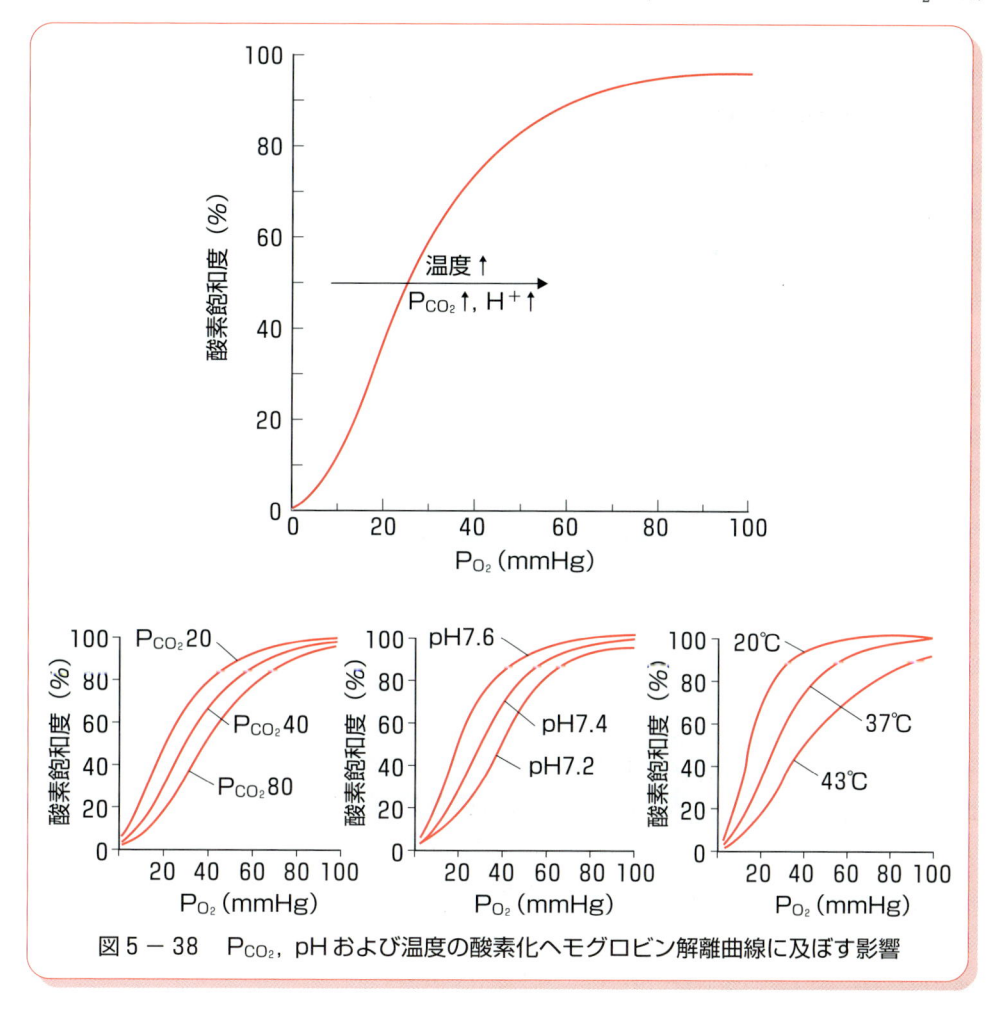

図5-38　P_{CO_2}，pH および温度の酸素化ヘモグロビン解離曲線に及ぼす影響

離がしやすく，組織に十分な O_2 を供給することができる。

- **一酸化炭素中毒**：一酸化炭素（CO）のヘモグロビンに対する結合力は，O_2 の約 200 倍以上も高いので，O_2 と CO が共存した場合，ヘモグロビンは CO との結合を優先する。いったん，この結合が起こるとなかなか解離しにくいので，その結果，ヘモグロビンと O_2 との結合が妨げられ，血液中の O_2 は不足し，生命が危機に陥る。これを一酸化炭素中毒という。

4）炭酸ガス運搬

代謝の結果，組織（細胞）で生じた CO_2 は，血液中に溶解して肺胞まで運ばれる。その場合，O_2 と同様に，血液中への物理的溶解はわずか（約 10％）であって，残りの大部分は化学的溶解である。CO_2 は血漿中の水と反応して炭酸（H_2CO_3）となり，炭酸は水素イオン（H^+）と重炭酸イオン（HCO_3^-）に解離する。この反応は炭酸脱水酵素（CA）が仲立ちをする（図5-39）。すなわち，

$$CO_2 + H_2O \rightleftarrows H_2CO_3 \rightleftarrows H^+ + HCO_3^- \quad \cdots\cdots (1)$$

血漿には血漿たんぱく質が存在するが，これはこの解離した H^+ を中和する作用をもつ。H^+ が中和されれば，さらにこの反応は右に進むことになる。

血漿たんぱく質中のアミノ基（$-NH_2$）と CO_2 が反応して**カルバミノ化合物**（$R-NHCO_3^-$）が形成され，その際生成する H^+ は，血漿たんぱく質により中和される。

$$CO_2 + R-NH_2 \rightleftarrows H^+ + R-NHCOO^-$$

組織（細胞）で生じた CO_2 は，拡散して赤血球内に入り，そこに存在する炭酸脱水酵素の働きで生成された H^+ は，ヘモグロビンにより中和され，過剰な HCO_3^- は血漿中へと出ていく。この際，塩化物イオンが HCO_3^- の代わりに赤血球へ入る（クロリド

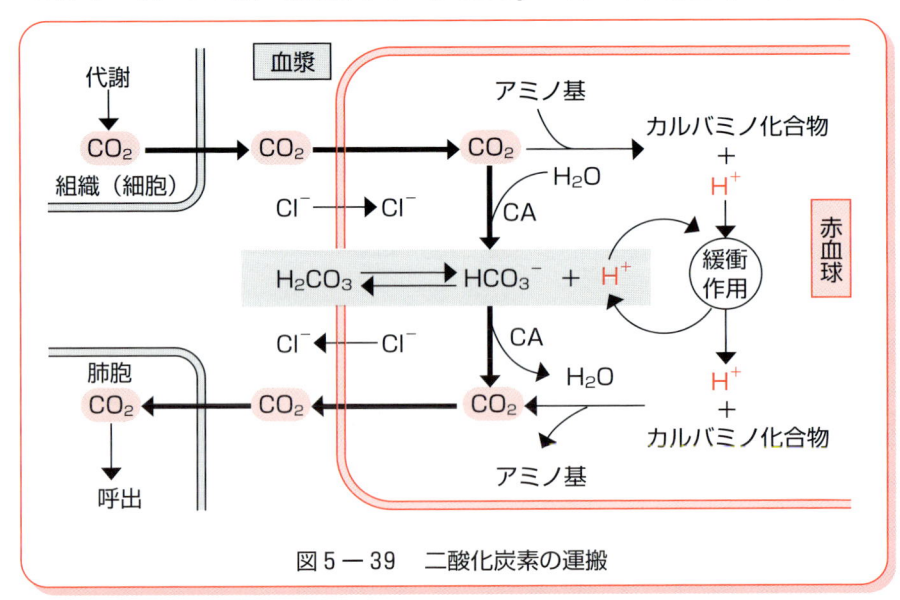

図5-39 二酸化炭素の運搬

シフト）。

このようにCO_2は化学的溶解が全体の約90％を占め，その内訳は重炭酸塩として約65％，カルバミノ化合物として約25％である。

（7）酸塩基平衡

生体内でH^+が増加するとアシドーシス，OH^-が増加するとアルカローシスとなるが，これらのイオンを直ちに処理あるいは中和し，体液のpHを一定に保つ作用がある。これを緩衝作用という。これには，ヘモグロビン緩衝系，血漿たんぱく質緩衝系，リン酸緩衝系，炭酸・重炭酸塩緩衝系があるが，この中でもっとも重要なのが炭酸・重炭酸塩緩衝系である。血液中のCO_2は呼吸によって，重炭酸イオン（HCO_3^-）は腎臓によって調節されている。

式（1）のように，生体で産生されたCO_2は，血液中で炭酸を形成し，水素イオン（H^+）を放出する。この反応は短時間に進行して平衡に達し，その際は質量作用の法則より，次式で表される。

$$K = \frac{[H^+][HCO_3^-]}{[CO_2]} \quad \cdots\cdots(2)$$

ここで，Kは解離定数で，温度，電解質濃度が一定のときは一定値を示す。式（2）の両辺の対数にすると，

$$\log K = \log[H^+] + \log\frac{[HCO_3^-]}{[CO_2]} \quad \cdots\cdots(3)$$

となる。ここで，$pH = -\log[H^+]$，$pK = -\log K$であるので，式（3）は，

$$pH = pK + \log\frac{[HCO_3^-]}{[CO_2]} \quad \cdots\cdots(4)$$

となり，この式をヘンダーソン・ハッセルバルヒ（Henderson-Hasselbalch）の式といい，血液のpHを決める上で重要である。通常，動脈血では$pK = 6.1$，$[HCO_3^-] = 24\,mM$，$[CO_2] = 1.2\,mM$であるので，式（4）から

$$pH = 6.1 + \log\frac{24}{1.2} = 7.4$$

となる。一般に，動脈血のpHは，7.4±0.04の非常に狭い範囲に調節されている。
血液のpHが正常値よりも低い場合をアシドーシス，高い場合をアルカローシスとよぶ。呼吸や代謝異常によって起こり，呼吸器疾患などによって呼吸障害が起こり，CO_2濃度が上昇して起こったのを呼吸性アシドーシスといい，逆に過換気などでCO_2濃度が低下して起こったのを呼吸性アルカローシスという。

2.3　呼吸機能調節

ヒトは，通常，無意識的に吸息と呼息を繰り返している。これは脳幹にある呼吸中枢によって調節されているからである（図5－40）。また，ヒトは随意に呼吸を一定の間止めたり，逆に速めたり，あるいは深呼吸をすることができる。このような呼吸運動は大脳皮質（高位中枢）にある**随意呼吸運動中枢**のもとで行われている。興奮すると呼吸が荒くなったりするのは，この高位中枢の影響を受けるからである。一般に呼吸中枢というのは脳幹にあるものを指す。この呼吸運動は多くの機能が互いに協調して行われている。呼吸運動の周期と大きさは，肺胞内のO_2濃度，CO_2濃度を一定に保つために，呼吸中枢とそのほかの機構によって調節されている（図5－41）。

(1) 呼 吸 中 枢

呼吸中枢は脳幹の脳橋から延髄にかけて広く分布している。

1) 延髄の吸息と呼息中枢

吸息中枢は延髄の網様体（もうようたい）の腹部側にあり，自動的に周期的な興奮を繰り返す。それより背部に呼息中枢がそれぞれ左右一対ある。左右の中枢には密接な神経性連絡があり，互いに拮抗的に働く（図5－40）。吸息のときには**吸息中枢**が呼吸筋にインパルスを送り，呼吸筋を収縮させて吸息運動が起こる。吸息中枢が刺激されている間は吸息状態が持続する。安静時の呼息のときには**呼息中枢**はほとんど作用せずに吸息中枢を抑制する。その結果，吸息筋の弛緩によって呼息が受動的に行われる。吸息中枢を刺激した場合は数分間で吸息に移行する。吸息中枢と呼息中枢を同時に刺激すると，吸息運動がみられることから，吸息中枢が優位にあるといえる。基本的に呼吸の自動性と周期性はこの吸息中枢によるが，この活動も上位の中枢や末梢の受容器からの情報によって調節されている（図5－41）。

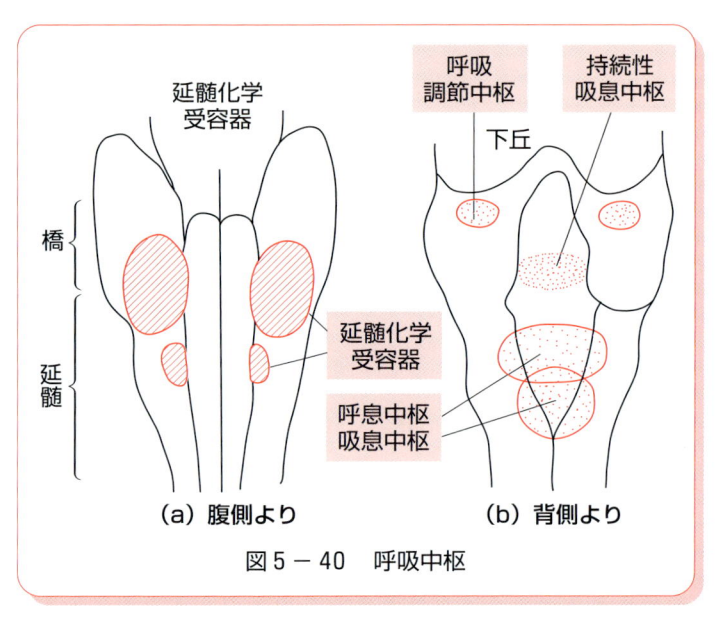

2) 脳橋の呼吸調節中枢

脳橋の上部背面の両側には**呼吸調節中枢**があり，延髄の吸息中枢からの刺激を受けて，呼息中枢へインパルスを送り呼息に移行させて，結果的に吸息と呼息が周期的に起こる。

図5－40　呼吸中枢

図5－41　呼吸の調節

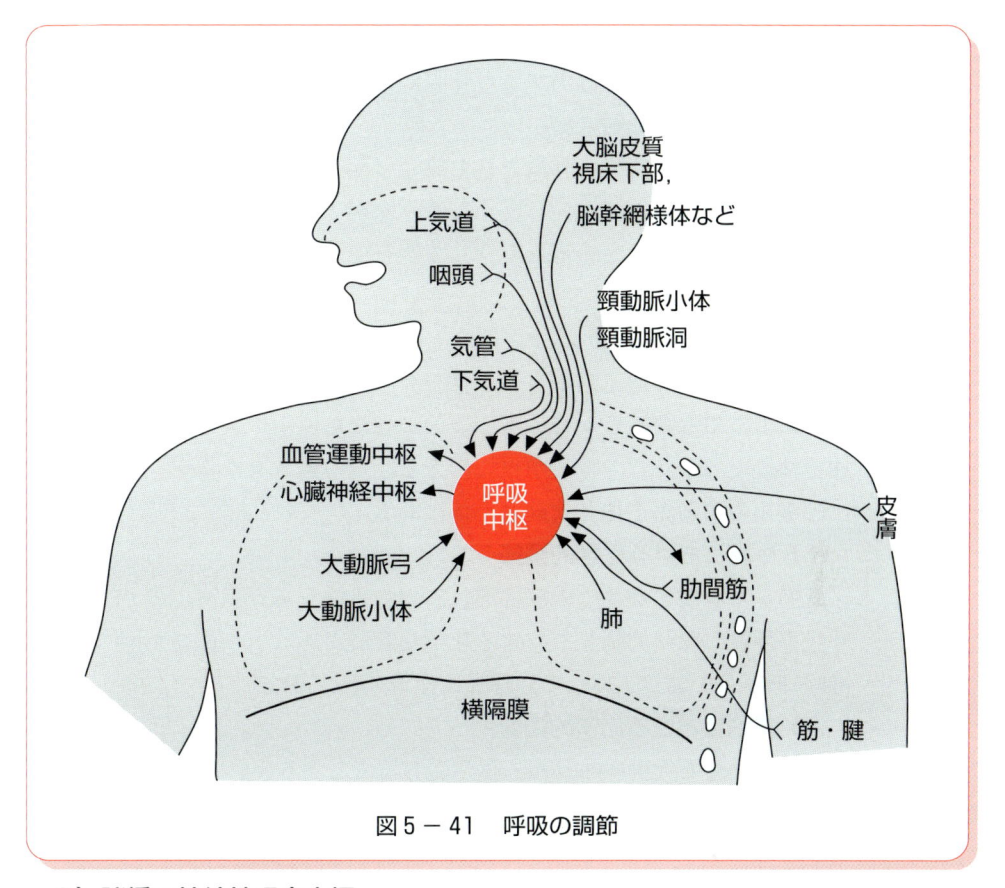

3）脳橋の持続性吸息中枢

脳橋の下部の神経細胞には延髄の吸息中枢の働きを活性化するものがあり，この一群の細胞集団を持続性吸息中枢という。呼吸中枢を刺激する神経を切断すると，長く持続する吸息がみられる。この事実は呼吸中枢それ自体で周期的活動をしていることを示す。

（2）呼吸の反射的（神経性）調節

1）ヘーリング-ブロイエル反射

吸息によって肺が広がると，肺胞壁にある伸展受容器が興奮して，迷走神経を介してその刺激を吸息中枢や持続性吸息中枢へ伝えて，これらの働きを抑制する。その結果，反射的に呼息に移行する。一方，呼息の終わりには肺胞が収縮すると，吸息中枢への抑制が低下して，吸息中枢が再び興奮し，吸息が起こる。この肺の伸展に伴って起こる迷走神経を介する一連の呼吸反射を，ヘーリング-ブロイエル（Hering-Breuer）反射という。

2）圧受容器からの反射

脳へ行く頸動脈が左右に分岐している付近にある頸動脈洞と，心臓から直接出ている大動脈弓の付近にある大動脈洞には圧受容器がある。血圧が上昇すると，この受容

器を介して反射的に動脈血圧を低下させるとともに，呼吸中枢に作用して呼吸運動を抑制する。逆に血圧が低下すると呼吸が活発になる。

3）そのほかの反射

気管や上部気道粘膜が刺激された場合に起こる反射に，くしゃみや咳がある。鼻腔内への刺激は三叉神経を介してくしゃみが起こり，咽頭や喉頭刺激では，それぞれ舌咽神経・迷走神経と交感神経を介して咳を生じる。

（3）呼吸の化学的調節

呼吸中枢には，前述のように神経を介しての調節が主であるが，血液性状の化学的変化によっても調節されている。このような血液中の変化を化学受容器が探知して，迷走神経などを介して呼吸中枢に伝える。この働きをする**化学受容器**は，中枢の延髄と，末梢の頸動脈小体と大動脈小体にある。

1）中枢における化学的調節

延髄から脳橋にかけての脳幹部に，細胞外液や脳脊髄液中の**pHの変化**を探知して，呼吸を促進したり抑制したりする化学受容器がある（⇨p.156，図5－40）。すなわち，pHの低下（H^+濃度上昇）で，呼吸は促進され，pHの上昇で，抑制される。

2）末梢における化学的調節

頸動脈小体と大動脈小体は，化学受容器でもあり，血中のO_2分圧減少，CO_2分圧上昇，pHの低下などにより，頸動脈洞神経や迷走神経を介して，吸息中枢を刺激して呼吸を促進する。

（4）呼 吸 型

正常な呼吸周期は，吸息期に続く呼息期がやや長く，その後一定の休息期をおいて再び吸息期が始まるという規則的なものである。しかし，この呼吸周期は呼吸中枢の条件によって，さまざまに変化する。呼吸の頻度や深さ，規則性などの変化により，異常呼吸型（病的呼吸型）となる（図5－42）。

1）呼吸の頻度による分類

① **頻呼吸（速呼吸）**：深さはほとんど変わらず，一般に頻度が1分間に24回以上のものをいう。心因性呼吸促進（ヒステリーなど）がその例である。

② **徐呼吸（遅呼吸）**：深さはほとんど一定で，一般に頻度が1分間に12回以下のものをいう。睡眠時や麻酔薬投与時にみられる。

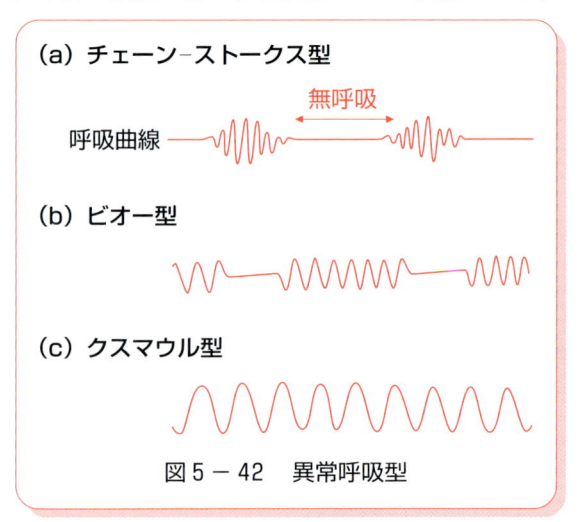

図5－42　異常呼吸型

(a) チェーン-ストークス型　呼吸曲線　無呼吸

(b) ビオー型

(c) クスマウル型

③ **無呼吸**：通常呼吸後，一時的に呼吸が停止した状態で，睡眠時無呼吸症候群がその例である。

2) 呼吸の深さによる分類

① **過呼吸**：頻度はほとんど変化せずに，深さが増大するものをいう。運動後などにみられる。

② **減呼吸（浅呼吸）**：頻度はほとんど変わらず，浅い呼吸をいう。肺気腫（はいきしゅ）などの際にみられる。

3) 呼吸の頻度と深さによる分類

① **多呼吸**：頻度と深さが同時に増大するものをいう。この状態を呼吸促迫（そくはく）という。

② **少呼吸**：頻度と深さが同時に減少するものをいう。少呼吸の極端な例が無呼吸である。

4) 周期性および非周期性による分類

① **非周期性呼吸**：呼吸筋麻痺時の麻痺型呼吸や，気道狭窄（きょうさく）による無酸素型呼吸がある。

② **周期性呼吸**：呼吸の頻度と深さの一方，またはその両方が周期的に変化するもので，一般に，頭蓋内疾患などで呼吸中枢の興奮性低下によることが多い。

　a．**チェーン-ストークス（Cheyne-Stokes）型呼吸**：無呼吸の状態が数秒から十数秒持続後，次第に深い呼吸が始まり，次いで過呼吸の状態の後，再び浅くなりついには無呼吸になる型である。脳疾患，心不全，尿毒症，各種中毒や臨終時にみられる。この呼吸型の主な成因は，呼吸中枢の機能低下による。そのために呼吸が浅くなり，ついには無呼吸となり，血液中の CO_2 分圧が上昇する。これが頸動脈小体と大動脈小体を介して，呼吸中枢を刺激し，呼吸を促進する。これにより CO_2 分圧が低下して，再び呼吸中枢の興奮性が低下し，無呼吸となる。この繰り返しによるものがこの型である。

　b．**ビオー（Biot）型呼吸**：呼吸の頻度と深さは一定であるが，突然中断されて無呼吸になり，その後，元に戻るのを繰り返す呼吸型である。まれではあるが，髄（ずい）膜炎（まくえん），脳腫瘍，脳炎，脳外傷時にみられ，一般に頭蓋内圧亢進を伴うことが多い。

　c．**クスマウル（Kussmaul）型呼吸**：呼吸の深さが異常に増加し，頻度が低下した規則的な呼吸型で，重症の糖尿病や尿毒症時のケトアシドーシスの際に出現する。

3．泌尿機能

3.1 泌尿器系の構成

泌尿器系は腎臓，尿路（尿管，膀胱，尿道）から成っている。このうち腎臓（kidney）はからだの恒常性の維持（老廃物，血漿中の無機イオン，体内の水分量，浸透圧の調節）を行うために尿の生成を行っている。また内分泌機能も有しエリスロポエチンの分泌，Ca^{2+} 代謝調節機能なども有している。尿管（ureter）は腎臓で生成された尿の経路となり，膀胱（urinary bladder）に尿を送っている。膀胱は生成された尿の一時的な貯留場

第5章　調節されて恒常性を維持する器官系

所となっている。膀胱に貯留された尿は反射的に**尿道**（urethra）を通って体外に排出される。

（1）腎臓の構造

腎臓は左右に1個ずつ，つまり**一対**存在している。その腎臓の実質は腎皮質（皮質）と腎髄質（髄質）から成っている。皮質は**腎小体**（renal corpuscle）を主体とする組織から成り，腎小体の中には細動脈のかたまりである**糸球体**がある。**髄質**は尿細管および集合管から成っていて錐体を形成し腎杯および腎盤（腎盂）につながっている。錐体と錐体の間には葉間動静脈が走行している。皮質と髄質の境には弓状動静脈が走行している（図5-43（a））。

腎小体と尿細管および集合管を合わせたものを**腎単位**（ネフロン：nephron）とよぶ。これは腎臓機能の最小単位となる。ネフロンを構成している腎小体および近位および遠位尿細管は腎皮質に存在している。尿細管の屈曲部（**ヘンレ係蹄**：loop of Henle）は腎髄質にまで下降（下行脚）した後，腎皮質まで上行（上行脚）し，**遠位尿細管**となり，集合管へ連絡する。弓状動脈の枝は輸入細動脈となり腎小体に入る。腎小体から出た輸出細動脈は毛細血管となり尿細管の表面を覆い，からだに必要な物質の再吸収を行っている（図5-43（b））。集合管は錐体を形成し，腎杯および腎盤（腎盂）へつながる。髄質近くの腎小体から出た輸出細動脈は髄質まで下降して，直血管を構成し髄質とこの血管の間で無機イオンなどの除去を行うことによって浸透圧の調節を行い，弓状静脈にかえる。

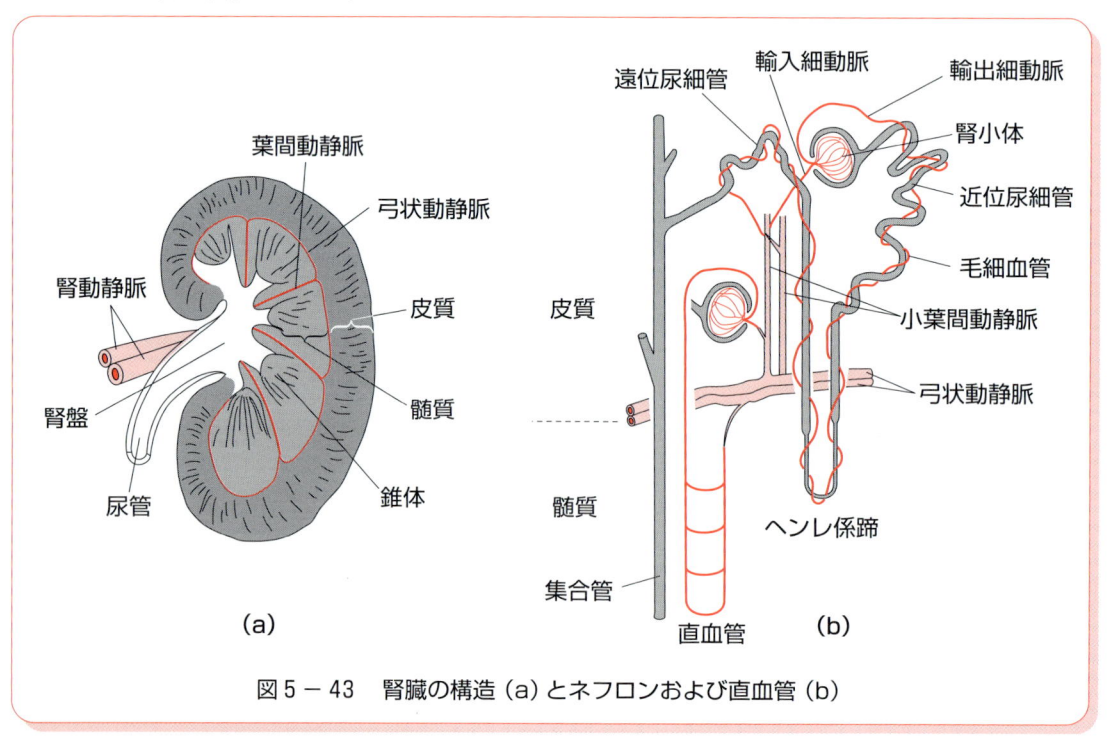

図5-43　腎臓の構造（a）とネフロンおよび直血管（b）

3.2 腎臓の機能

腎臓は体液の恒常性を維持するために体内で代謝の結果産生された体液を酸性化する物質の除去，体液中の無機イオンのバランス（余剰の無機イオンの排出，再吸収），体液の量を一定にするなどの働きをもっている。また，ホルモン（エリスロポエチン：erythropoietin）の分泌を行い，骨髄での赤血球の産生を調節している。これらの機能が低下した場合には病的症状が発生する。

腎臓の機能は以下の四つの項目にまとめることができる。

① 体内の代謝産物で不要な物質の除去および必要な物質の再吸収。
② pHと浸透圧を一定に保つ。
③ 水を排出あるいは再吸収して血液量を一定に保つ。
④ ホルモン（エリスロポエチン）の分泌。

(1) 尿の生成

体内の恒常性の維持のためには血漿中に溶存している代謝の結果生じた老廃物，過剰に摂取された無機イオン類は尿（urine）の生成の過程で体外へ排出されなければならない。そのためには血液内に溶存している老廃物などの排出（ろ過）および余剰の水，無機塩類の排出が必要であるが，一方では体内で必要とする水，エネルギー源，浸透圧を維持するたんぱく質および無機塩類は体内に保持（再吸収）しなければならない。これらの一連の過程を行っているのが腎臓であり，腎機能の最小単位であるネフロンである。

1) 尿の成分

尿量は一日の飲水量および発汗量によって増減するが，平均的な尿量は男性で1.5〜2.0 l/日，女性で1.0〜1.5 l/日となっている。比重は1.012〜1.028で尿量が多い場合，比重は減少し，尿量が少ない場合は比重が増加する。pHは5〜7となっているが，動物性食品を多摂取すると酸性（リン酸塩，硫酸塩）に，植物性食品を多摂取するとアルカリ性（中性リン酸塩，炭酸塩）に傾く。尿の色調は尿量により変わるが，ウロクロムの色調により淡黄色から黄褐色となる。尿は4〜6%の固形成分を含んでいる。尿に含まれている主な成分を表5-8に示す。

2) 糸球体におけるろ過

腎臓を流れる血液量は心臓から拍出された血液量の約1/5〜1/4が通過している。安静時の腎血流量と糸球体ろ過量は表5-9のようになっている。

腎小体では血液中の細胞成分および分子量の大きなたんぱく質以外のすべての成分はろ過によってボーマン嚢（Bowman's capsule）内に入る。ここでろ過され，ボーマン嚢内に出たろ過液を原尿とよぶ。糸球体におけるろ過量は一日当たり160〜180 lで糸球体血漿流量の約20%に相当する。

ろ過の原動力となっているのは糸球体の毛細血管の血圧である。糸球体を流れる血液の血圧は60〜80 mmHgと常に一定になっているが，血漿中の膠質（血漿たんぱく質）

表5−8　尿に含まれている主な成分の排出量　（g／日）

無機成分		有機成分	
食塩	10〜20	尿素	25〜35
カリウム	1.5〜3.5	クレアチニン	1.0〜1.5
カルシウム	0.1〜0.4	アンモニア	0.5〜1.0
マグネシウム	0.1〜0.3	尿酸	0.3〜1.0
リン酸塩	2.5〜3.5	馬尿酸	0.1〜0.7
硫酸塩	1.5〜2.5	ケトン体	0.04〜0.05
炭酸塩	0.8	ウロクロム	0.4〜0.7
		ウロビリノーゲン	0.0002〜0.0004

表5−9　腎血流量と糸球体ろ過量の関係

性別	腎血流量	糸球体ろ過量
男子	1,000 ml／分	110 ml／分
女子	800 ml／分	100 ml／分

による膠質浸透圧（25〜30 mmHg）およびボーマン嚢内圧（15〜20 mmHg）によって実際のろ過圧は約10〜40 mmHgとなり，この圧差により血漿成分がろ過されてボーマン嚢内に入る。腎小体内の毛細血管とボーマン嚢が接するところでは基底膜を境とし，毛細血管側に血管の内皮細胞が約100 nmの間隔で存在し，ボーマン嚢側ではこの基底膜がボーマン嚢の上皮細胞に覆われている。この上皮細胞は基底膜に接する部位で約20〜50 nmの間隙をつくった網目状の構造をして内面を覆っている。血漿のろ過はこの構造を介して行われるために，この間隙を通過することのできる物質のみがボーマン嚢内に押し出されることになる（図5−44 (a), (b)）。

　糸球体における血圧は動脈血圧の変動が80〜180 mmHgの範囲内であれば常に糸球体血圧の正常血圧である60〜80 mmHgに保たれているが，それ以下および以上に血圧がなった場合にはその調節作用は消失する。糸球体におけるろ過圧は下記のように書き表すことができる。

〔ろ過圧〕　＝　〔血圧〕　−　〔膠質浸透圧〕　−〔ボーマン嚢内圧〕
（約10〜40 mmHg）　（60〜80 mmHg）　（25〜30 mmHg）　（15〜20 mmHg）

3）尿細管の機能

　尿の濃縮および希釈に関しては，腎皮質と腎髄質にかけて存在しているヘンレ係蹄の上行脚と下行脚の間でみられる濃度勾配の対向流増幅系によって形成される（図5−45 (a)）。また髄質に走行している直血管とヘンレ係蹄との間での対向流交換系は髄質中の浸透圧勾配を形成し，髄質を養い，再吸収された物質の除去を行うなどの重要な働きを行っている（図5−45 (b)）。これは両者の間で行われている水とNa^+の交換が関与している。

（2）尿細管における尿の浸透圧および再吸収

1）浸透圧

　腎小体でろ過され形成された原尿の浸透圧（osmotic pressure）は約300 mOsm／kgH_2O

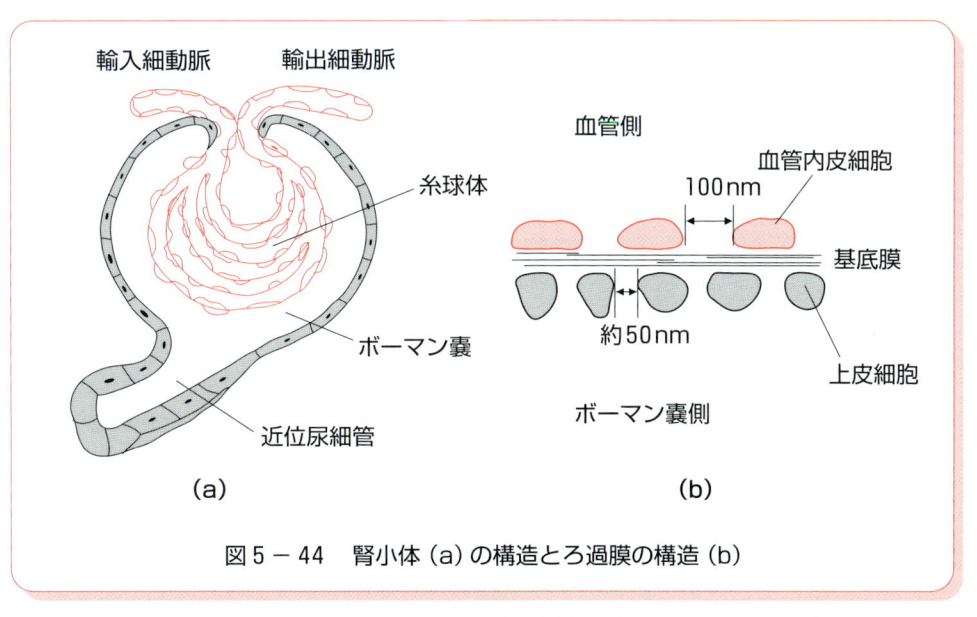

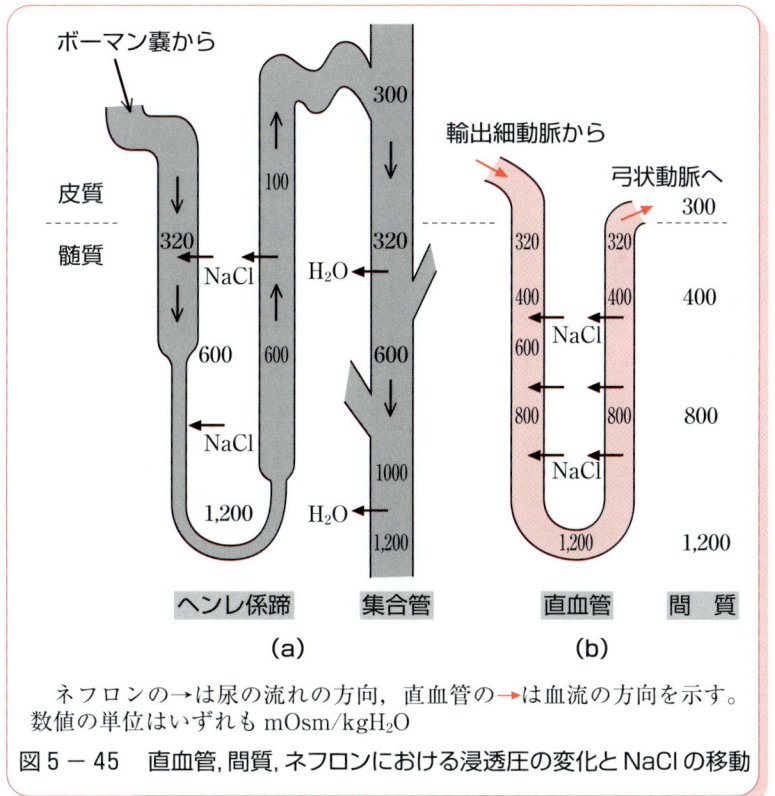

図5-44 腎小体(a)の構造とろ過膜の構造(b)

ネフロンの→は尿の流れの方向，直血管の→は血流の方向を示す。
数値の単位はいずれも mOsm/kgH₂O

図5-45 直血管，間質，ネフロンにおける浸透圧の変化とNaClの移動

で血漿の浸透圧とほぼ等しくなっているが，尿細管の各部位における浸透圧は血漿に対して下記のようになり，最終的には水が吸収され血漿の浸透圧より高い尿が生成され尿管を経て膀胱に送られる（図5-45(a)）。

① 近位尿細管では血漿（約 300 mOsm/kgH₂O）に対して等張。

② ヘンレ係蹄の屈曲部では血漿に対して高張（1,200 mOsm／kgH$_2$O）。
③ 遠位尿細管では血漿に対して低張（100 mOsm／kgH$_2$O）。
④ 遠位尿細管の後の部位および集合管では水の再吸収が行われ，集合管の最後の部位では血漿に対して高張（1,200 mOsm／kgH$_2$O）となるが，体液の浸透圧の状況により，種々の濃度の尿として腎盂に排出される。

2）水と Na，その他の物質の再吸収

無機塩類，糖，たんぱく質などのように体に必要な物質の再吸収は尿細管の各部位により異なる。各部位で再吸収される物質は下記のようになっている。

① 近位尿細管

Na の大部分と水，グルコース，アミノ酸，アセト酢酸などの代謝に利用される物質の再吸収が行われる。

グルコースとアミノ酸の再吸収は Na$^+$ の再吸収に対して依存性をもっている。血漿中の糖量が 200 mg／100 ml 以上になると近位尿細管における糖の再吸収量能力を超えるために尿中に糖の排出が認められるようになる。糖尿病での尿量の増加は，吸収されずに残っている糖による尿の浸透圧の上昇による。

② ヘンレ係蹄下行脚

NaCl の透過性に比べて水の透過性が高く，管腔内より組織への水の移行が起こり，管腔内の尿の浸透圧の上昇が起こる。また尿素が組織より管腔内へ受動的に拡散する。

③ ヘンレ係蹄上行脚

管腔内から組織へ NaCl が能動的に輸送されるために管腔内の浸透圧の低下が起こる。

④ 遠位尿細管

副腎皮質ホルモン（アルドステロン：aldosterone）による Na$^+$ の再吸収の促進により，それに伴って水の再吸収が起こり，その結果として体液の増加が観察される。またこのホルモンの存在下において K$^+$ の排出の促進が行われる。抗利尿ホルモン（antidiuretic hormone：ADH，バソプレッシン：vasopressin）がないときには管腔内から組織への水の透過はほとんどないことから，低浸透圧の尿の生成が行われる。抗利尿ホルモンが全くないときには水の再吸収が起こらないために尿の生成が多くなる。

⑤ 集　合　管

抗利尿ホルモンが十分にあると水が再吸収されて高張の尿が形成されるが，抗利尿ホルモンが十分にないときには遠位尿細管と同様に水の再吸収が起こらないために尿量の増加が起こる。

3）分　　泌

尿細管においては再吸収の作用のみではなく物質によって組織から尿細管への物質の分泌が行われ，体内に不要な物質が排出されている。各部位において分泌される物質は下記のような物質である。

① 近位尿細管

H$^+$，パラアミノ馬尿酸，薬剤（サルファ剤，ペニシリンなど），色素などが尿中に分

泌される。

② 遠位尿細管

K^+，H^+，アンモニアなどが尿中に分泌される。

4）腎クリアランス

腎臓が血漿中に含まれているある物質を毎分何 ml 排出しているかを，その物質のクリアランス（clearance）という。その値は下記の式①で表すことができる。クリアランスは物質により糸球体でのろ過と尿細管での再吸収量および分泌量が異なる。この違いを利用してそれぞれの物質に対する腎臓の機能を測定することが可能である。

イヌリンは腎臓でほぼすべてがろ過され，尿細管での再吸収が行われない。このためにイヌリンを静脈中に投与して，イヌリンのクリアランスを測定すれば糸球体ろ過量を知ることができる（イヌリン・クリアランス量：120〜130 ml/分）。

クレアチニンは健康人であれば血漿中の濃度がほぼ一定の値を示し，イヌリンと同様に再吸収がほとんど起こらないために腎クリアランス測定によく利用される（クレアチニン・クリアランス量：正常値 90〜130 ml/分）（式②）。

① クリアランス量を求める式

$$クリアランス(ml/分) = \frac{尿中に排出された物質の濃度(mg/100\,ml) \times 尿量(ml/分)}{血漿中の物質の濃度(mg/ml)}$$

② クレアチニン・クリアランス量を求める式

$$クレアチニン・クリアランス(ml/分) = \frac{尿中クレアチニン濃度(mg/100\,ml) \times 尿量(ml/分)}{血漿中クレアチニン濃度(mg/100\,ml)} \times \frac{1.48(m^2)}{体表面積(m^2)} \times 200$$

（3）腎機能の調節

腎機能の調節は，交感神経において腎小体を流れる血流量を変えることによって行われる。糸球体でのろ過量の調節，副腎皮質あるいは脳下垂体後葉より分泌されている副腎皮質ホルモンおよび抗利尿ホルモンにより，尿細管あるいは集合管で無機イオンおよび水の排出と再吸収が調節され，体液の恒常性の維持が行われる。

1）神経性調節

第 X〜XII 胸髄から出ている交感神経において糸球体の輸入細動脈，輸出細動脈の緊張を変えて糸球体を流れる血流量を変えることによって，糸球体ろ過量を調節している。血流量が増加すると糸球体ろ過量の増加が起こり，減少すればろ過量は減少する。

2）ホルモン性調節

腎臓における尿の生成は神経性の作用のみで調節されているのではない。ホルモンによる調節系には下記のホルモンが重要な役割を成している。

① 抗利尿ホルモン（ADH，バソプレッシン）

抗利尿ホルモンは脳下垂体後葉ホルモンで水の再吸収を促進する。分泌がなくなると水の再吸収が行われなくなり大量の尿が生成されるようになる。このホルモンの分泌がなくなったときに起こる病気として尿崩症がある。

② 甲状腺ホルモン

甲状腺ホルモン（thyroide hormone）は糸球体におけるろ過速度の調節に関与している。また尿細管における分泌機能を促進する作用を有している。

③ 副腎皮質ホルモン（アルドステロン，ミネラルコルチコイド：mineral corticoid）

副腎皮質ホルモンは副腎皮質（adrenal cortex）より分泌され，尿細管におけるNaClの再吸収を増大し，水分の体内への貯留を行う。レニン-アンギオテンシン-アルドステロン系のNa再吸収に関与している。腎小体の輸出・入細動脈の近傍に存在する傍糸球体細胞は細動脈の血流量の低下に反応し，レニンを分泌する。このレニンがアンギオテンシンⅠをⅡに変え，血行を介して副腎皮質に作用してこのホルモンを分泌させる。

④ 副腎髄質ホルモン

副腎髄質（adrenal medulla）から分泌されるノルアドレナリン，アドレナリンで，その作用は二様性である。分泌量が少ないときには血圧上昇による腎血流量の増加により，ろ過量の増加が起こる。反対に分泌量が多いときには血管を収縮させるために腎血流量の減少が起こるためにろ過量の減少が起こる。

⑤ 副甲状腺ホルモン（上皮小体ホルモン，パラトルモン：parathormone）

糸球体における水のろ過および再吸収には関与していないが，尿細管に作用して，体液中のリン（P）およびカルシウム（Ca）の調節に関与している。このホルモンはリンの排出を高めることによって，カルシウムの排出を抑える作用を持っている。

3.3 排　尿

（1）排尿のしくみ

糸球体および尿細管でつくられた尿は集合管を経て腎盂に集まり，尿管の起始部から発生する蠕動運動によって膀胱にまで輸送される。尿は一時膀胱に貯留されるが，膀胱の収縮によって体外に排出される。

1）尿　管

平滑筋（外層，縦走筋；内層，輪走筋）より成り，腎盂に近い部分（ペースメーカー部位）より発生する蠕動運動（1～5回/分，伝達速度2～3 cm/秒）によって尿を膀胱に輸送する。尿管の下端は膀胱底部の膀胱三角で膀胱壁を斜めに貫いている。この構造は弁様の働きをし，膀胱内圧が上昇すると尿管が自然と圧迫され，膀胱内にたまった尿の尿管内への逆流を防止している。膀胱三角は筋層が厚く，発達しているために排尿時には強く収縮し，尿の排出を行っている（図5－46）。

外尿道括約筋は略してある。

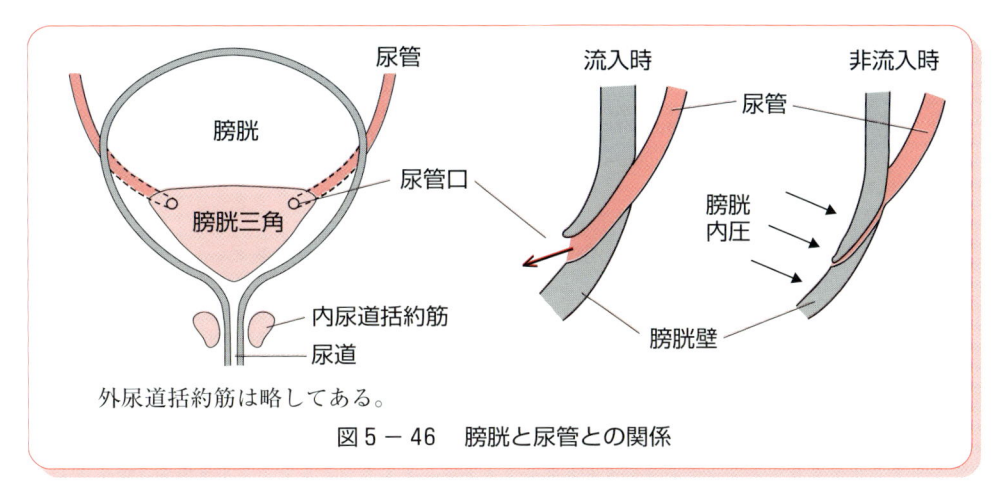

図5-46　膀胱と尿管との関係

2）神経支配

尿管は消化管と同様に壁内に神経叢を有している。尿管の神経支配は上部，つまり腎臓に近い部位（尿管上部）は腎神経叢（迷走神経，大・小内臓神経繊維を含む）によって支配を受けているが，膀胱に近い部位（尿管下部）は下腹神経と骨盤神経の支配を受けている。交感神経は尿管の蠕動運動の発生数を減少させるほうに働き，副交感神経は蠕動運動の発生回数を増加させるように働いている。

3）膀　　胱

2層の平滑筋からできていて，この筋の収縮によって排尿が起こるが，排尿時には反射的に腹筋の収縮が起こる。これによって腹圧の上昇が起こり，膀胱を圧迫し，排尿を促進させている。

膀胱の容量は 200～400 m*l* となっており，この容量の間では 5～10 cmH$_2$O の圧力を保っていることが知られているが，膀胱内圧が 15～20 cmH$_2$O を超えると尿意となって大脳皮質に伝えられる。膀胱内の貯留されている尿量が 400 m*l* を超えると膀胱内圧が急激に上昇し，膀胱に律動収縮が誘起され，尿が排出されるようになる。

（2）排尿の神経調節

膀胱から尿道に通じるところに内尿道括約筋（平滑筋）と外尿道括約筋（横紋筋）が存在している。これらの器官は骨盤神経（副交感神経）と下腹神経（交感神経）の二重神経支配を受け，その運動が調節されている。骨盤神経は非排尿時には内尿道括約筋（平滑筋）を常時緊張性に収縮させるように作用し，下腹神経は膀胱に対して常時弛緩させるように作用している。また陰部神経は外尿道括約筋（横紋筋）を支配し，非排尿時には外尿道括約筋を緊張性に収縮させ，内尿道括約筋とともに尿が漏れないように作用している。外尿道括約筋は骨格筋からできているために意志でもって排尿をコントロールすることが可能である。

尿が膀胱内に 150～300 m*l* たまると膀胱壁に存在する伸展受容器が刺激される。この情報が求心性の骨盤神経を経て仙髄に存在する仙髄排尿反射中枢（仙髄 S$_2$～S$_4$）に

伝えられる。ここに伝えられた情報は脊髄を上行して橋に存在する橋排尿反射中枢まで伝えられる。この一部はさらに上位の中枢に伝達され尿意となる。橋排尿反射中枢に伝えられた情報は脊髄を下行し，胸髄下部と腰髄上部から出ている下腹神経と仙髄から出ている遠心性骨盤神経に伝達される。前者は内尿道括約筋を支配している骨盤神経の活動を抑制し，内尿道括約筋を弛緩させる。骨盤神経に伝達されたものは膀胱を強く収縮させるとともに，内尿道括約筋を弛緩させる。またこの情報は同時に陰部神経を経て外尿道括約筋に伝えられ，この筋を弛緩させる（図5－47，図5－48）。尿意を感じた場合には上位の中枢からの抑制が排尿反射中枢にかかり，排尿の準備ができるまで排尿が抑制される（図5－47，図5－48）が，内尿道括約筋は膀胱内圧が20 cmH$_2$Oを超えると押し広げられる。

ヒトなどの場合は仙髄の反射中枢よりも橋に存在する橋排尿反射中枢が優位に立っているといわれている。このために脊髄に損傷を受けた場合には排尿反射が起こらなくなり，膀胱内への異常なまでの尿の貯留が起こるといわれている。排尿反射の神経経路は上記のようになっているが，それを模式的に示したものが図5－47，図5－48である。

（3）排尿障害

排尿に関係した器官に異常が起こると排尿に種々の異常が現れる。

尿失禁は尿道括約筋の収縮が弱くなったときに起こる現象で，膀胱内に尿が貯留されている間に膀胱内圧が尿道の閉鎖する圧を超えたときに起こる。その原因としては尿道構成筋の収縮力の低下，排尿筋の不随意収縮，腹圧の上昇などによって起こると考えられている。

排尿困難は排尿中に尿路の弛緩が得られないときに起こる。排尿困難で器質的に起こるものには前立腺肥大などによるものがある。機能的なものには神経性に起こるもので排尿筋の収縮が十分に得られないとき，あるいは排尿時に内外の尿道括約筋の弛緩が十分に起こらないときなどに起こる。尿道内圧が膀胱内圧を上回って尿が排出されないものを尿閉といい，腎障害などで尿の出ないものは無尿という。

膀胱炎（炎症による粘膜の刺激）や前立腺肥大症（残尿のために早く充満）などにより，一日に10回以上の排尿があるものを頻尿という。

（4）脊髄膀胱

交通事故などによって腰髄より上部の脊髄の損傷（横断）が起こると排尿障害が起こる。これは脊髄の損傷により膀胱から橋排尿反射中枢への求心路が切断されたために起こる膀胱機能異常である。幼児期では仙髄排尿反射中枢を介して排尿が行われているが，排尿のしつけ，社会的な要因などにより，成長とともに中枢機能が橋へ移行し，橋排尿反射中枢が仙髄排尿反射中枢より優位となるためと考えられる。

脊髄切断後しばらくの間は排尿反射が起こらず，膀胱内に尿の貯留が起こる。排尿

3. 泌尿機能

訓練（リハビリテーション）により，仙髄排尿反射中枢内の神経連絡に可塑が起こり仙髄を反射中枢とする排尿反射が起こるようになると考えられる。

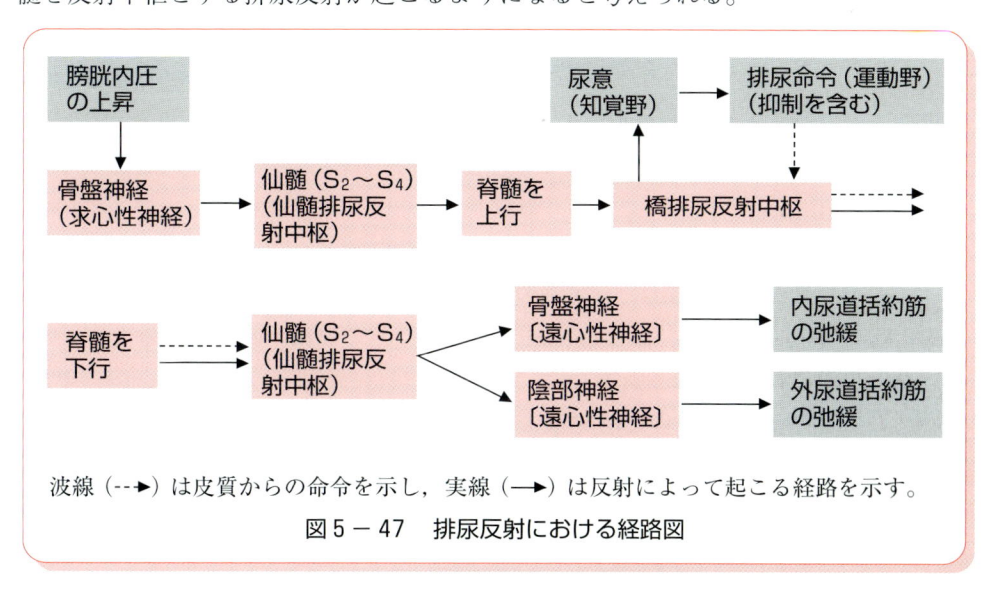

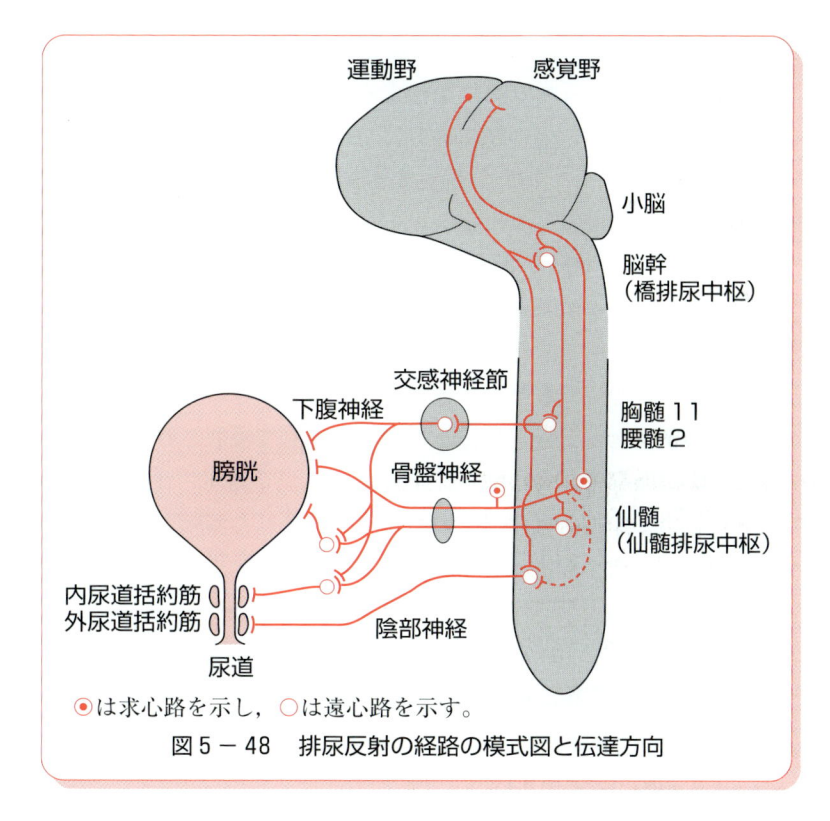

波線（--▶）は皮質からの命令を示し，実線（—▶）は反射によって起こる経路を示す。

図5－47　排尿反射における経路図

◉は求心路を示し，○は遠心路を示す。

図5－48　排尿反射の経路の模式図と伝達方向

第5章　調節されて恒常性を維持する器官系

4．消化・吸収

4.1　消化・吸収の意義と基本過程

　動物は生命および個体の維持を行うため栄養素（たんぱく質，脂肪，糖類，ビタミンなど）をほかの動植物に依存している。これらの物質は体内でエネルギーの獲得および個体の形成に役立つ形になる必要がある。そこで摂取された食物（たんぱく質，脂肪，糖類）は消化管内で分解，吸収されたのち，生命維持のためのエネルギー源および個体の維持に用いられる。

　私たちが摂取した食物中の栄養素が口腔（oral cavity）から胃（stomach），小腸（small intestine），大腸（large intestine）を移送される間に，吸収できる大きさの分子にまで分解されることを消化という。消化器系には口腔，食道（esophagus），胃，小腸，大腸などの筒状の器官と消化液を分泌する唾液腺（salivary gland），膵液を分泌する膵臓（pancreas），胆汁を分泌する肝臓（liver）などが含まれている。口腔内では咀嚼により食物を細かく磨砕し，消化に適した大きさにする。胃・小腸は平滑筋から成る筒状の細長い器官であるがその構成は基本的には粘膜（mucosa），筋層，壁内神経系，漿膜（serosa）から構成されている。粘膜には絨毛の上に微絨毛を有した襞（ひだ）があり，筋層には最外層に長軸方向に走行する縦走筋層，内層に輪状方向に走行する輪走筋層と最内層には粘膜内に長軸方向に走行する粘膜下筋板がある。縦走筋層と輪走筋層の間と輪走筋層と粘膜下筋板の間にある二つの神経叢（壁内神経系）と自律神経（交感神経，副交感神経）によって消化管運動が調節されているが，消化管粘膜より分泌されて，血行を介して作用する消化管ホルモン（胃腸ホルモン）によっても調節されている。摂取された栄養素（糖質，たんぱく質，脂質）のそれぞれに対応した消化液が胃，小腸（最終消化酵素は小腸粘膜上皮細胞の刷子縁の微絨毛に存在）で分泌されている。このような一連の流れの中で消化が進行する。

　消化が進行して栄養素が吸収することができる分子の大きさにまで分解されると，小腸の粘膜上皮細胞より種々の機構を介して吸収され，血液中あるいはリンパ液の中に入る。吸収されたこれらの栄養素は肝臓で処理され，体の隅々にまで送られて利用される。生体に利用できる栄養素が吸収された糜粥（びじゅく）は，大腸で最終的に水と無機イオンが吸収され，糞便となる。この糞便は大腸に一時貯留されたのち，肛門より体外に排出される。

4.2　消化管系の構成と消化管運動
（1）口腔の運動
　1）咀嚼（かみ砕き）
　口腔内に摂取した食物を破砕し，唾液とよくかき混ぜる運動で，上顎に対し下顎を上下，あるいは左右に動かし歯を咬合することによって行われている。これらの運動は無意識的に行われているが，大脳皮質の支配を受けている随意運動で咀嚼筋によっ

て行われている。咀嚼は三叉神経の第三枝の支配を受けている。咀嚼は下顎運動のみではなく舌（舌神経），口唇，頬（顔面神経）が補助的に協調運動をすることによって行われる。これによって唾液に含まれている粘液とよく混ぜ合わされ嚥下に適した大きさに固められる。

2）吸引（液体の摂取）

液体などを摂取するときに行われる運動で，口唇を閉じ口腔内を陰圧にすることによって行われる。このときの吸引力は新生児で $4 \sim 14\,cmH_2O$，生後3か月で $10 \sim 30\,cmH_2O$，成人では $70\,cmH_2O$ 以上となる。

3）嚥下運動（飲み下し）

嚥下運動は，口腔内で咀嚼された食塊や液体が咽頭，食道を通って胃に送られる過程で，随意的，反射的に行われる。嚥下運動は三叉神経，舌咽神経，迷走神経など複数の神経からの入力が，延髄の網様体付近にある嚥下中枢によって統合され，三叉神経，顔面神経，舌下神経などを介して起こる反射性の運動である。その過程は嚥下運動の起こり方によって3相に分類されている。

① **第1相（随意期，口腔咽頭期）**

舌を用いて口腔内の食塊を咽頭に押し込む運動で随意的に起こる運動である（図5−49（a））。

② **第2相（咽頭期，咽頭食道期）**

塊が咽頭より食道入り口まで移動する時期で，食塊が咽頭に触れると反射的に咽頭壁に収縮が起こり食道上部の輪状筋が弛緩して，食道に押し込まれる運動で，不随意運動である。このときに喉頭の挙上など，種々の反射が起こり，喉頭蓋が閉鎖し呼吸が一時止まる（嚥下性無呼吸）（図5−49（b），（c））。

③ **第3相（食道期）**

食塊が食道入り口から胃の噴門に達するまでの時期で反射的に起こる不随意運動である。食塊が食道上部に当たると，食塊の上部の輪状筋が反射的に収縮を起こす。この収縮は蠕動運動となって食道下部にまで伝播していく（図5−49（c），（d））。収縮が食道下部括約部（筋）まで近づくとこの筋の弛緩（迷走神経を介する反射）が起こり

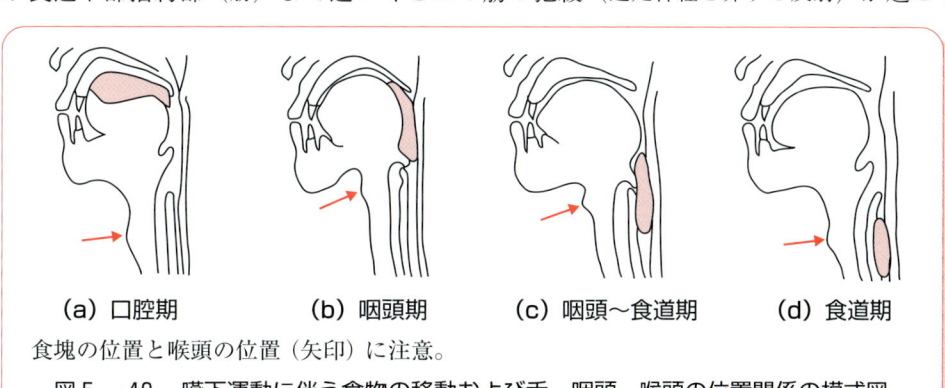

（a）口腔期　　（b）咽頭期　　（c）咽頭〜食道期　　（d）食道期

食塊の位置と喉頭の位置（矢印）に注意。

図5−49　嚥下運動に伴う食物の移動および舌，咽頭，喉頭の位置関係の模式図

食塊は胃の中（噴門部）に押し込まれる。食道内に食塊が残っていたりすると食道には二次蠕動が起こり，食塊を胃の中に送り込む。

（2）食道運動

食道は咽頭から胃までを結ぶ筒状の器官で，その長さは約 25 cm である。その構成は骨格筋（横紋筋），平滑筋と粘膜から成り，神経性の調節を受けている。食道構造は一様でなく咽頭に続く部位は横紋筋から成っている。食道の入り口には括約筋的な機構（横紋筋から成る）があり，安静時には閉鎖されている。中央部では横紋筋と平滑筋が混在し，胃に近い部分では平滑筋のみから成り，外層が縦走筋，内層が輪走筋となっており，胃に続く部分は食道下部括約筋が存在している。食道の蠕動波の伝達速度は食道上部より噴門まで達するには 5 ～ 10 秒の時間を要するが，立位の場合は 4 ～ 8 秒と早くなる。液体の場合は 2 ～ 3 秒で達する。食物の性状により胃に達するまでの時間に差がある。

嚥下運動の第 3 相で述べたように，咽頭で起こった収縮は蠕動運動となって食道を伝播していくが，上，中部の食道運動の蠕動運動の伝播には迷走神経の食道枝が関与し，その運動の調節は嚥下中枢が大きな役割を担っている。下部食道では壁内神経系が迷走神経食道枝とともに運動を調節している。交感神経はこの蠕動運動を抑制する作用をもっている。

食道下部括約部は食道の輪走筋層が発達している部位で，通常は迷走神経などの働きにより常に緊張性に収縮して胃からの逆流を防いでいるが，食道内を蠕動運動によって食塊が運搬されてくると迷走神経を介する反射により抑制を受けて，弛緩して胃内への食塊の流入を容易にしている。胃内圧が 25 cmH$_2$O 以上になると胃内容物が食道に逆流する。

食道下部括約筋の弛緩が十分に起こらないと，食道内に食塊が滞留し，拡張が起こる。このような病状を食道アカラシアという。

（3）胃運動

1）胃内容の重積

食道から胃の中に食塊が入るときには胃に迷走神経を介する受容弛緩が起こり，胃に食塊が入りやすくなる。胃に運動がない場合には，胃の内容物は食道から入ると胃底部から胃体部に順次入った物から層状に重積を行うが，摂取した食物によりその性状が異なること，また胃内へ食物が入り，神経が刺激されることにより，運動が発生するために層状重積は起こらない。

2）胃の蠕動運動

胃運動は主として蠕動運動である。この蠕動運動の始発部位は胃体部上部（胃底部との境界部位）の大弯側に運動始発部が存在している。ここで発生した興奮は蠕動運動を 1 分間に 3 ～ 4 回の割合で誘起する。この蠕動波は 10 ～ 30 秒で幽門にまで達する。

この蠕動波によって発生する胃の内圧は 20 〜 30 cmH$_2$O となる。胃には**弱い蠕動波**と強い蠕動波が発生することが知られている。弱い蠕動波は胃内容の十二指腸への排出を伴わない運動で胃内容の攪拌を行うが，胃内容が消化を受け，糜粥状になると**強い蠕動波**が発生し，糜粥を幽門に押しつけるようになる。このとき，幽門が反射性に開き，胃内圧が十二指腸内圧に打ち勝ち，胃内容物が十二指腸に排出される（図 5 − 50）。

毒物などにより胃の粘膜に強い刺激が加わると，胃前庭部（幽門洞）の幽門側から強い収縮が発生し，噴門に向かう蠕動運動が発生することがある。これを逆蠕動運動という。このときに嘔吐中枢（延髄網様体に存在）が関与すると腹筋，呼吸筋などに強烈な収縮が起こり，胃内容物が口腔を経て体外に排出される。これが**嘔吐**（vomiting）である。上部消化管で逆蠕動が発生するのは十二指腸までである。激しい嘔吐で排出された糜粥に酸味に加えて苦みがあるのは胆汁によるものである。

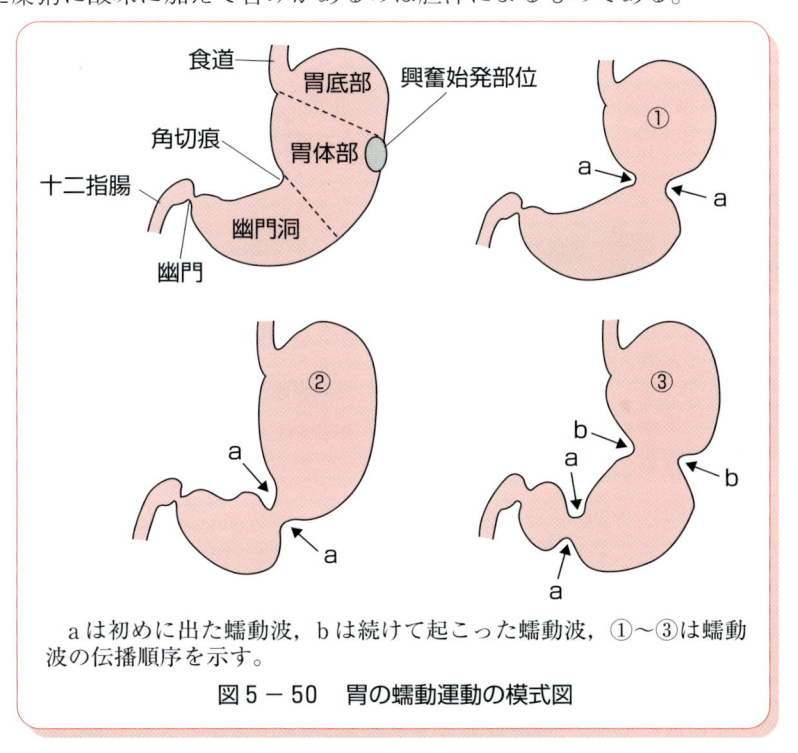

a は初めに出た蠕動波，b は続けて起こった蠕動波，①〜③は蠕動波の伝播順序を示す。

図 5 − 50　胃の蠕動運動の模式図

① 幽門の機能

幽門（pylorus）は胃と十二指腸（duodenum）の境界部に存在する狭窄部位で，輪走筋がよく発達，肥厚していて常時緊張性に収縮している。この部位の機能としては十二指腸に大きな食塊や胃内容が一時的に大量に入るのを防止することと十二指腸上部が収縮したときに十二指腸内容物の胃への逆流を防止する作用があるといわれている。この部位の神経作用は胃にあるほかの部位とは逆になっており，幽門運動は交感神経で収縮し，副交感神経で抑制される。また，胃体部あるいは胃前庭部からの壁内神経系を介する反射によっても抑制され，幽門が開き，胃内容が十二指腸へ排出される。

② ダンピング症候群

胃摘出患者では十二指腸へ一度に多量の食塊が墜落（dump）し，小腸壁が急激に伸展するために，小腸からの反射が起こり，誘起されるといわれている。症状として悪心，嘔吐，ふるえ，めまい，顔面赤紅などが現れる。このために1回当たりの食餌の摂取量を減らし，数回に分けて摂取しなければならない。

③ 空腹期収縮（飢餓収縮）

空腹期収縮は空腹期に食道下部あるいは胃から発生する強い収縮で，毎分数回の収縮が10分くらい続くと休止し，しばらくするとまた発生する収縮である。約90分で回腸末端まで伝達する収縮である（図5－51）。この収縮の発生は神経性であるといわれているが，消化管ホルモンであるモチリンも関与している。

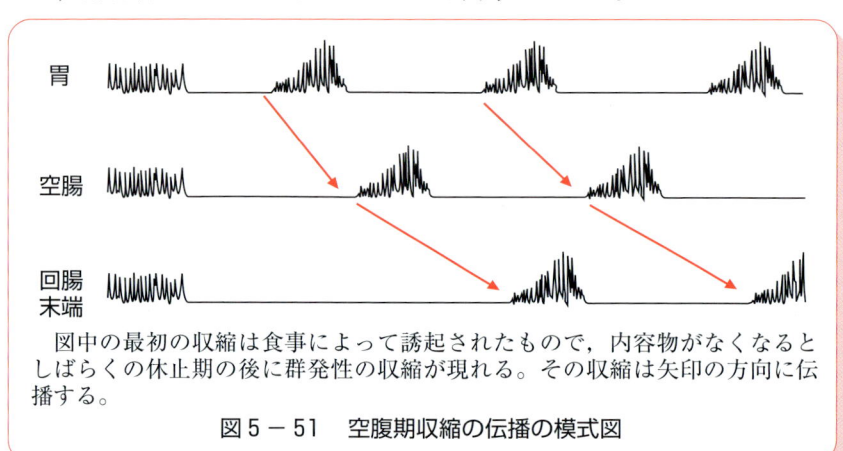

図中の最初の収縮は食事によって誘起されたもので，内容物がなくなるとしばらくの休止期の後に群発性の収縮が現れる。その収縮は矢印の方向に伝播する。

図5－51　空腹期収縮の伝播の模式図

④ 胃運動の調節

胃運動は神経性と体液性に調節されている。神経性の調節には副交感神経と交感神経が拮抗的にその運動を調節している。また，胃運動はほかの臓器からの反射性の調節を設けている。体液性の調節には胃あるいは小腸から分泌される消化管ホルモンによっても調節を受けている。

　　a．**神経性調節**：延髄から出ている迷走神経の胃枝（副交感神経）の活動が高まると胃の緊張が高まるとともに胃運動は亢進し，交感神経（大・小内臓神経，第5胸髄～第3腰髄から出ている）の活動が高まると胃運動は抑制され，緊張の低下が起こる。副交感神経（parasympathetic nerve）および交感神経（sympathetic nerve）の活動が調節されるのは各消化器から中枢に入ってくる情報に基づいて起こる反射性の調節がある。この反射性の調節に食道－胃抑制反射がある。この反射には迷走神経とアウエルバッハ神経叢が関与している。また壁内神経系が関与した胃－胃抑制反射がある。また胃から十二指腸へ胃内容物が排出されると機械的，化学的刺激によって腸－胃抑制反射が誘起され，胃運動の抑制および胃液の分泌が抑制される。

　　b．**体液性調節（消化管ホルモン性調節）**：胃粘膜に食塊が触れると胃粘膜よりガス

トリンが分泌される。これが血中に入り壁内神経系に存在しているコリン作動性神経を刺激し，胃の蠕動運動の発生回数，収縮の強さを増強させる。このホルモンは胃腺にも作用して胃液の分泌を高める。胃内容物の脂肪，たんぱく質などが十二指腸に排出されると，十二指腸粘膜を刺激してエンテロガストロン（enterogastorone）［十二指腸粘膜より分泌されて胃運動を抑制する消化管ホルモンの総称でVIP（vasoactive inhibitory peptide），GIP（gastric inhibitory peptide）などの抑制物質を含む］の分泌を促進する。この物質は血中に分泌され血行を介して胃の平滑筋に作用し，胃運動が抑制され，胃内に存在している糜粥の排出が遅くなる。胃液の分泌も抑制する。

（4）小腸運動

小腸（胃を含む）は自動能を有した平滑筋と神経叢および粘膜から成り立っている筒状の長い消化管で，十二指腸，空腸（jejunum），回腸（ileum）より成る。その構成は最外層に漿膜が存在している。漿膜側から縦走筋層，輪走筋層，粘膜下筋板，粘膜下層と粘膜から成り立っているが，縦走筋層と輪走筋層の間にはアウエルバッハ神経叢（筋間神経叢），輪走筋層と粘膜下筋板の間にはマイスナー神経叢（粘膜下神経叢）が存在している。これらの神経叢が存在するために消化管自体でその運動を調節することが可能であり，反射性の調節をも行い，内容物の移送も行うことができる。しかしながら，これらの神経叢は自律神経である副交感神経および交感神経からの支配を受け，これらの神経を介した反射性の運動調節もなされている。

1）蠕動運動

蠕動運動はミミズのうごめくような運動で，収縮波（収縮輪）が口側より肛門側へ移動する運動である。この時，食塊より口側に発生する収縮輪と食塊より肛門側の輪走筋層および縦走筋層が反射性に抑制され，腸管腔が広がり，内容物は肛門側に送られる。このような反応が次々と起こり，内容物が小腸の末端まで送られることになる。蠕動運動が誘起されると回腸の末端まで伝播するのではなく，一定の距離でその蠕動波は消失する。このような蠕動波の伝播（伝播速度3〜5 cm／秒）は腸の内容物の混和，攪拌および消化産物の吸収に役立っていると考えられる（図5－52）。また時には，十二指腸では肛門側から口側に向かって起こる蠕動運動が観察される。これを逆蠕動という。

2）分節運動

分節運動は多くの場所で一定の間隔で収縮輪が発生する運動で，収縮輪の伝播は起こらない。初めに起こった収縮輪はその場で消失し，続いて次の収縮輪は最初の収縮輪の肛門側に発生する。分節運動の発生回数は小腸上部で20〜30回／分，小腸下部では10回／分程度となっている。これによって腸の内容物がよく攪拌され消化液と混合されるとともに常に内容物の新しい面が腸の粘膜と接し，吸収が行われやすくなる（図5－53）。またこの運動により腸壁の血流およびリンパ液の流れも促進され，吸収

図5-52 蠕動運動の模式図

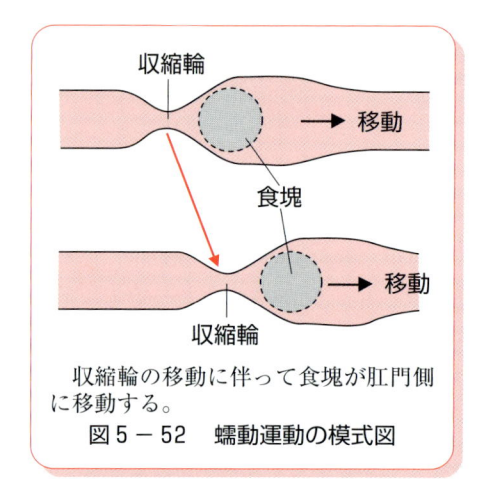

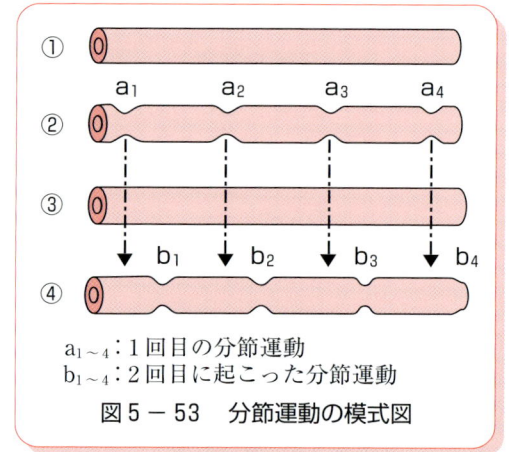

図5-53 分節運動の模式図
$a_{1～4}$：1回目の分節運動
$b_{1～4}$：2回目に起こった分節運動

された物質が運搬されやすくなる。

3）振子運動

振子運動は小腸の狭い範囲であたかも振子のように腸管が左右に振れる運動である。小腸に内容物が少ないか，ないときに起こり，主に縦走筋の不規則な収縮・弛緩の繰り返しによって起こる。生理学的な意義は不明である。

4）小腸運動の調節

腸管の運動は神経を遮断しても運動が消失しない。このことは小腸を構成している平滑筋には自動能を有していることを示唆している。この自動能は縦走筋層の一部の平滑筋が自動的に興奮を繰り返し，徐波を発生していることに始まっている。この興奮が縦走筋あるいは輪走筋へ伝播することにより腸管全体の運動が起こっていると考えられる。

小腸運動の始発部位は上部十二指腸，総胆管開口部付近であるといわれているが，ここから始まった収縮は長い距離伝播しないですぐに消失する。この消失した部位から始まる運動のリズムは初めの部位より少なくなっているが，新たな運動が起こり肛門側に伝播を行う。つまり小腸はどの部位でもペースメーカーになりうる性質をもっていると考えられる。

この平滑筋の自動運動および腸液などの分泌は壁内神経系であるアウエルバッハ神経叢およびマイスナー神経叢は相互に神経性の連絡をもつことによって調節されている。特にアウエルバッハ神経叢内の神経細胞からは輪走筋層および縦走筋層に神経を出し，これらの筋層の運動の調節を行っていると考えられている。

① 副交感神経

小腸運動を亢進する神経は迷走神経（副交感神経）である。この神経は食道から横行結腸の口側半分まで支配している。その神経の末端からはアセチルコリンが分泌され小腸に興奮性に作用している。横行結腸の肛門側半分から肛門までは仙髄より出ている腰部副交感神経（骨盤神経）によって支配を受けている。副交感神経は壁内神経系であるアウエルバッハ神経叢と関連をもち，副交感神経と壁内神経系の腸管に対す

る作用を区別することはできないが，副交感神経はアウエルバッハ神経叢と接合し，この神経叢を調節していると考えられる（図5-54 (a)）。

副交感神経は一般的には亢進性に作用するが，一部の神経は壁内の非アドレナリン非コリン作動性抑制神経（NOが神経伝達物質といわれている）とシナプスを形成し，抑制効果を誘起することが知られている。

② 交感神経

小腸運動を抑制する主な神経は交感神経（大・小内臓神経）である。この神経は胸髄および腰髄より出て，交感神経節でニューロンを交代して各消化器を支配している。抑制効果が現れるのは，この神経の末端からは神経の興奮伝達物質としてノルアドレナリンが分泌され，節前繊維のコリン作動性神経（アセチルコリンを分泌する神経）の神経終末でこの神経を抑制しているためといわれている（図5-54 (a)）。

③ 壁内神経系

前述したようにアウエルバッハ神経叢（筋間神経叢）は縦走筋層と輪走筋層の間に存在し，マイスナー神経叢（粘膜下神経叢）は輪走筋層と粘膜下筋板の間に存在している。これらの神経叢は相互に神経連絡をもち，腸管の運動を調節している。また網状構造をして，腸管を一周し，縦軸方向では回腸末端まで神経連絡を行っている（図5-54 (b)）。

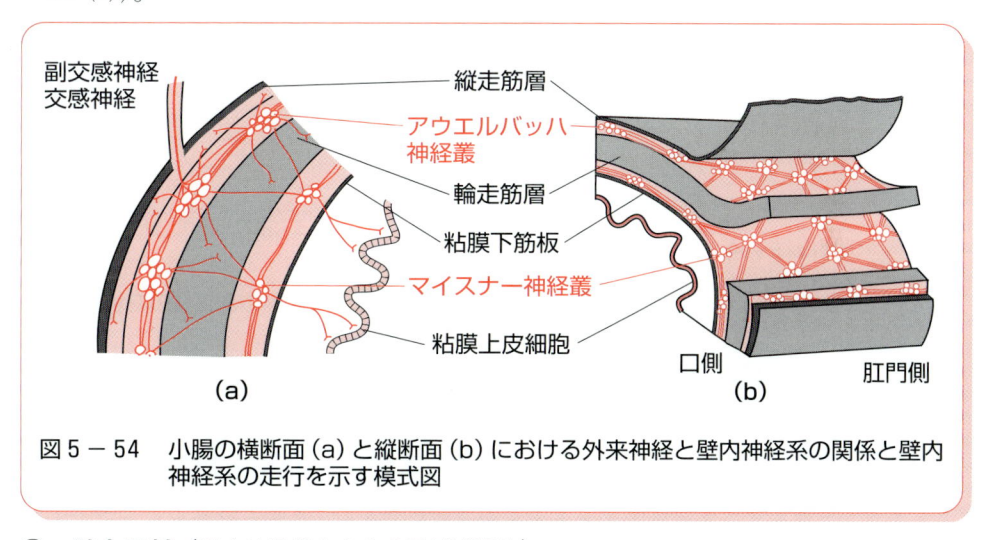

図5-54　小腸の横断面(a)と縦断面(b)における外来神経と壁内神経系の関係と壁内神経系の走行を示す模式図

④ 壁内反射（壁内神経叢を介する反射性調節）

外来神経が関与しない反射で，小腸の粘膜が機械的に伸展あるいは腸の粘膜が化学的に刺激されると，その情報が壁内神経系のマイスナー神経叢を経て，アウエルバッハ神経叢に伝達され，この神経叢が反射中枢となって起こる反射で，蠕動反射の一種である。腸の内容物によって刺激を受けた部位の口側に向かって伸びているアウエルバッハ神経叢内のコリン作動性神経を介し収縮輪が発生し，刺激部位より肛門側の腸管にはアウエルバッハ神経叢内の非アドレナリン非コリン作動性神経抑制神経（口側には短く，肛門側には長く神経繊維が伸びている）を介して抑制が誘起される。このよう

な反射によって誘起された収縮輪は蠕動運動となって肛門側に伝播し，腸の内容物を肛門側に向かって運搬していくといわれている（図5-55）。

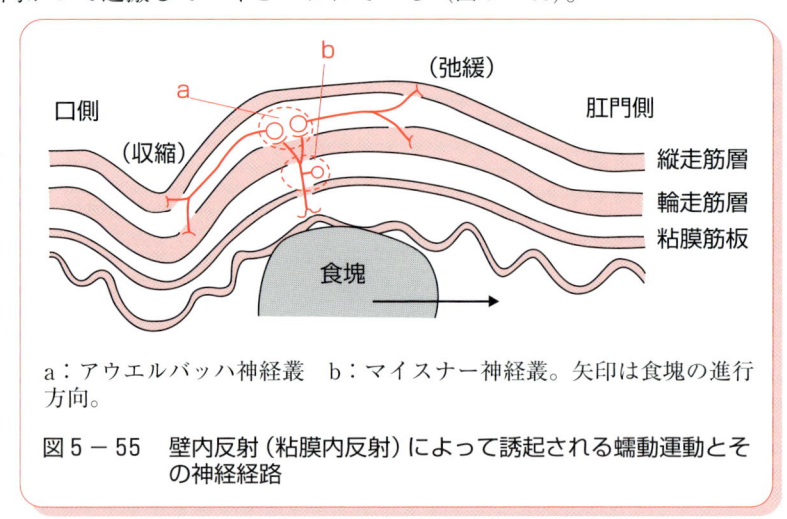

図5-55 壁内反射（粘膜内反射）によって誘起される蠕動運動とその神経経路
a：アウエルバッハ神経叢　b：マイスナー神経叢。矢印は食塊の進行方向。

⑤ 外反射による調節

胃腸に食物が入ってきたときあるいは強く刺激が加わったときなどに副交感神経あるいは交感神経の求心性神経を介して，延髄，脊髄などに存在する反射中枢に，その情報が伝えられ，遠心性の副交感神経あるいは交感神経を介して，同じ消化器あるいはほかの消化器に亢進効果あるいは抑制効果が誘起される反射である。このような反射には胃に食物が入ると小腸運動が亢進する胃-小腸反射などがあり，上記の交感神経および副交感神経を介する反射である。

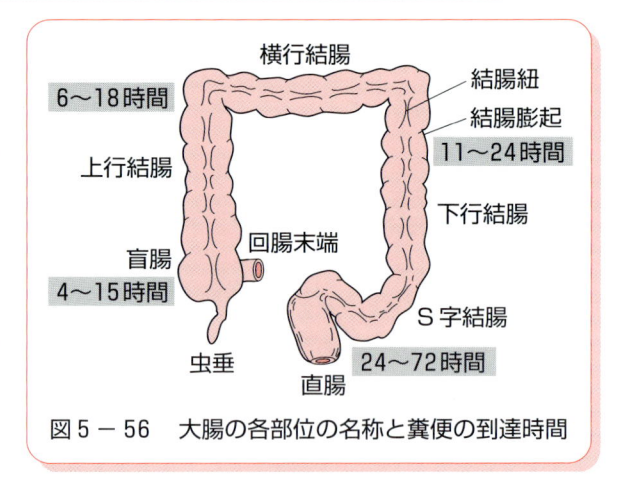

図5-56 大腸の各部位の名称と糞便の到達時間

腸の内容物は十分に消化・吸収を受けた後，食後4～15時間で回腸と大腸の接合部に達する。ここは回腸が盲腸の中に入り込んだ構造を形成し，さらに回腸の輪走筋が肥厚して回盲部括約筋となり，弁構造を形成し，回盲弁（回盲括約部）とよばれている（図5-56）。この構造は内容物の逆流の防止および内容物の移送を調節している。蠕動運動が回腸末端にまで達するとこの部位は弛緩して，腸の内容物が盲腸の中に送り込まれる。

（5）大腸運動

大腸は盲腸，上行結腸，横行結腸，下行結腸，S字結腸，直腸に分けられている。イヌ，ラットなどの動物では横行結腸の中央部は常に輪走筋の緊張性収縮が観察され

る。この部位を中心として近側結腸と遠側結腸に分けられる。大腸の基本的運動は小腸とほとんど変わらないが，主として分節運動，蠕動運動が行われている。上行結腸，横行結腸，下行結腸，S字結腸は長軸方向に縦走筋が集まった結腸紐が3本と，輪状方向は輪走筋から構成された袋状の結腸膨起から成っている。ここでは主に水，無機塩類などの吸収が行われる。

1）上行結腸・横行結腸口側

縦走筋と輪走筋との収縮の関係から結腸膨起が形成され，分節運動となる。この分節運動によって，内容物の混和と腸壁へ接する便の表面の更新が起こるために水分の吸収が促進される。便の硬度が増加すると蠕動運動が起こり糞便を肛門側に送るが，蠕動運動の伝播距離は短く，ゆっくりと便を肛門側に送るために結腸内での水分の吸収が十分に行われる。横行結腸の中央部からは口側に向かって弱い逆蠕動が常時発生していることが知られている。

2）横行結腸肛門側，下行結腸，S字結腸

横行結腸肛門側および下行結腸では分節運動やゆっくりした伝播距離の短い蠕動運動などが行われているが，運動は上行結腸より弱いために，この部位に糞便が長時間滞留し，糞便中の水分の吸収が促進され，さらに糞便の硬度が増加する。

摂取した食物は食後4〜15時間を要し，液状で盲腸内に到達するが，大腸内での腸内容物の停滞時間は長く，横行結腸の中央部では半粥状となり，下行結腸の中央部では固形化が行われる。最後には硬い糞便となって肛門から排出されるまでに24〜72時間かかる（図5－56）。

糞便は下行結腸からS字結腸までの間に貯留され，直腸の中にまでは入っていない。これはS字結腸と直腸の間に輪走筋が緊張性に収縮している部位が存在するためである。直腸に糞便が入るのは横行結腸の中央部から起こる総（大）蠕動による。このときに直腸内圧が上昇し，便意が誘起される。

3）大腸運動の神経支配

大腸も小腸と同様に壁内神経系のアウエルバッハ神経叢とマイスナー神経叢を有しているが，アウエルバッハ神経叢は多くの神経叢が結腸紐の近傍に寄り集まっている。その働きは小腸の場合と同様である。また外来神経である副交感神経と交感神経の二重支配を受けているが，その神経支配は下記のようである。

① 副交感神経

横行結腸の中央部までは延髄から出ている迷走神経の支配を受けているが，それ以下の下行結腸，S字結腸，直腸は仙髄から出ている骨盤神経の支配を受けている。これらの神経は壁内神経系と連絡をもち結腸運動に対して亢進性に作用している。後者の神経は排便反射にも関与している。

② 交感神経

横行結腸までは上腸間膜神経叢から出た節後繊維が支配をして抑制効果を誘起しているが，それ以下の結腸では下腸間膜神経節から出た下腸間膜神経と下腹神経が支配

し，抑制効果を誘起している。

③ 外来神経を介する反射

　胃あるいは十二指腸に食物が入り伸展されると，迷走神経を求心路とし，骨盤神経を遠心路とした，大腸運動を亢進させる胃－大腸（結腸）反射が起こる。これによって下行結腸からS字結腸に入っている糞便が直腸内に入り，直腸内圧の上昇が起こり，排便反射が誘起されて排便が起こる。

　巨大結腸症（ヒルスシュプリング症）は先天的に壁内神経系の欠損によって起こる病気で，壁内神経系が欠損している部位は緊張性に収縮し，糞便の通過が困難になるために欠損部位より口側の結腸が膨大化する病気である。この欠損部位にも副交感神経および交感神経の神経終末は存在している。この欠損部位を摘除することによって治療が可能である。

（6）排　　便

　糞便は下行結腸からS字結腸の間に滞留し，直腸には存在しない。これはS字結腸から直腸への移行部に輪走筋が緊張性に収縮している部位の存在によってである。直腸に糞便が入るのは横行結腸中央部から発生した総（大）蠕動が起こり，この蠕動で送り込まれるからである。糞便の流入によって直腸内圧が 40～50 mmHg 以上になると，直腸に存在する伸展受容器が刺激され，骨盤神経を介して仙髄排便反射中枢から脊髄を上行して橋排便反射中枢を経てさらに便意として知覚野に入る。排便を行う条件が整わない場合には，運動野からの抑制が反射経路にかかり排便が抑制される。排便反射が抑制されない場合は橋排便反射中枢および仙髄排便反射中枢を経て，骨盤神経および陰部神経を介して直腸の収縮，内肛門括約筋の弛緩，外肛門括約筋の弛緩を誘起し，糞便の排出を行う（図5－57，図5－58）。

　腰髄より上位で脊髄の損傷（横断）が起こった場合には，排尿反射中枢の項目で述べたように排便が困難となる。排便訓練を行うことにより，仙髄排便反射中枢が機能を回復し排便が可能となると考えられる。

（7）下痢・便秘

1）下　　痢

　下痢（diarrhea）は腸管の内容物が早く通過し，排便回数が多くなった状態で軟便あるいは水溶性便が排出される状態をいう。これが起こる原因は毒物などによる腸管粘膜の刺激，迷走神経が異常に興奮し，蠕動運動が盛んになったとき，水に溶けにくい塩類が多量に腸管内にあったとき，また大腸での水分の吸収が十分に行われないときなどに起こる。

2）便　　秘

　便秘（constipation）は大腸内で糞便の通過の遅れた状態をいい，次の2種類がある。

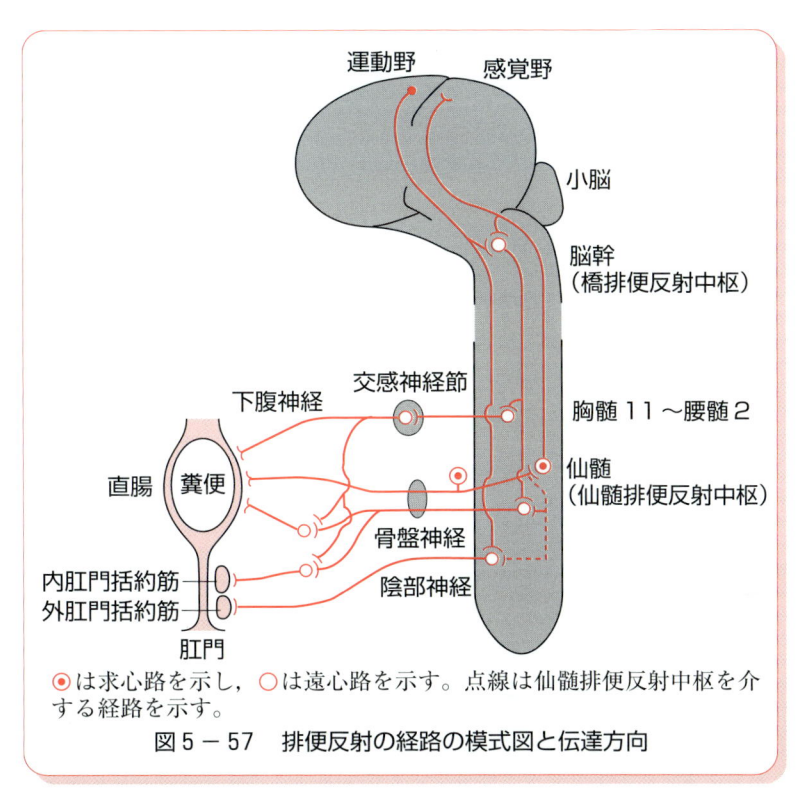

図5－57 排便反射の経路の模式図と伝達方向

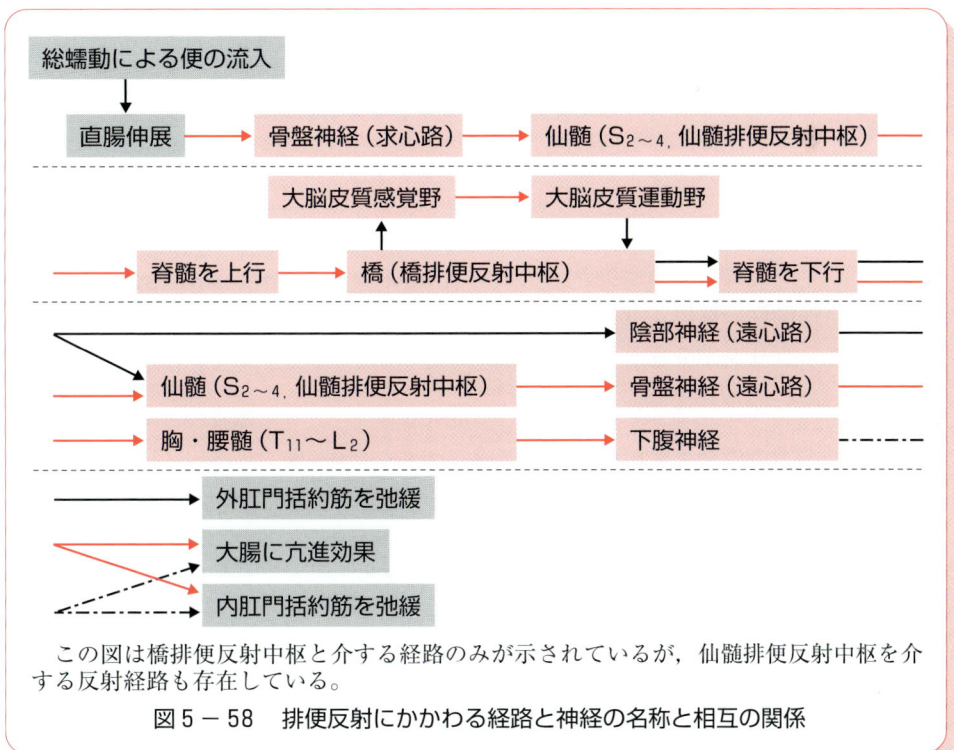

●は求心路を示し，○は遠心路を示す。点線は仙髄排便反射中枢を介する経路を示す。

図5－58 排便反射にかかわる経路と神経の名称と相互の関係

この図は橋排便反射中枢と介する経路のみが示されているが，仙髄排便反射中枢を介する反射経路も存在している。

① 大腸性便秘
　a．弛緩性便秘：大腸の蠕動運動がなくなり，内容物が送られなくなったときに起こる。
　b．けいれん（痙攣）性便秘：大腸が必要以上に収縮し，内容物が通過しなくなったときに起こる。
② 直腸性便秘
　a．排便困難症（習慣性便秘）：排便を我慢したことから起こる便秘で，上位中枢の排便反射中枢に対する抑制作用が原因となっている場合が多い。

（8）消化器系を構成する筋と活動電位

　消化器系において食道の一部は骨格筋で構成されているが，この部位を除いてほかのすべての部位は平滑筋で構成されている。平滑筋は単核で紡錘形をした細長い筋で，消化器系の部位によっては横紋筋とは異なり，一定方向に向かって規則正しく並んではいない。平滑筋の収縮は横紋筋と同様にミオシンフィラメントとアクチンフィラメントが関係して収縮を起こしているが，その並び方は横紋筋と異なり一定方向を向いていないために横紋を提示していない。平滑筋は横紋筋と異なり自動能を有し，収縮と弛緩を繰り返している。このときの電位変化を調べると，ゆっくりとした膜電位の変化が観察される。この電位の変化を徐波（緩徐電位）とよんでいる。この徐波は筋層に存在するカハールの間質細胞（interstitial cells of Cajal, ICCs）より発生し，ネクサスを介して筋繊維束に沿って伝播を行うことが知られている。徐波の電位が大きくなり閾膜電位を超えると徐波に重畳して刺波（スパイク電位）が生じる。スパイク電位はカルシウムが細胞内に流入したときに発生する（図5－59）。さらに筋小胞体からのカルシウムが遊離し，筋中のカルシウム濃度が上昇すると筋の収縮が起こる。カルシウムの流入はCa^{2+}ポンプによって行われる。コリン作動性の神経よりアセチルコリンが分泌されると脱分極が起こり，スパイク電位が発生し，筋は収縮するが，交感神経よりノルアドレナリンが分泌されると過分極が起こり，筋は弛緩する。

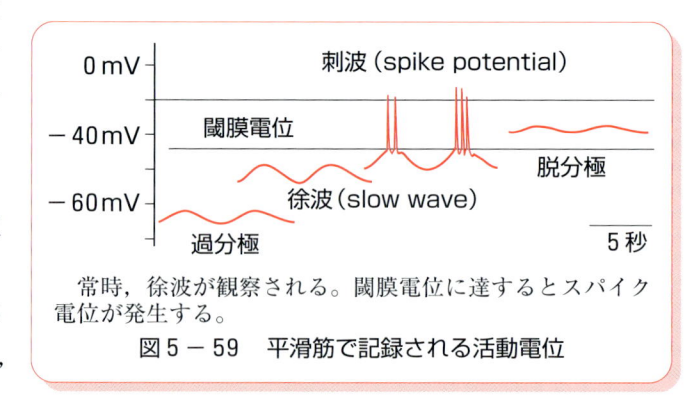

常時，徐波が観察される。閾膜電位に達するとスパイク電位が発生する。

図5－59　平滑筋で記録される活動電位

4.3 消化腺の分泌と調節

(1) 口腔における消化

1) 唾液の分泌量・成分および消化作用

唾液 (saliva) の分泌量は 1.0～1.5 l/日 であるといわれている。このうち耳下腺からは全体量の 25 %，顎下腺からは 70 %，舌下腺からは 5 % が分泌されているといわれているが，口腔内の唾液腺はこれらの大唾液腺のみではなく口腔粘膜の上に小唾液腺が存在し，口腔内を潤している。唾液の pH は中性 (pH 6～7) となっていて，99.5 % が水から成っている。唾液腺は単なる水や粘液を分泌する腺ではなく，唾液の中にはデンプン消化酵素である プチアリン（アミラーゼ）が含まれていてデンプンをデキストリンとマルトースに分解する。ご飯を食べていて，長く噛んでいると甘く感じるようになるのはこのためである。

唾液の中に含まれている粘液（ムチン）は口腔，咽頭を滑らかにする作用をもっているが，咀嚼によって細かく砕いた食物を固める役割ももち，嚥下を容易にしている。そのほか Na^+，K^+，Cl^-，HCO_3^- などの無機成分を約 0.25 % 程度含んでいる。

2) 唾液分泌機構

唾液の分泌調節はすべて神経による反射（条件反射も含む）によって行われている。その反射を起こす唾液分泌中枢は延髄および橋に存在している。唾液の 分泌を促進 する副交感神経（遠心路）の一つは下唾液核を出て舌神経を経て耳神経節でニューロンを交代した神経が耳下腺を支配し，顎下腺と舌下腺には上唾液核より出て鼓索神経を経て，顎下神経節でニューロンを交代した神経が分布している。

唾液の 分泌を抑制 する交感神経（遠心路）は第 II～IV 胸髄から出て，上頸部交感神経節でニューロンを交代して耳下腺，舌下腺，顎下腺を支配している。

味蕾への化学的刺激，口腔内への温度刺激，機械的刺激は唾液の分泌を促進する。この反射性分泌促進を誘起する中枢への神経経路（求心路）は舌神経および鼓索神経を経て橋および延髄の唾液分泌中枢に伝えられ，反射的に唾液の分泌が促進される。

3) 唾液分泌の経過 (図 5-60)

① 脳 相

条件反射によって起こる唾液分泌である。これは食事をしようと考えたり，食物を見たり（視覚刺激），においを嗅いだり（嗅覚刺激）したときの刺激によって起こる分泌で，数秒後に唾液の分泌が始まる。

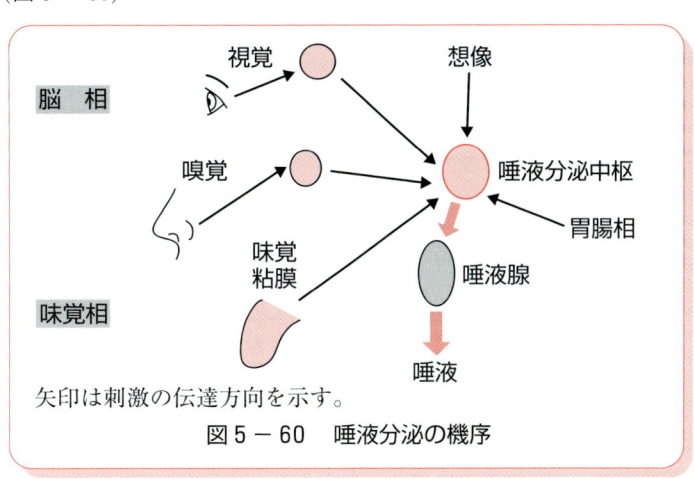

矢印は刺激の伝達方向を示す。

図 5-60 唾液分泌の機序

第 5 章　調節されて恒常性を維持する器官系

② 味　覚　相
　無条件反射によって起こる分泌である。食物が口腔粘膜，舌を直接刺激したときに起こる分泌である。

③ 胃　腸　相
　食物が胃に達した後にも分泌が起こる反射である。これは刺激の強いものを摂食したときに起こる。神経性の反射だともいわれている。

（2）胃における消化
　口腔内で咀嚼され，細かく砕かれた食物は胃の中に入ると胃運動および胃液の働きで糜粥状になるまで細かくされ，十二指腸へ排出する。

1）胃液の成分とその働き
　胃液（gastric juice）は胃粘膜に存在する胃腺より分泌されている。この胃腺は存在場所によりその名称が変わり，分泌液の成分も変わっている。噴門部に存在する噴門腺は主に粘液を分泌し，胃底部から胃体部に存在する胃底腺はペプシノーゲン（pepsinogen），塩酸，粘液が分泌されている。幽門部では幽門腺から粘液が分泌されている。幽門腺にはガストリン（gastrine）を分泌するG細胞（ガストリン産生細胞）が存在している。粘液は粘液細胞（副細胞）から分泌され，ペプシノーゲンは主細胞，HClは壁細胞から分泌されている。胃液の分泌量は一日当たり1.5〜2.0 l，pHは1.0〜1.5で強酸性，無色透明である。

① 塩酸の役割（図5－61）
　壁細胞から塩酸が分泌される。この塩酸は主細胞から分泌されたペプシノーゲンをペプシン（pepsin）に変える働きをもっている。また，たんぱく質を膨化させた酸性メタプロテインに変え，ペプシンの作用を助けているとともに，ペプシンが作用しやすい最適pHに保つ働きをしている。この塩酸が十二指腸に排出されると，小腸の粘膜が刺激され，消化管ホルモンの分泌が起こる。

② ペプシノーゲンの役割（図5－61）
　主細胞から分泌されるペプシンの前駆物質である。分泌されると塩酸の作用でペプシンに変わる。pH 1.5〜2.0の間で作用し，たんぱく質をいろいろな大きさのポリペプチドにまで分解する。

③ 粘液の役割
　性質の異なる粘液が副細胞と粘液細胞から分泌されている。この粘液は胃粘膜を化学的・機械的な刺激による粘膜の損傷を防ぐ働きをもっている。

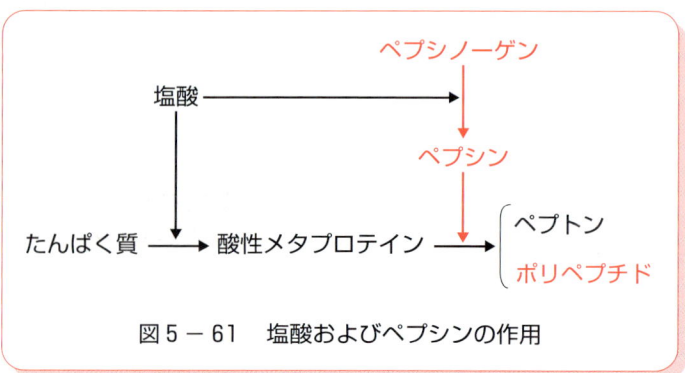

図5－61　塩酸およびペプシンの作用

④　そのほか

凝乳酵素（**キモシン** chymosin，または**レンニン** rennin）は乳児の胃液中にみられ，乳たんぱく質（カゼイン）を凝固性のパラカゼインに変えペプシンの作用を助ける働きがあるといわれている。

2）胃液の分泌調節

胃液の分泌は神経性調節とホルモン性調節の両者によって調節を受けている。**神経性調節**は副交感神経と交感神経の両者の支配を受けている。副交感神経はその神経の末端から分泌されるアセチルコリン（acetylcholine）が胃液分泌腺に作用し分泌を促進する。また粘膜の機械的・化学的刺激によって反射性に壁内神経系のコリン作動性神経を介して胃液の分泌を調節している。**ホルモン性調節**にはガストリンが分泌腺に作用して胃酸の分泌を促進する。この促進にはヒスタミン（histamin）も関与するといわれている。交感神経はこれらの分泌を抑制する。そのほかの消化管ホルモンではセクレチン（secretin）が分泌を抑制するといわれている。

3）胃液の分泌経過　（図5-62）

①　第1相（脳相）

嗅覚刺激，視覚刺激，食物の連想などの条件反射と味覚刺激，口腔粘膜の刺激などによって起こる無条件反射による胃液の分泌である。この反射は大脳皮質，視床下部（食欲中枢）から出て，迷走神経を介して伝達され，胃液の分泌が促進する。この分泌による胃液には**ペプシノーゲン**，**ムチン**に富んでいる。交感神経は胃液の分泌を抑制

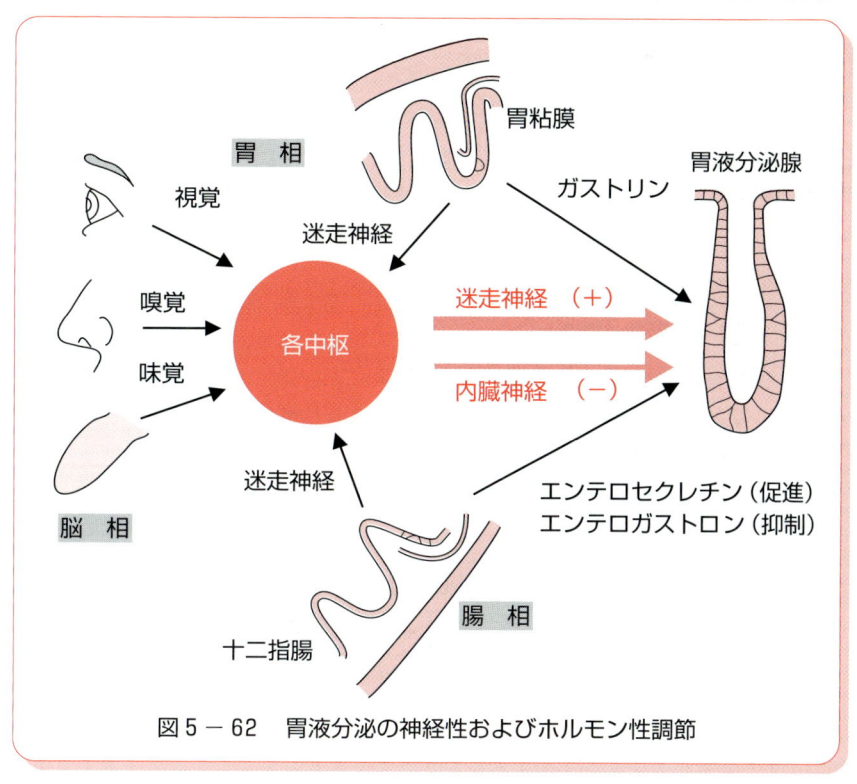

図5-62　胃液分泌の神経性およびホルモン性調節

する。強いストレスなどは交感神経を興奮させるために胃液の分泌を抑制する。この相での胃液の分泌量は50～150 ml/時間となっている。

② 第2相（胃相）

食物が胃に入ったときに起こる分泌で，食物による粘膜への機械的刺激，化学的刺激により遠心路，求心路ともに迷走神経を介して起こるものと，壁内神経系を介して反射性に起こるものがある。また粘膜が刺激されることにより，粘膜内に存在するガストリン産生細胞より消化管ホルモンであるガストリンが血中に分泌され，血流を介して胃腺に作用して胃液の分泌を促進する。このときに分泌される胃液の量は40～80 ml/時間である。

③ 第3相（腸相）

十二指腸粘膜への消化産物の化学的刺激によって粘膜よりガストロセクレチン（ホルモン様物質）が分泌され，血行を介して胃腺に作用する経路と神経を介する反射性によって起こる経路があるといわれている。この相に分泌される胃液の量は50 ml/時間である。脂肪が十二指腸粘膜に触れると，十二指腸粘膜よりエンテロガストロンが血行を介して作用して胃液の分泌および運動を抑制する。

このほかに胃液の分泌の促進は迷走神経活動の増加によっても起こる。また抑制は小腸に食物があると迷走神経を介する腸－胃反射や，食物が胃からなくなり，pHが1.5以下に下がった場合に起こる。

（3）小腸における消化

胃の中で糜粥にまでなった食物は，胃の蠕動運動によって幽門を通過して十二指腸に入る。十二指腸に入った糜粥は膵臓から分泌される膵液，肝臓から分泌される胆汁などの作用を受ける。小腸全般では腸腺より腸液が分泌されている。腸内に入った栄養素は小腸上部でほとんど吸収できる大きさにまで分解されている。この分解された栄養素はさらに小腸の粘膜上にある消化酵素により吸収できる大きさの分子にまで消化され，粘膜上皮を通して血管あるいはリンパ管内に吸収される。

1）小腸液（腸液）

小腸内で分泌される腸液の総量は一日で約3 lの量に達する。pHは7.0～8.5で，多量の粘液のほかに$NaHCO_3$，少量の消化酵素を含んでいる。分泌腺としては下記の2種類が知られている。

① 十二指腸腺

十二指腸のみに分布し，ブルンネル腺（Brunner腺）ともいう。分泌液はアルカリ性で粘液が主である。その中には消化酵素を含んでいない。

② 小腸腺

小腸全体に分布しているが，分泌液はアルカリ性で，粘液が主となっており，少量の消化酵素を含んでいる。

2）腸液の分泌調節

腸液の分泌にも機械的・化学的刺激による神経性の機序と腸粘膜の刺激により，ブリキニン，エンテロクリニンなどが産生され，これが毛細血管内に分泌され，血行を介して作用していると考えられている。消化管ホルモンのセクレチン，コレシストキニン，ガストリンなどにも腸液の分泌促進作用がある。

神経性では副交感神経が分泌の促進を行い，交感神経が分泌を抑制する。

（4）膵臓における消化

1）膵臓の構造と機能

膵液は内・外分泌機能をもつ器官である膵臓で産生され膵管を通って十二指腸に排出される。膵臓は**胃の後部**に存在する臓器で，その大きさは長さが15 cm位の細長い器官である。膵液を産生している外分泌部は小葉を形成している。その小葉から出た導管はそれが集まって主膵管を形成する。多くの場合，主膵管は十二指腸乳頭部で総胆管と合流し，幽門から約10 cmの位置までの十二指腸に開口している。またこの主膵管のほかに副膵管が存在する。外分泌では胃から排出された糜粥を中性からややアルカリ性にするための重炭酸塩など多くの消化酵素を含んでいる。内分泌では β（B）細胞から分泌される**インスリン**，α（A）細胞から分泌される**グルカゴン**などの血糖値を調節するホルモンの分泌を行っている。

2）膵液の生理作用

膵液は一日に700〜1,000 ml分泌され，約96％前後が水となっている。性状は無色透明で消化酵素，大量の$NaHCO_3$，NaCl，ムチンなどを含んでいる。

① 膵液の成分とその働き

膵液中には電解質であるHCO_3^-とCl^-，Na^+，K^+などが含まれているために**アルカリ性**（pH 8.4）で，酸性となっている胃からの排出物の中和を行い，腸内の消化酵素の最適pHにする働きをもっている。

② 消化酵素

　a．糖質分解酵素

　　・**膵アミラーゼ**：最適pHは6.7〜7.0で，デンプンの α-1,4-グルコシド結合を切断してデキストリンとマルトースまで分解する。デンプンそのものにも作用する。

　b．脂肪分解酵素

　　・**膵リパーゼ**（ステアプシン）：最適pHは8.0で，中性脂肪の分解を行い，グリセロールと脂肪酸に分解する。脂肪の分解は腸内のアルカリと胆汁酸による脂肪の乳化が必要である。

　c．たんぱく質分解酵素

　　・**トリプシン**：トリプシノーゲンとして分泌され，エンテロキナーゼ，活性トリプシンの存在によって活性化されトリプシンになる。最適pHは8.0で，たん

ぱく質に作用して，塩基性アミノ酸の結合部位を切断してペプチドまで分解する。

- **キモトリプシン**：不活性型のキモトリプシンでキモトリプシノーゲンとして分泌され，トリプシンで活性化される。最適 pH は 8.0 で，たんぱく質をペプチドまで分解する。凝乳作用をもっている。

3）膵液の分泌調節

膵液の分泌は神経性およびホルモン性機序によって調節されている。その分泌過程は食物の消化経過により 3 相に分けられている。

① 第 1 相（脳相）

視覚，嗅覚などの条件刺激，味覚および口腔粘膜などの無条件刺激が味覚神経を求心路とし，迷走神経を遠心路として起こる反射である。このときには消化酵素が多く，水，炭酸水素ナトリウムの少ない膵液が分泌される。

② 第 2 相（胃相）

胃壁の伸展などの機械的刺激により，迷走－迷走神経反射を介して行われる。胃液の分泌のところで分泌されたガストリンが，膵臓の外分泌細胞に作用して，膵液の分泌を促進する。

③ 第 3 相（腸相）

胃から排出され，糜粥に含まれる胃酸および消化産物が十二指腸粘膜を刺激すると，粘膜内にあるセクレチン産生細胞からセクレチンが遊離し，血行を介して膵臓の外分泌細胞に作用して，水，炭酸水素ナトリウムを大量に含む膵液を分泌させる。大量に分泌された炭酸水素ナトリウムは胃から排出され，酸性になっていた糜粥がすべて中和されると，セクレチンの分泌が停止する。また十二指腸粘膜に酸，脂肪などの消化産物が触れると，その粘膜にある I 細胞からコレシストキニン－パンクレオザイミン（コレシストキニン，cholecystokinin：CCK）が毛細血管内に分泌される。これが血行を介して膵臓の外分泌細胞に作用して，膵液の分泌が高まる。

（5）大腸における消化

大腸は長い小腸に続いて存在する器官である。大腸は小腸より太く，長さは**約 1.5 m**位である。大腸に入る水分量は一日平均 **450 ml** であるが，大腸の吸収作用によって一日平均 350 ml 吸収され，硬い糞便となって体外に排出される。また無機物の一部もここで吸収される。

腸腺は存在するが，ここで分泌される**大腸液**はほとんど粘液のみから成っていて消化は行われていない。大腸液は粘液に富み，アルカリ性で消化酵素は含んでいない。この粘液は糞便に滑らかさを与える役割と粘膜の保護をする役割をもっている。

大腸液の分泌は粘膜の機械的・化学的刺激によって副交感神経を介する反射と壁内神経系を介する反射によって促進され，交感神経によって抑制される。

大腸にはさまざまな**腸内細菌**（代表的なものでは大腸菌など）が存在していて，消化

吸収が行われなかった物質の処理を行っている。この結果としてたんぱく質はインドール，スカトールなどになり，糞便に特有なにおいをつけている。

4．4 管内中間消化と膜消化

摂取された食物（糖質，たんぱく質および脂肪）は口腔，胃および小腸を通過している間にそれぞれの消化器で分泌される消化酵素により消化を受け，それぞれの大きさの分子にまで分解される（管内消化）。管内消化によって，一部は吸収可能な大きさの分子にまで分解されるが，多くの分子は分解が不十分のために粘膜を介しての吸収は不可能である。吸収が不可能な大きさの分子は粘膜内に存在する消化酵素が吸収可能な大きさの分子にまで分解する役割を担っている（膜消化）。

唾液の中にはプチアリン，胃液の中にはペプシン，膵液の中には膵リパーゼなどというように消化酵素が見いだされるが，腸液の中には消化酵素がほとんど見いだされない。胃液あるいは膵液中に見いだされる消化酵素によって糖質は二糖類またはオリゴ糖，たんぱく質の多くはポリペプチド（一部アミノ酸）まで分解，脂質はモノグリセロール，ジグリセロールあるいはグリセロールと脂肪酸に分解されるが，管腔内に分泌された消化酵素では吸収できる大きさの分子までに分解（管内消化）されているものは少ない。

管腔内で見いだされる栄養素の分子の大きさと毛細血管内に吸収された栄養素の分子の大きさを比較すると，毛細管内に吸収された栄養素はグルコースあるいはアミノ酸などのように単体となっている。これは粘膜細胞を通過する前に粘膜上あるいは粘膜上皮細胞内で単体にまで分解され，吸収されていると考えられる。粘膜上に存在する微絨毛を覆っている粘液様の物質を採取，分析すると，この中に最終消化を行う酵素が見いだされる。この層を通過する間に最終消化（膜消化）が行われ，粘膜上皮細胞を通して毛細血管あるいはリンパ管内に吸収されると考えられ，毛細血管に吸収された物質は門脈に入り，肝臓に運ばれて処理を受ける。またリンパ管に入った物質はそのまま大静脈に入り，全身を回る。

表5－10に膵液中の酵素と粘膜内に存在する酵素の一部を示した。

表5－10 膵液の酵素と小腸粘膜上の酵素

酵素	糖　質	たんぱく質	脂　質	核　酸
分泌される酵素	膵アミラーゼ マルターゼ	トリプシノーゲン キモトリプシノーゲン プロエステラーゼ	膵リパーゼ ホスホリパーゼ コレステロールエステラーゼ	リボヌクレアーゼ
粘膜上に存在する酵素	マルターゼ サッカラーゼ ラクターゼ	アミノペプチダーゼ ジアミノペプチダーゼ トリアミノペプチダーゼ	腸リパーゼ ホスホリパーゼA	ヌクレオチダーゼ

（1）小腸の吸収機能

小腸の襞の上には小さな指状の突起が無数にあり，小腸の吸収に関与する粘膜の面積を広くしている。この小さな突起が絨毛である。この絨毛の表面は一層の上皮細胞で覆われている。この上皮細胞の表面を観察するとさらに小さな微絨毛が存在している。この微絨毛の存在によって吸収に関与する表面積はさらに広くなっている。

絨毛の中心部には中心乳糜管があり，この周囲には粘膜筋板由来の平滑筋が入り絨毛運動を行うことによって吸収の促進を行っている。この平滑筋は神経支配を受け，副交感神経の興奮により運動が活発となる。また腸管粘膜で産生されるビリキニンが血行を介して作用し，絨毛の運動が促進される。この運動によって絨毛の消化産物への接触をよくするとともに，絨毛の中心に存在している中心乳糜管が伸縮し，内部に吸収された栄養素を含んだ血液あるいはリンパ液の門脈系への移行を容易にしていると考えられる。

消化産物は粘膜上皮細胞の刷子縁から取り込まれ上皮細胞内を通過して，血液あるいはリンパ液中に入る。この取り込みの方法には拡散，能動輸送，飲作用などがとられている。この方法は吸収する栄養素によって異なっている。

1）糖の吸収（図5－63）

糖は管内ではグルコース，フルクトースのような単糖類，あるいは単糖類が10個程度結合したオリゴ糖にまで分解されている。グルコースは細胞内に存在している特異的な担体（キャリヤー）と結合（結合にはNa^+が必要）して輸送される。この輸送はエネルギーを必要とする能動輸送である。この輸送方法は濃度勾配に逆らっての輸送を行うことができる。同じ単糖類であってもフルクトースは担体と結合するが，その輸送方法は受動輸送，促進拡散，つまり濃度勾配に従って吸収される。

2）たんぱく質および核酸の吸収

たんぱく質は管腔内でアミノ酸あるいはオリゴペプチドにまで分解されているが，

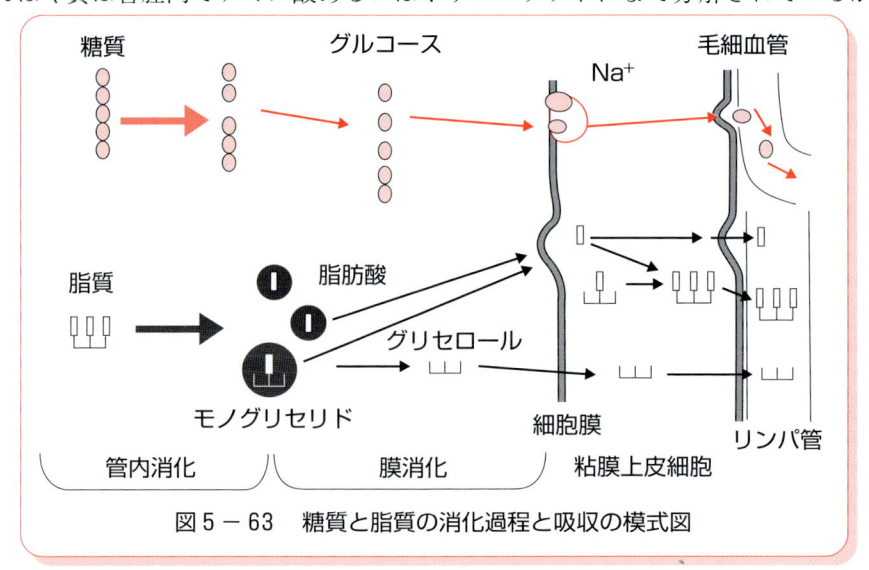

図5－63 糖質と脂質の消化過程と吸収の模式図

オリゴペプチドは粘膜上でアミノ酸にまで分解されてから吸収される。L型アミノ酸はNa^+を必要とする特異的な担体と結合して，能動輸送によって吸収されるが，D型アミノ酸は拡散による受動輸送で吸収が行われる。

3）脂肪の吸収（図5－63）

摂取された脂質はその脂質の種類によって消化のされ方が変わり，吸収のされ方も異なっている。胆汁酸の作用によって乳化された脂質は膵リパーゼによってモノグリセリドあるいは脂肪酸とグリセロールに分解される。グリセロールはそのまま吸収され，門脈に移動する。モノグリセリドと脂肪酸は胆汁酸の働きでミセル状になり，受動的に細胞膜を通過し，細胞内でトリグリセリドに合成され，たんぱく質で覆われたキロミクロンが形成される。このキロミクロンはリンパ管を流れているリンパ液の中に移動する。コレステロールも脂肪酸などと同様にキロミクロンの形成が行われ，門脈中に移動する。中鎖脂肪酸はミセルの形成が行われなくても細胞を通過して門脈に入り，血中のアルブミンと結合して移動する。

4）ビタミンの吸収

水溶性ビタミン（ビタミンB_1，B_2，B_6，葉酸，ビタミンC）は受動的な拡散によって吸収される。

水溶性のビタミンB_{12}は分子量が大きいことから飲作用によって吸収されると考えられ，血中への移行は粘膜上皮細胞内でトランスコバラミンと結合して行われる。

脂溶性ビタミン（ビタミンA，D，E，K）は脂質の吸収と同様に胆汁酸とミセルを形成し，拡散によって膜を通過して吸収される。脂肪の吸収速度に左右されることが知られている。

5）電解質の吸収

電解質の吸収は上部小腸において主に行われる。Na^+およびCl^-は刷子縁に膜に存在する担体（キャリヤー）によって促進拡散され吸収される。K^+は受動的輸送によって吸収される。

Ca^{2+}はビタミンDの影響を受ける担体と促進拡散とCa^{2+}ポンプによって細胞膜内に吸収される。この細胞内に入ったCa^{2+}は細胞側基底膜側においてNa^+とCa^{2+}の交換輸送によって毛細血管内に取り込まれる。

Feの吸収は体内の必要量に応じて吸収されている。Fe^{2+}が体内に多いときには粘膜細胞内にフェリチンの型で貯蔵されているが，体内に欠乏が起こると粘膜細胞から血中に移行し，トランスフェリンと結合して輸送される。食物中のFe^{3+}は胃液中のHCl，ビタミンCなどによりFe^{2+}となり吸収される。

4.5 肝　　臓

（1）肝臓の構造（図5－64）

肝臓は横隔膜直下で左右の上腹部に存在し，その重量は成人で1.0～1.4kgある。生体内では最も大きな外分泌器官で複雑な機能を有している。胆汁（bile）は肝細胞で

産生される。肝臓は肝機能の最小単位である肝小葉が集まり構成されている。この肝小葉は中心静脈を中心として，放射状に肝細胞索，毛細肝管，毛細血管が集まっている。ここで産生された胆汁は小葉間肝管を通り，この管が次第に合流し肝管，左右の肝管が合流して総肝管となる。総肝管は胆嚢（gallbladder）から出てくる胆嚢管と合流する。この合流点より十二指腸側を総胆管という。総胆管の末端は十二指腸壁内で膵管と合流する。総胆管の十二指腸開口部にはオッディ括約筋（総胆管膨大部括約筋）があり，胆汁の排出を調節している。胆嚢は胆汁の一時，貯留・濃縮場所となるとともに胆汁排出の調節を行っている。

　肝臓には門脈と肝動脈が入っている。門脈は胃腸管系，脾臓および膵臓からの静脈血が集まったものである。胃腸管系からの静脈血の中には小腸で吸収されたさまざまな栄養素が入っている。この栄養素はここで代謝を受け，からだで利用できる物質に変えられるが，余剰分はグリコーゲンなどに変えられ貯蔵される。脾臓を通過した血液内の異物などは肝臓に入り，洞様静脈（類洞）に存在する星細胞で処理される。またビリルビンの生成もここで行われる。膵臓からの血液には，肝臓での糖代謝などを促進するホルモンが含まれている。

　肝臓を養っているのは肝動脈である。肝動脈の血液は肝臓で門脈からの血液と合流し，肝臓を養って最終的には中心静脈に集まり，肝静脈となって下大静脈に合流する。

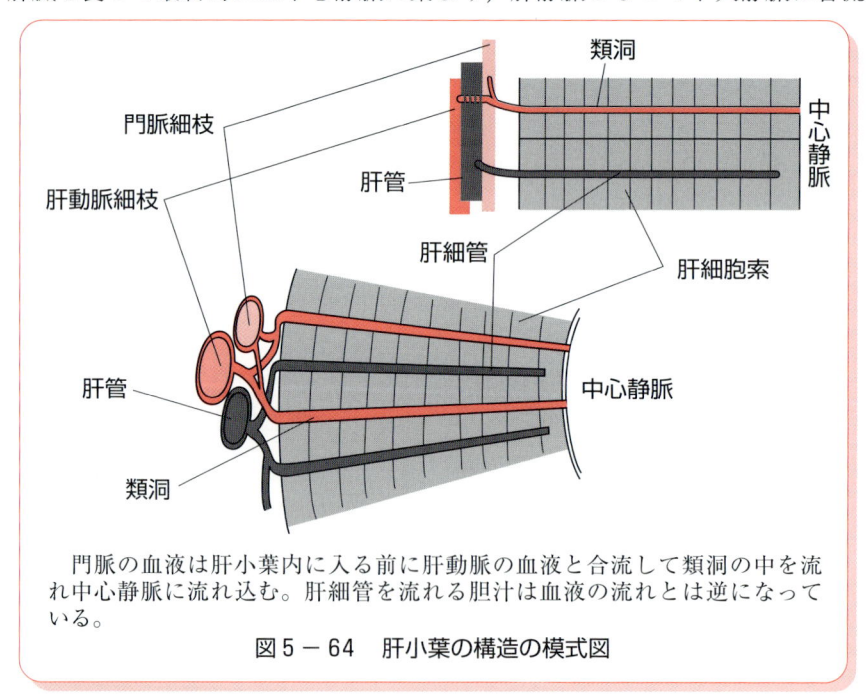

門脈の血液は肝小葉内に入る前に肝動脈の血液と合流して類洞の中を流れ中心静脈に流れ込む。肝細管を流れる胆汁は血液の流れとは逆になっている。

図 5 − 64　肝小葉の構造の模式図

（2）肝臓の機能

　肝臓は胆汁の産生のほか，栄養素の貯蔵，処理，解毒作用，血液の性状の維持などの数多くの機能をもっている。その機能の主なものを以下に記す。

1）物質代謝
①　グリコーゲンの生成，貯蔵または処理
　血中の過剰グルコースが存在する場合にはグルコースをグリコーゲンに変えて肝臓内に貯蔵する。血中にグルコースが不足すると貯蔵グリコーゲンをグルコースに変えて血中に放出し，血糖量を一定にする。
②　たんぱく質
　アルブミンおよびフィブリノーゲンの生成とアミノ酸およびたんぱく質の合成，処理，貯蔵が行われている。
③　脂質代謝
　脂肪および脂肪酸の合成と分解，コレステロールの合成・分解，ケトン体の産生などが行われている。

2）解毒作用
　肝細胞内でグルクロン酸および硫酸抱合を行い無毒化し，胆汁中へ排出する。また，アルコール代謝による処理を行っている。

3）胆汁の生成
　類洞内に存在する星細胞で赤血球の分解，ビリルビンの生成が行われる。肝細胞で胆汁酸の生成が行われ，コレステロールとビリルビンなどとともに胆汁が生成され，総胆管を経て十二指腸に分泌される。
　そのほかに血液凝固に関与するプロトロンビンやフィブリノーゲンの合成，血流の凝固を阻止するヘパリンの産生にも関与している。抗利尿ホルモンや女性ホルモンなどの破壊，ビタミンの貯蔵，活性化を行う機能も有している。

（3）胆　　　　囊（図5－65）
1）胆囊の分泌機能
　肝臓で産生された肝胆汁は**オッディ**（Oddi）**括約筋**などの作用により，胆囊に流入する。流入した肝胆汁は一時貯留され，4～10倍に濃縮される。この濃縮された肝胆汁に胆囊粘膜から分泌された粘液が混合されて**胆囊胆汁**が産生される。ここに貯留された胆汁は胆囊周辺の消化器からの反射（迷走－迷走神経反射）により胆囊の収縮が起こる。胆囊の収縮により反射性に開口した総胆管乳頭部（オッディ括約筋）を経て十二指腸に排出される。この排出には消化産物が十二指腸粘膜に触れたときに産生されるコレシストキニンも関与する。コレシストキニンは血行を介して作用し，胆囊には胆囊平滑筋への直接作用によって収縮を誘起し，オッディ括約筋には非アドレナリン非コリン作動性抑制神経を介して抑制効果を誘起し胆汁の十二指腸への排出を行う。

2）胆　　汁
①　胆汁の産生，分泌と働き
　a．**産　生**：胆汁は肝臓で一日に**500～1,000 ml**つくられ，胆細管に分泌されている。その成分は水が97％，胆汁酸塩0.9％，胆汁色素0.5％，そのほか無機塩

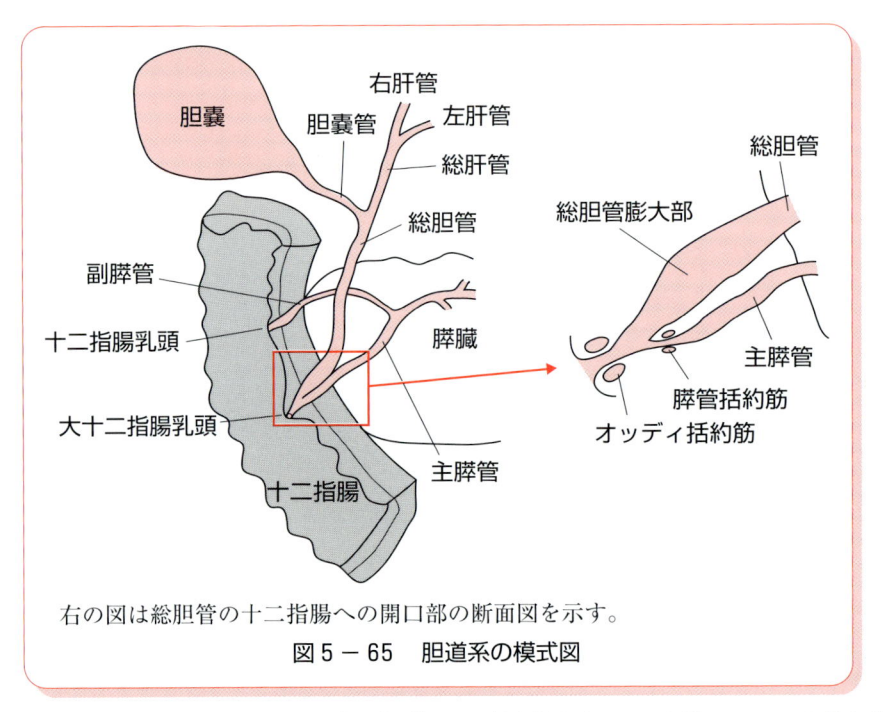

第5章　調節されて恒常性を維持する器官系

図5-65　胆道系の模式図
右の図は総胆管の十二指腸への開口部の断面図を示す。

類1.6％となっている。この胆汁は胆嚢に一時貯留されている間に4～10倍に濃縮されてから分泌される。

　胆汁酸の成分の主なものはコレステロール由来のコール酸，デオキシコール酸などとアミノ酸が結合したタウロコール酸，グリココール酸が存在している。胆汁色素は赤血球のヘモグロビンが星細胞で分解されて生じるビリベルディンとビリルビンとがある。ヒトの胆汁中に含まれるのはビリルビンが主である。胆汁中に排出されたビリルビンは腸内細菌等の作用により，ウロビリノーゲンなどになって糞便とともに体外に排出される。糞便の黄色い色はこの色素の色である。

　ビリルビンなどは正常血液にもみられ $0.2～0.8\,mg/100\,ml$ の割合で含まれているが，何かの原因でこれが $1.0\,mg/100\,ml$ 以上に増加すると黄疸を起こす。

b．**胆汁酸の働き**：胆汁酸は表面活性作用が強く，脂肪を細分化して小さな脂肪球を形成（乳化）させ，リパーゼの作用を受けやすくしている。構造としては胆汁酸の一方の端は水と親水性をもつヒドロキシル基およびカルボン基，他方の端は疎水性のステロイド核およびメチル基をもっている。この構造は脂肪の乳化，ミセルの形成を促進し，小腸粘膜からの脂肪および脂肪酸の消化・吸収を間接的に促進している。

② **胆汁の分泌調節**

　肝臓での胆汁の産生を増加させる神経では，副交感神経が分泌を亢進させ，交感神経は分泌を抑制する。ホルモンによる分泌の促進は胃から排出された糜粥が十二指腸粘膜に触れたときに粘膜から分泌される消化管ホルモンであるセクレチンとコレシストキニンであるが，胆汁の分泌を最も促進するのは肝臓から分泌され，十二指腸に排

出される胆汁酸である。分泌された胆汁酸の一部は小腸で吸収され，再度肝臓に運ばれ，胆汁酸の原料となる（腸肝循環）。

③　胆嚢の収縮（蠕動様運動）と総胆管乳頭部（オッディ括約筋）

　胆汁の十二指腸への排出には神経性の要素とホルモン性の要素の両者が関与している。副交感神経は胆嚢に対してはコリン作動性神経を介して亢進性に作用しているが，オッディ括約筋に対しては非アドレナリン非コリン作動性神経を経て作用し，抑制効果を誘起する。交感神経は胆嚢に対しては抑制性に作用し，オッディ括約筋には収縮性に作用する。オッディ括約筋の胆汁排出のための弛緩は胃，十二指腸，胆嚢などからの反射によって誘起されている。胆汁の排出に関与する消化管ホルモンにコレシストキニンがある。この消化管ホルモンは胆嚢にはコリン作動性神経あるいは胆嚢筋に直接的に作用して収縮させ，オッディ括約筋に対しては，非アドレナリン非コリン作動性抑制神経を介して作用してオッディ括約筋を弛緩させ，胆汁の排出を容易にしている。

5．代謝と体温

　生命を維持するために，食物を摂取し，その栄養素によって体内では代謝によるエネルギー獲得が常時行われている。最適な体温の温度領域とは，すなわち身体内で常時進行する代謝反応の中心因子である酵素の活性発現に最適な温度領域といえる。酵素の本体がたんぱく質であることを考えるならば，酵素群は低温では活性が抑えられる代わりに変性は起こりにくく，逆に高温であれば変性による失活化が起こることになる。したがって，生命現象進行の場の温度である体温は，酵素反応が最も安定し，効率的に起こるために，できる限り狭い範囲内の適温に一定に維持されなければならない。すなわち，私たちの体温は生体内酵素系反応の最適温度とほぼ一致しているのである。このことは，身体内部環境の恒常性，さらには身体機能の恒常性維持のための必要不可欠な条件である。ここに体温の生理学的意義があり，精巧な体温調節機能が要求されている。

5.1　エネルギー代謝の諸相と評価

　体内に摂取された食物は，代謝による異化作用によってエネルギーを放出する。このエネルギー量は，同じ食物を生体外で燃焼させた場合に放出されるエネルギー量に等しい。代謝をエネルギー産生の面からとらえたものをエネルギー代謝という。エネルギー代謝は熱として測定・評価されるのでその単位はkcalである。エネルギー代謝の測定方法には生体から放出される全熱放散量を測定するもの（直接熱量測定法）と，酸素消費量，二酸化炭素排出量，および尿中窒素排泄量から熱産生量を算出するもの（間接熱量測定法）の二つがある。通常は間接熱量測定法によってエネルギー代謝量を測定する。

（1）エネルギー産生

生体内で産生・放出されるエネルギーは、①仕事エネルギー、②熱エネルギー、および③貯蔵エネルギーの3形式がある。1gのエネルギー基質が完全に燃焼する際に必要な酸素量と、その場合に発生・放出される熱量と

表5-11 糖質、脂質、たんぱく質の発生熱量

基質	発生熱量 (kcal/g)	消費 O_2 量 (l/kg)	排出 CO_2 量 (l/kg)	呼吸商
糖　質	4.1	0.81	0.81	1.00
脂　質	9.3	1.96	1.39	0.71
たんぱく質	4.2	0.94	0.75	0.80

呼気ガス分析から、酸素消費量、二酸化炭素排出（生成）量を求めれば、体内で燃焼したエネルギー基質の割合を測定することができる。呼吸商とは排出 CO_2 量／消費 O_2 量の比率であり、この値を算出することによって体内でどの基質が燃焼しているのかがおおむね推定される。なお、これからの基質の燃焼効率は一定と仮定して平均熱当量 4.82 kcal/l を用いて計算する。

がわかれば、生体が単位時間当たりに消費した酸素量から熱産生量を算出できる。三大栄養素である糖質、脂質およびたんぱく質のエネルギー産生量は燃焼の割合が一定であると仮定して計算すると表5-11のようになり、それぞれ1g当たり、4.1 kcal、9.3 kcal、および 4.2 kcal であることから、この値を摂取した栄養素の量に掛ければ、エネルギー産生量（E）が算出される。

$$E = 4.1 \times 糖質（g）+ 9.3 \times 脂質（g）+ 4.2 \times たんぱく質（g）$$

（2）各種のエネルギー代謝

1）基礎代謝

生命維持のための最低限度の活動（心臓の拍動、呼吸運動、腎臓での尿生成、体温維持など）に必要な代謝のことである。外部に対して仕事をせず、熱平衡が保持されている状態でのエネルギー産生といえる。すなわち、精神的にも肉体的にも完全な安静状態にあって（ただし覚醒時）、食後12～14時間、室温20～25℃、臥位の条件で産生・放出されるエネルギー代謝量（基礎代謝量、もしくは基礎代謝率：basal metabolic rate：BMR）は、環境の差により変動があるが、一般に性と年齢が同じであれば、体表面積に比例する。日本人の場合、基礎代謝量は成人男子で約 1,500 kcal／日、成人女子で約 1,200 kcal／日程度である。

2）睡眠時代謝

睡眠中のエネルギー代謝量は、通常基礎代謝量と同程度であるが、睡眠の状態（眠りの深さや環境条件）により変動する。

3）活動時代謝

外部に対して運動（仕事）を行う場合には、骨格筋の運動（四肢の筋肉、心筋、呼吸器筋など）によって機械エネルギー、電気エネルギーとして消費される。これらは基本的には筋収縮に必要なエネルギー量である。労作によって安静時よりも増加した基礎代謝量の割合をエネルギー代謝率（relative metabolic rate：RMR）として評価される。

$$RMR =(労作時の消費エネルギー)-(安静時の消費エネルギー) / 基礎代謝量$$
(ここで安静時とは仕事を始める前の代謝量のことである)。

例えば，通常の徒歩（時速 4 km）では RMR ＝ 1.6 程度である。

4）安静時代謝

心身ともに緊張がなくて座位（椅子に座った状態）で休息した状態で消費されるエネルギー量をいう。座位は臥位に比べ骨格筋に緊張があるため，約 10 ％ほどエネルギーが余分にいる。さらに食物が胃に残留している場合，摂取された栄養素の吸収に必要なエネルギーが必要となるので（特異動的作用または食事誘発性産熱），この分が約 10 ％となる。したがって基礎代謝量よりも約 20 ％高い値となる。

5．2　体温の定義とその分布
（1）核心温と外層温

私たちの全身は常に一様の温度を示すわけではない。代謝の激しい体熱発生源である筋肉や肝臓では体温は高く，外気に接している皮膚では通常低い。また同じ皮膚でも部位によって異なり，全体として身体の中心部から皮膚表面に向かって温度勾配がみられる。さらに身体の長軸方向においても，体幹部から四肢の末梢にかけて温度勾配がみられる。すなわち身体は中核（core, 芯）の高温層と，これよりも低温の末梢組織層（shell, 殻）で取り囲まれた二重構造と考えることができる。前者の温度は核心温，体深部温，コア温などとよばれ，後者の温度は外層温，皮膚温，シェル温などとよばれる。比較的一定値を呈する核心温においても，吸気の加温・加湿を行っている肺では低いが，肝臓，腎臓，脳などでは安静時の骨格筋よりも高い産熱が行われており，比較的高温を呈するなど同一でない。一方，外層温は環境に左右されて絶えず変化するだけでなく，殻の厚みは寒冷環境下で厚く，温熱環境下では薄くなる（図 5 － 66）。

以上の理由で体温という場合，どの部位の温度をもって身体の温度を示すべきであるのかが問題となる。理想的には大動脈起始部の血液温度こそ，ヒトの代謝状態を根本的に反映する温度として意義が

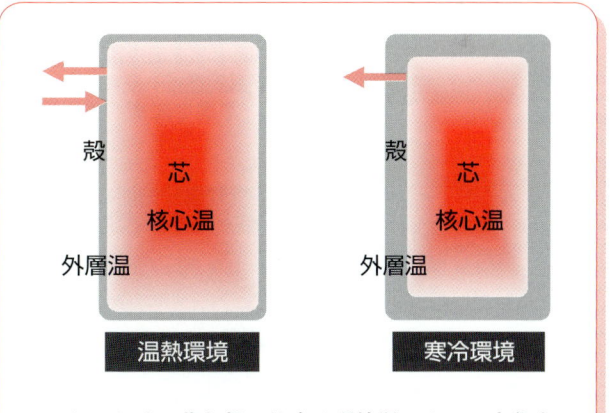

ヒトにおける芯と殻の比率は環境温によって変化する。温熱下では殻は薄く，外層温は比較的高いのに対して，寒冷下では殻は厚く，外層温は低くなっている。しかしながら，核心温は両者で一定に維持されている。これは体温に関しても，外部環境のいかんによらず，内部環境が一定に維持されていることの証拠である。
←は熱の移動を示す。

図 5 － 66　核心温と外層温

第5章　調節されて恒常性を維持する器官系

あると考えられるが，測定方法そのものは非現実的である。そこで直腸温や膣温をより体深部に近い部位の温度とみなすことができても，これらですら日常的には測定するにはかなりの抵抗がある。これまで臨床的にも容易に実施しやすい部位として腋窩もしくは口腔舌下における検温が行われている。しかし，腋窩はあくまでも末梢組織層の一部であること，口腔舌下も飲食や口の開放程度などによって変動することを常に考慮しなければならない。図5-67に体温の一般的数値と部位別の差を示す。

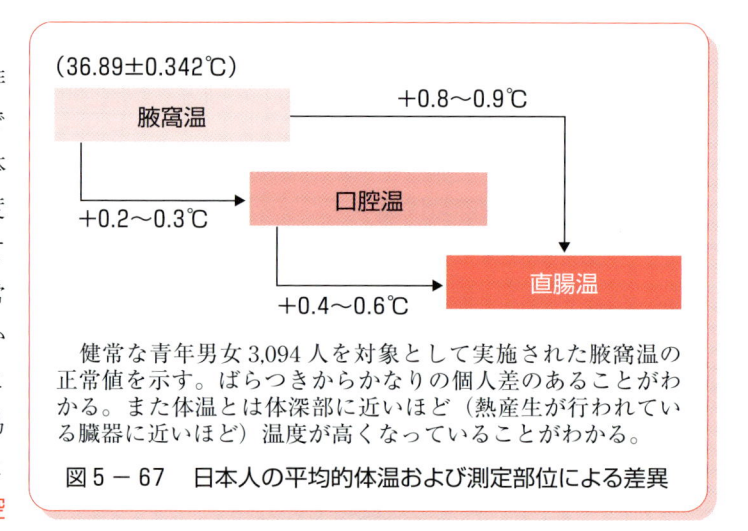

```
(36.89±0.342℃)
  腋窩温 ─────── +0.8～0.9℃ ──────┐
    │                              ↓
    +0.2～0.3℃ → 口腔温           直腸温
                   │                ↑
                   └── +0.4～0.6℃ ──┘
```

健常な青年男女3,094人を対象として実施された腋窩温の正常値を示す。ばらつきからかなりの個人差のあることがわかる。また体温とは体深部に近いほど（熱産生が行われている臓器に近いほど）温度が高くなっていることがわかる。

図5-67　日本人の平均的体温および測定部位による差異

（2）体温の分布と限界

従来から汎用されてきた水銀式の体温計に35℃から42℃までの目盛りしかないことには明らかな理由がある。これは，ヒトの生存できる体温とはこの範囲内でしかありえないからである（図5-68）。

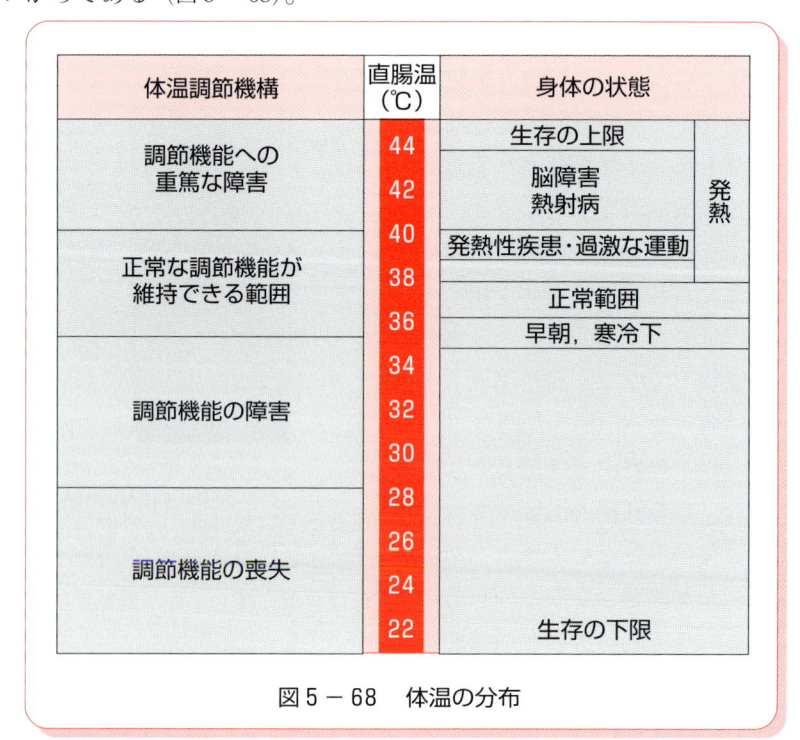

体温調節機構	直腸温（℃）	身体の状態	
調節機能への重篤な障害	44	生存の上限	発熱
	42	脳障害 熱射病	
正常な調節機能が維持できる範囲	40	発熱性疾患・過激な運動	
	38		
	36	正常範囲	
	34	早朝，寒冷下	
調節機能の障害	32		
	30		
	28		
調節機能の喪失	26		
	24		
	22	生存の下限	

図5-68　体温の分布

1）生存の上限と下限

ヒトは核心温が約42℃になると，数時間しか生存できず，核心温が短時間でも約45℃になるともはや生存できなくなるとされている。いずれも酵素系に不可逆的変化（酵素たんぱく質の変性による活性の喪失：失活化）が起こるからである。脳出血や腫瘍，頭部外傷，熱射病など体温調節機構自体が損傷されたときには核心温は42℃以上に上昇する。感染症などでは核心温が42℃を超えることは極めてまれである。42℃以上に核心温が上昇するのは，体温調節機構そのものが損傷されていることの証で，唯一の治療方法は物理的に冷却するほかはない。一方，ヒトの生存のための核心温の下限は，約20℃ともいわれているが一般に個人差が大きい。低温による死亡の原因は心室粗細動などによる循環機能障害が多い。体温調節機構は32～35℃より障害され始める。核心温がさらに低下するともはや体温調節は全く機能しなくなり，いわば変温動物と同じ状態になる。したがって，35℃の核心温は最低限度，恒温動物として生命活動が営める下限と考えられる。

2）体温の生理的変動

体温は恒常的に一定に維持されているとはいえ，わずかに生理的な変動がみられる。①個人差（図5-67）がみられることはもちろんであるが，②日差や③年齢差，さらに女子では④月経周期による差がある。日差とは日周期リズムに従って繰り返される変動であり，午前4時前後に最低値となり午後4時前後に最高値となる。この変動幅は0.7～1.2℃ほどである。これはヒトの毎日の生活サイクルに従って身体がその生命活動を最適に制御するために記憶された調節機構の表れであり，昼夜逆転の生活に切り替えてもすぐにはこのパターンは消失しない。しかしながら，例えば昼夜逆転の生活サイクルを長期間続ければ，体温変動もこれに同調するようになる。ところで，四季により気温がかなり変動する環境下に生活する私たち日本人において，季節による体温の変動は現在のところ認められていない。体温調節機構が未発達な新生児では体温は環境温に極めて左右されやすい。体重当たりの体表面積が大きく，皮下脂肪が少ないことや基礎代謝も低いことから寒冷環境下では低体温になりやすい反面，発汗機能も未完成であるため，高温環境下では逆に高体温になりやすい。しかし，体温調節機構が完成したころの小児(10歳前後)は成人よりも0.2～0.5℃ほど高い。老人は成人に比べてわずかに低い。女子では月経周期に従って変動し，月経の始まりから排卵までが，その排卵から次の月経までに比べて約0.5℃ほど低い。女子にはこのような月経周期による低温相と高温相の二相性の体温変動があるが，平均すれば男子と女子との間で体温に性差はないと考えられている。

5.3 熱 平 衡

体温は代謝による熱産生（産熱）と物理的な熱の放出（放熱）のバランスによって決定される（図5-69，表5-12）。すなわち，核心温が一定温度範囲内に維持されるためには，生体で産生され，さらに生体に供給される熱量と生体より放散される熱量

第 5 章　調節されて恒常性を維持する器官系

とが等しくなければならず，熱出納が平衡状態になければならない。

核心温である身体の芯にある熱の外部への放散は，主に殻である皮膚を介して行われており，これが外層温として反映される。

（1）体内での熱産生

体内で産生される熱は摂取された栄養素の代謝過程で生じる副産物である。たんぱく質，糖質，脂質などは高いエネルギーを有しており，代謝によってそのエネルギーが取り出される。しかし実際に**仕事（筋収縮）**に使われるのは**約 25〜30%**であって，残りはすべて**熱**に変換されている。しかし車のエンジンなど効率の高いガス内燃機関でさえ全エネルギーのうち同程度しか機械的な仕事に利用できず，残りは熱として排出されることを考えると，ヒトの場合はこの熱を体温維持に利用している点，無駄がないといえる。通常，代謝とは最低限度，基礎代謝レベルでその反応が進行・維持されているため，外部環境が温暖である限り，とりたてて熱を産生する必要はなく，脳，肝臓，腎臓など常時代謝活動の盛んな臓器で産生される熱だけで適正体温は十分に維持される。また，運動や作業などの骨格筋運動を行う場合には，その筋収縮程度に応じた熱の産生が追加される。一方，低温環境下では身体からは熱が外界に奪われやすくなるわけで，これを補うために基礎代謝だけでは不十分となる。そこで骨格筋運動を随意的に適度行えば不足する熱を補うことができる。しか

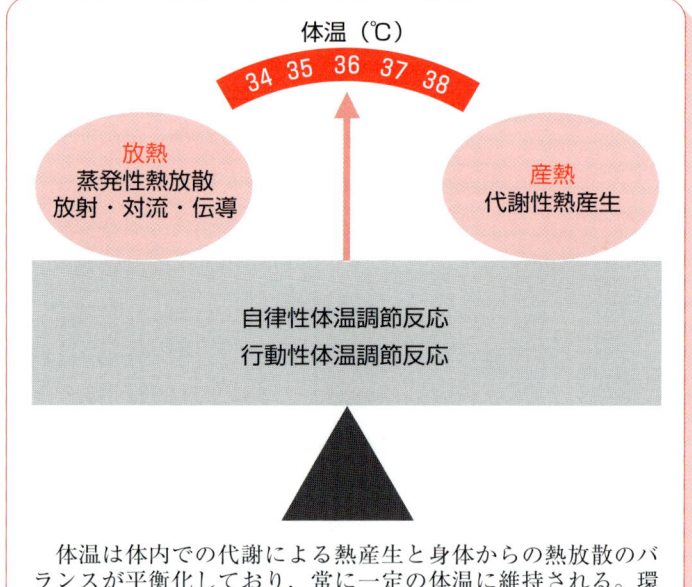

体温は体内での代謝による熱産生と身体からの熱放散のバランスが平衡化しており，常に一定の体温に維持される。環境温が変動しても体温調節機構が対応して，正常体温を維持することができる。

図 5 − 69　熱平衡

表 5 − 12　一日の標準的な熱産生量と放熱量

産熱量		放熱量	
部　位	熱量(kcal)	部　位	熱量(kcal)
骨格筋	1,570	放　射	1,181
肝　臓	600	伝導・対流	833
呼吸筋	240	蒸　発	558
心　臓	110	飲食物への伝導	42
腎　臓	120	吸気への伝導	35
その他	60	その他	51
計	2,700	計	2,700

注）一定の体温が存在した上で，産生される熱は蓄積されることなく放熱されるために体温は上昇も下降もせず一定に維持される。

しながら，仮に随意運動を行わないとすると，骨格筋は不随意的に短周期で収縮と拡張が反復されるようになり，熱を産生するようになる。これが**ふるえ**であり，この場合に骨格筋は仕事をしないため筋収縮エネルギーの大半は熱に変換されることから，ふるえは体温維持に大変重要で有益である。これ以外に寒冷下で不随意的に熱産生する機構は基礎代謝の亢進などさまざまあり，これらは**非ふるえ熱産生**といわれる（⇨p.205，（2））。

（2）熱放散

身体では絶え間なく代謝によるエネルギー産生とそれに伴って熱が産生され続ける以上，体温は蓄積され，上昇の一途をたどることになる。しかし実際には**過剰な熱は放散**され，身体は過熱状態にはならない。これは一般にヒトは体温より低い温度環境に生活しているために，産生された熱は外部へ物理的に放散されるからである。しかし，物理的な要因だけでなく，身体が生理的に熱を排出する機構も存在している。逆に低温環境で体温を失わないように熱放散を防止する必要もある。これら熱放散の制御は主に皮膚を介して行われている。

1）物理的熱放散機構

熱放散の効率を決定するのは，(1)体深部で産生された熱が皮膚や気道まで到達する速度と(2)皮膚や気道から熱が外界へ伝達される速度である。(1)は皮膚や皮下組織，脂肪組織などの熱の絶縁効率，さらに血流による熱伝播速度や交感神経系による血管作動（収縮と弛緩）状態などが関与する。(2)は外界温度，湿度，風，物体の有無などの環境そのものが関与する。ここでは(2)について解説する（図5－70）。

① 放　射

放射とは熱が**電磁波**（赤外線）の形で皮膚表面から放出される現象である。皮膚からの放熱の約60％が放射による。この熱線は周囲にある物体からも皮膚に向かって放射される。したがって，放射による熱放散が起こるのは外気温が皮膚温より低い場合，外部に体温より高い熱源のない場合に限られる。

② 伝　導

伝導とは皮膚表面と接するすべての物体（空気，衣服，椅子など）に熱が**直接移動する現象**である。伝導が起こるのは皮膚温

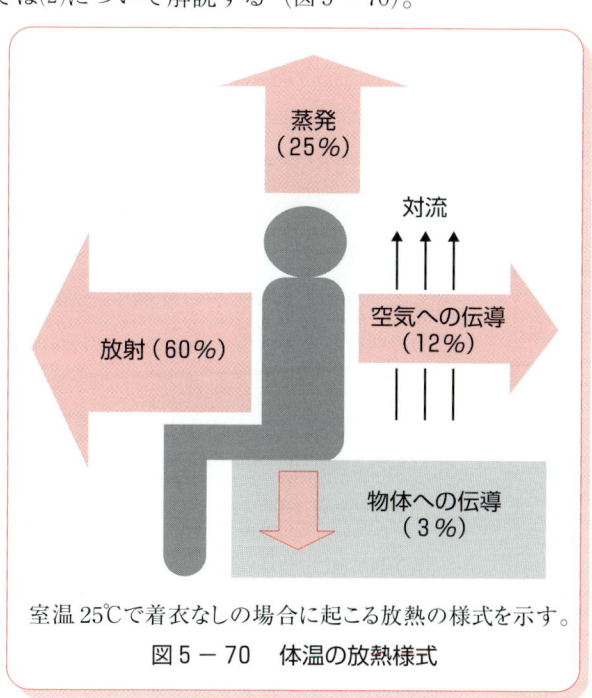

室温25℃で着衣なしの場合に起こる放熱の様式を示す。
図5－70　体温の放熱様式

が外気温より高い場合に限られる。熱の空気への伝導率が低いことに加え，皮膚表面から伝導された熱をもつ空気層が皮膚表面を覆えば温度差はなくなり伝導が起こらなくなる。実際には加温された空気は軽くなるため対流が生じて皮膚表面から移動するために，伝導による熱放散は進行する。物体への伝導はその体表面との接触面積によるが，例えば椅子に腰掛けた状態では全放熱量の3％程度しか伝導されない。

③ 対　　流

皮膚表面に接触する空気層は加温によって上昇し，常に皮膚温より低い温度の空気に置き換わる（対流）ので，空気への伝導によって皮膚からの熱の12％を放散している。すなわち，対流現象が伝導を進行させているわけである。

④ 蒸　　発

水1gが蒸発する際には，0.58 kcalの気化熱が奪われる。皮膚や気道からの水分蒸発の様態には，不感蒸泄（insensible perspiration）と発汗（sweating）とがある。不感蒸泄とは体表面下の組織に水分（間質液）が存在する以上，絶えず外界に対して物理的に水分が移動していくもので，不随意的であることはもちろんのこと，何ら身体機能からの調節を受けるものではなく，感覚にも現れない。発汗のない場合でも不感蒸泄によって一日およそ450〜600 mlの水分が蒸発する。外気温が体温より低い場合は皮膚からの放射・伝導・対流に加え，不感蒸泄によって一定体温が維持されるが，外気温が体温を上回ると逆に皮膚は外気から余分な熱を放射・伝導によって獲得することになる。この熱を除くための唯一の手段は発汗であり，これは体温調節中枢による発汗速度の調節によって対応することができる。

2）生理的熱放散機構

① 皮膚血管による調節

環境温および皮膚温は熱放散量を決定する重要な因子である。皮膚温は皮膚血流だけでなく，皮膚血管の分布する密度やその体表面積によっても左右される。そして核心温の熱は皮膚への直接的な伝導もあるが，ほとんどは血流による熱の運搬である。したがって，環境温と皮膚温の二つの因子によって皮膚からの熱放散が制御される。環境温が高いときには，皮膚血管は拡張し，血流量が増すだけでなく血管表面積も大きくなるので，内部から皮膚へ運搬される熱は増加し皮膚温も上昇する。したがって，皮膚から放射・伝導・対流による熱放散量が増加する。逆に環境温が下がると，皮膚血管は収縮し，皮膚血流が減少して皮膚温も低下するので，放射・伝導・対流による熱放散量は減少する。手足の動脈と静脈の間では熱交換が行われる。動脈血は皮膚表面へ到達するまでに，冷たい静脈血に熱を供給しながら流れるので，体深部へ行く静脈血は加温されており，表層にくる血液は冷却される。このため，熱放散量は少なくてすむ。この血管系の熱の授受を対向流熱交換系とよぶ（図5−71）。

しかしながら，このように寒冷下で皮膚血管が収縮し，皮膚からの熱の放散を防ぐ保温効果は体深部組織には有益であっても，皮膚そのものにとっては温度低下による凍傷の危険性にさらされることになる。これを回避するための防御反応として四肢末

> 寒冷刺激によって皮膚表面へ向かう動脈血管は収縮し（▬▶），血流を減少させることで熱放散を抑えるだけでなく，深在動・静脈の間で対向流熱交換系（→）により動脈血の熱は表皮組織へ伝播されることなく深在静脈へ直接伝播されるため，皮膚組織からの熱喪失が抑えられる。しかし凍傷からの防御反応も起きる。これはある時間には動脈血管の拡張や動静脈吻合の開口により動脈血の熱は皮膚組織全体を暖めることになる。

図5－71 皮膚血管による放熱の制御

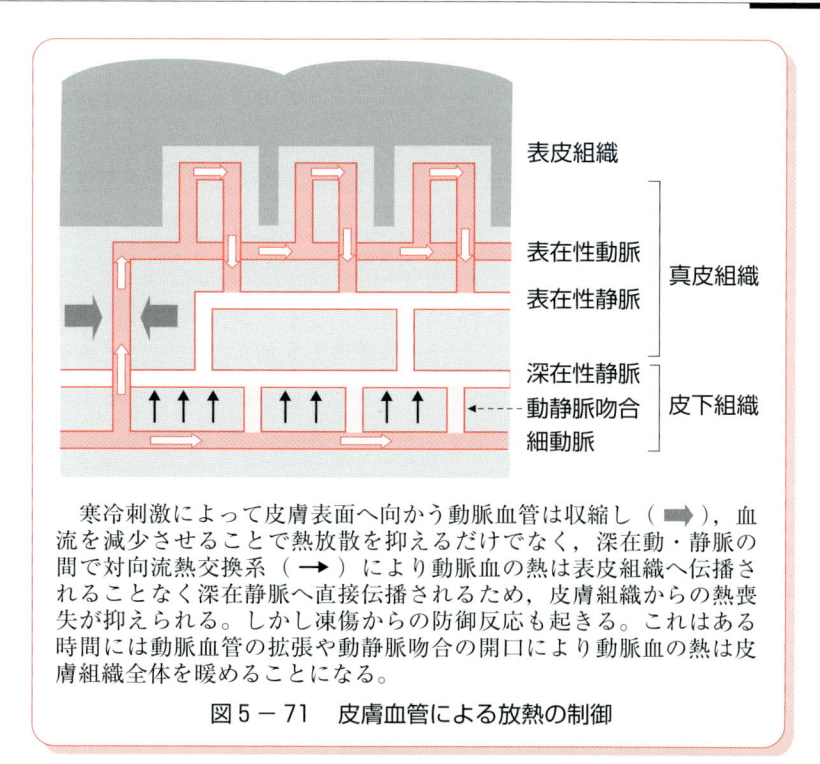

端は寒冷に暴露されると，反射的に動静脈吻合部が開張し，大量の温かい血液を継続的に末梢に供給して皮膚の温度が一定以下に下がらないように反応する場合もある。すなわち，冷刺激によってまず皮膚血管が収縮して血流が最小になり，皮膚温が下がるが，一定時間後には皮膚血管は拡張し，血流増加によって皮膚温が上昇するのである。このような寒冷刺激によって皮膚血管の収縮と拡張とが周期的に起こる反応は**寒冷血管反応**または**指趾乱調反応**とよばれ，指，趾，耳朶，耳珠，鼻，顎，額，肘，膝，臀部などの皮膚血管で起こることが知られている。皮膚を寒冷下から守る生体防御反応の一つとしてとらえることができる。

② 発汗による調節

体温調節的意義をもつ**発汗**は，ヒトでは他の動物と比較すると極めて高度に発達している。発汗は高温環境や著しい体熱産生を伴う生命活動時の有効な体熱放散手段である。すなわち，発汗とは熱を水として排出し，さらに水の蒸発により**気化熱**を奪わせることによって放熱量を増大させる積極的な冷却手段なのである。実際に体重70 kgのヒトでは100 mlの汗をかくと体温は1℃低下する。皮膚からの不感蒸泄は真皮や皮下組織の細胞外液（間質液）が体表面に向かって漏出しながら起こる水分蒸発であるのに対して，発汗は皮下組織にある汗腺で生成された汗が導管を通って皮膚表面に排出される外分泌である。温熱性発汗は皮膚など末梢からの暑熱感覚刺激ならびに中枢血液量（体深部温）の上昇の両者が刺激となる。一方，特定の身体の部位（手掌，足底，腋窩など）では精神性緊張が動機となる発汗（精神性発汗）がみられる。いずれも末梢効果器である汗腺は交感神経（コリン作動性）の支配を受け，発汗中枢を含

む広範な中枢神経系活動の影響下にある。したがって，発汗機能は本来の体温調節的意義以外にも，自律神経反射機能の中枢および末梢神経機能を反映する。汗腺には**エクリン腺**（小汗腺）と**アポクリン腺**（大汗腺）とがある。エクリン腺はほぼ全身の体表面に分布し，水分に富んだ汗を排出するが，アポクリン腺からは腋窩，乳暈，会陰部，顔面の一部に局在しており，脂肪やたんぱく質など有機物を含む細胞分泌液が排出される。したがって，体温調節（生理的熱放散）に関与するのはエクリン腺である。エクリン腺のうち実際に発汗を機能しているものを能動汗腺とよぶが，その数は環境によって変化する。すなわち温熱環境で生活するヒトには多く，寒冷環境で生活するヒトには少ない。その気候下で効率よい体温調節ができるように変動する。これを**気候馴化**（じゅんか）という。あるいは生活様式（肉体労働者，運動選手など身体を動かす仕事の場合とデスクワークなど身体をあまり動かさない仕事の場合）に適した数に馴化する。一個人では，すべての汗腺の数（総汗腺数）は生涯変わることなく一定であるが，能動汗腺数は先の理由で変動する。また，一個人でも体表面積の変動（成長，肥満，痩せなど）によって汗腺密度は変動する。

5.4 体温の恒常性維持調節

　恒温動物であるヒトの身体では，外部環境としての温度（気温）変化に対して内部環境である体内温度＝体温を常に一定に維持するための調節機構が存在する。寒さ，暑さから身体を守るための防衛機構とはとりもなおさず生命活動に最適な体温を確保・維持するための調節機構なのである。人類は陸地にその生存圏があり，自然環境の中では気候が最も直接的に身体機能に影響を与えてきたといってもよい。これは皮膚表面に存在する温度受容器（自由神経終末）の存在からも明らかである。例えば，寒冷に刺激される受容器のほうが温熱に刺激される受容器よりも皮膚表面には数多く分布していることからも，ヒトの生活環境は暑いところよりも寒いところが多く，寒さから身体を防御する必要性の多かったことを物語っているといえる。生体には常に内部環境としての**最適温度**を維持するための調節機構が存在し，その最適温度の維持とは先に述べたように正常な代謝反応の恒常的維持にほかならない。

（1）セットポイント

　外部環境である気温（環境温）は皮膚を直接刺激する。すなわち，環境温の変動によってそれまで環境温に対して平衡状態にあった体温は多かれ少なかれ変動を引き起こされることになる。これが正常レベルの体温から逸脱することになれば，変数の変化によって表皮基底層に存在する温覚，冷覚を感知する受容器（自由神経終末と考えられる）である温受容器（温点：1〜4個/cm^2）と冷受容器（冷点：2〜13個/cm^2）とがそれぞれ感受・興奮し，外部環境からのモニタ信号としてのインパルスを発生する。これら末梢温度受容器からのインパルスは求心性神経（知覚神経）を伝達され，脊髄，外側脊髄視床路を経て**視床下部**に到達する。さらに脊髄や中脳などにも存在する中枢

温度受容器からも温度変化に対するインパルスを直接視床下部に伝達しており，視床下部にある**体温調節中枢**（temperature regulating center）ではこれらを入力として統合する。この入力情報は体温の設定値（セットポイント）と比較され，その差の大小に応じて温中枢，冷中枢でそれぞれ独立して出力量が決定される。これらは遠心性神経を経由して効果器に伝達される（図5－72）。

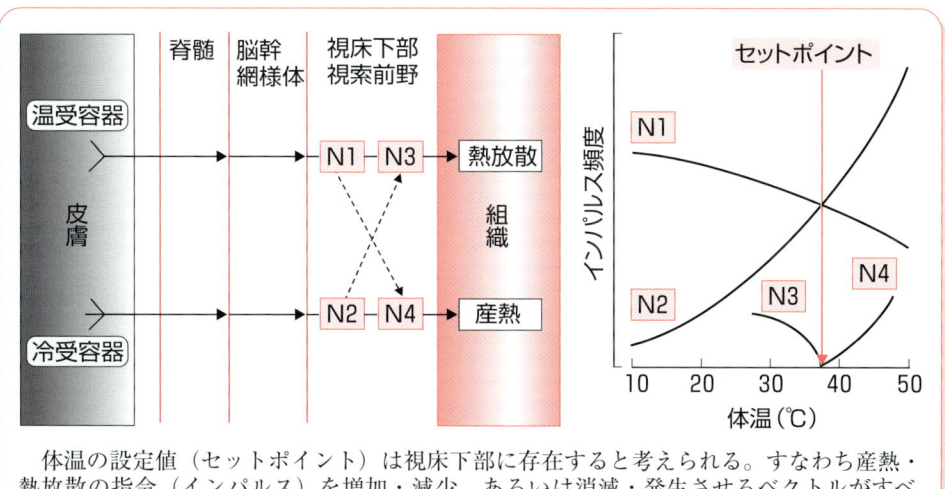

体温の設定値（セットポイント）は視床下部に存在すると考えられる。すなわち産熱・熱放散の指令（インパルス）を増加・減少，あるいは消滅・発生させるベクトルがすべて交わった部分で維持される温度がセットポイントであると考えられている。N1～N4は四つのニューロンを示す。

図5－72　セットポイントと熱神経回路

（2）体温の自律性調節と行動性調節

体温調節機構では原理的には①熱産生の増加・減少（ただし基礎代謝レベル以下には減少しない），②体熱の保温・放散，③冷却，の手段によって体温の恒常性を維持している。これらの手段は不随意的（自律性）に行われるものと随意的（行動性）に行われるものに分けられる（図5－73）。

1）自律性調節

効果器には汗腺，骨格筋，血管，内分泌腺（甲状腺）などがある。すなわち変数である実際の体温がセットポイントより高ければ**温中枢によるフィードバック**によって汗腺（能動汗腺）活動が惹起され，発汗が惹起・促進されるため体熱の放散と冷却効果によって体温を下げる。このときさらに血管平滑筋は弛緩するため末梢血管は拡張し，血管表面積を増加させることで血液の温度は皮膚を通して体外に放散されやすくなる。逆に体温がセットポイントより低ければ，**冷中枢によるフィードバック**によって骨格筋のふるえが生じて産熱（骨格筋収縮の際発生する熱）が起こるため体温を上昇させる。また，立毛筋運動によって皮膚表面は収縮し，熱の放散を防ぐだけでなく立毛現象により外気と皮膚との間に体毛の厚い層を形成し，やはり熱放散を防ぐ。また，内分泌腺である甲状腺機能を亢進させることから，甲状腺ホルモンによる体内でのさ

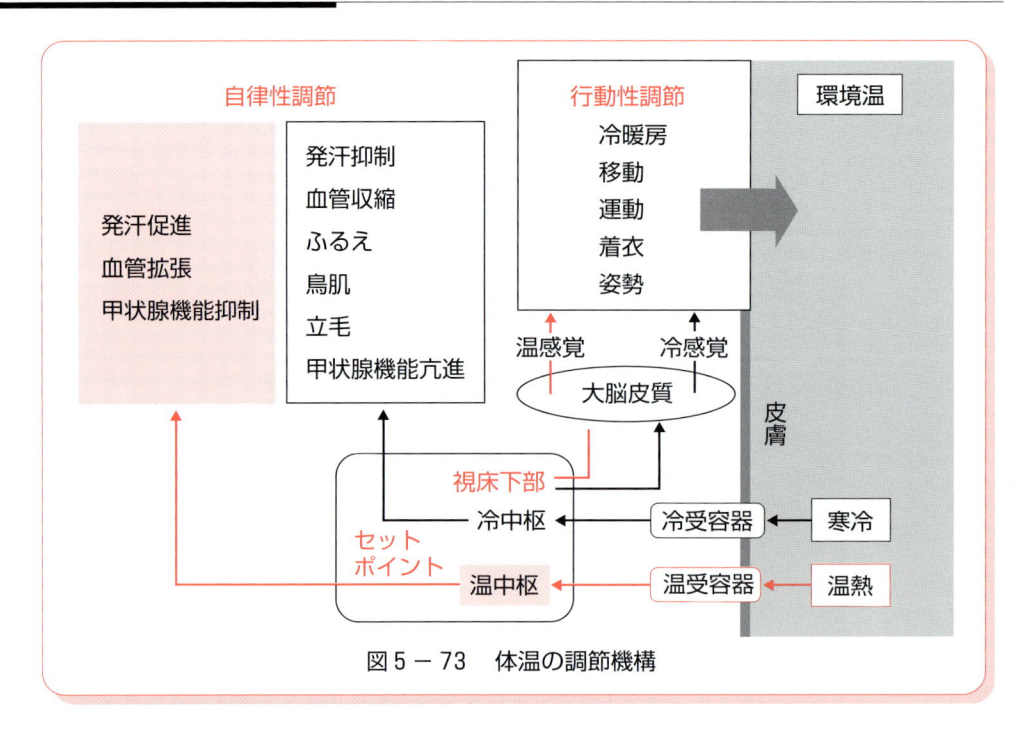

第5章　調節されて恒常性を維持する器官系

図5-73　体温の調節機構

まざまな代謝反応を増加させ，結果的に副産物である熱を多量に発生させることができる。このように負のフィードバックがかかり，内部環境が正常に維持されることの前提として，必ず身体にとって有利で正常な設定値が守られていなければ生体は根本から破綻することになる。

2）行動性調節

大脳皮質の体性感覚野には温度覚を受け持つ中枢が存在する。求心性神経は知覚神経であり，このインパルスは大脳皮質にも伝達され，ここで温または冷の感覚として認識されるため，暑さ・寒さに対して自己の状態に応じた知的行動（服を着る，脱ぐ，冷房を入れる，暖房を入れる，熱いものを食べる，冷たいものを飲む，など）を積極的に起こし，内部環境を正常レベルに保つことができる。しかし，これはあくまで外部環境そのものを調整すること，および身体を随意的に調整すること（行動性調節）であり，生体が有する内部環境の調整機構（不随意的調節＝自立性調節）とは全く別のものである。

5.5　体温調節の異常

体温が異常に上昇する状態を高体温とよぶが，高体温にはうつ熱と発熱とがある。**うつ熱**は体温バランスが崩壊して，産熱（あるいは熱の保持）が放熱を大きく上回った状態を示し，**発熱**とは体温調節中枢の変調により，正常体温より高温状態に陥った場合を示す。

（1）うつ熱

　環境から受ける物理的熱要因が異常に多くなったり，激しい運動の継続によって蒸発性熱放散が最大限に機能しても貯熱量が過剰となり，体温が上昇する場合の高体温をうつ熱という。特に暑熱下でさらに激しい運動や長時間の労作が継続された場合，うつ熱状態に陥りやすい。うつ熱状態ではあくまで体温調節中枢は正常に作動しており，発汗や皮膚血管拡張は盛んに行われている。しかし，高度のうつ熱状態が長時間持続すると，高熱自体による体温調節中枢の障害が起こるため，ついには熱放散機能も障害され，重篤な高体温の病態，すなわち全身の臓器不全が出現する致死的状態となる。これらの高熱による体温調節の失調から派生する病態を**熱中症**とよぶ。従来，日射病，熱疲労，熱射病などとよばれてきたものは熱中症進行段階の程度として分類することが提唱されている。熱中症の程度による名称や対処法について表5−13にまとめた。

表5−13　うつ熱による高体温と熱中症

種　類	熱中症		
	熱疲労・熱失神	熱痙攣	熱射病
成因と病態生理	うつ熱による高体温，脱水，循環不全など	うつ熱による高体温，脱水，多量の電解質の喪失から生じる筋肉の興奮性異常など	極度のうつ熱による体温調節機構の崩壊，発汗機能停止など
主　症　状	倦怠感，めまい，頭痛，悪心，顔面蒼白，皮膚の湿潤，皮膚温低下，浅い呼吸，頻脈，徐脈，血圧低下など	倦怠感と疼痛を伴う，筋肉の攣縮，大量の発汗など	意識混濁，脳温の上昇など
対　処　法	涼しい場所への移動，脱衣，安静，冷水（ただし0.2％程度のNaCl溶液が好ましい）の摂取など	涼しい場所への移動，脱衣，安静，冷生理食塩水（0.9％NaCl）の摂取，痙攣筋肉のストレッチングなど	速やかに集中治療処置を施す。

（2）発熱と悪寒

　発熱は体温調節中枢の機能が破綻し，通常，セットポイント値が高温側にシフトされてしまうために，身体がその値に支配される高体温レベルへ移行した状態である。微熱（37.0〜37.9℃），中等度発熱（38.0〜38.9℃）および高熱（39.0℃以上）に分類される。正常な体温のセットポイントが例えば36.5℃である場合に，発熱性物質などの化学的要因や視床下部の傷害などの物理的要因によって，セットポイントが42℃に設定されてしまえば，身体では42℃に到達するまで体温は上昇を続ける。これが**発熱**である（図5−74）。ところで，この場合，体温が42℃となるまでの過程では一種独特の冷感覚を知覚することになる。すなわち，高値に設定されたセットポイントより

図5-74 発熱と悪寒

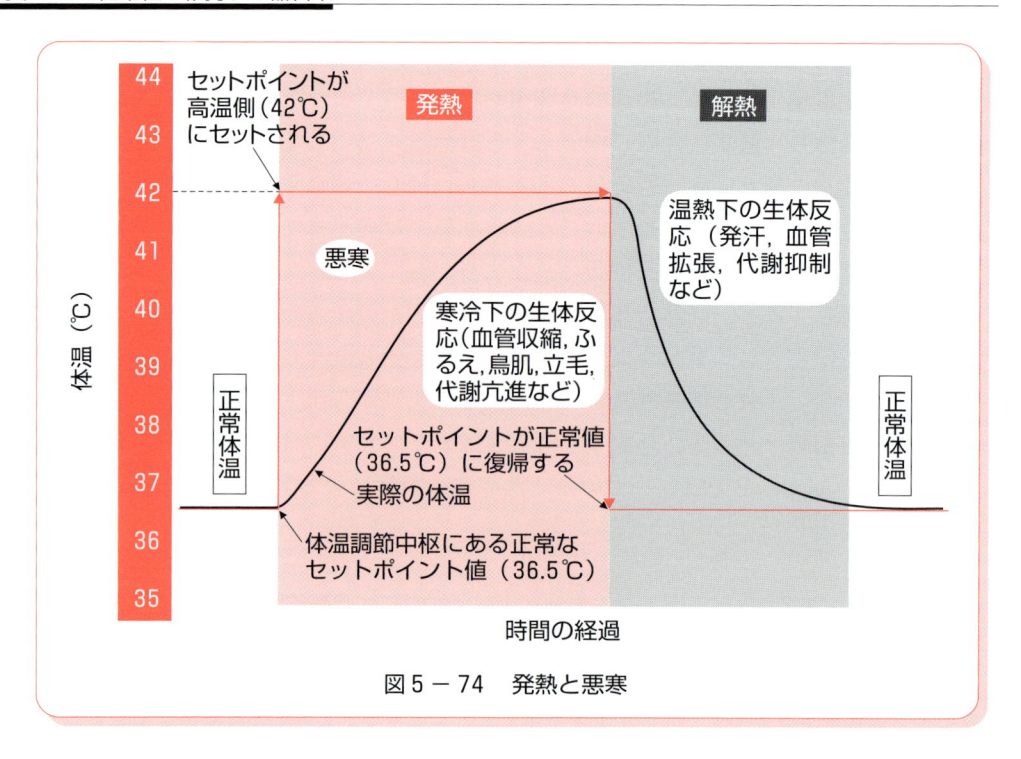

（図中の注記）
- セットポイントが高温側（42℃）にセットされる
- 発熱
- 解熱
- 悪寒
- 温熱下の生体反応（発汗，血管拡張，代謝抑制など）
- 寒冷下の生体反応（血管収縮，ふるえ，鳥肌，立毛，代謝亢進など）
- 正常体温
- セットポイントが正常値（36.5℃）に復帰する
- 実際の体温
- 体温調節中枢にある正常なセットポイント値（36.5℃）
- 正常体温
- 時間の経過
- 体温（℃）

実際の体温が低い限り，身体は寒冷下におかれた場合と同じ応答をとるのである。たとえ39℃といった高熱を出していてもセットポイントより低い限り，身体は寒冷下の反応（発汗抑制，血管収縮，ふるえ，鳥肌など，冷中枢によって促進される諸反応）を起こし，知覚的にも寒さを感じるのである。これが**悪寒**とよばれる感覚である。セットポイントが正常値に引き戻されれば，身体にある余計な熱は変数の増加とみなされ温中枢が作動し，温熱下の反応（発汗促進，血管拡張など）を起こし，熱放散が促進される。これが**解熱**であり，発熱時に水や氷で冷却して熱が除去されることとは異なる生理的現象である。ところで，中等度の発熱は，ある意味で非特異的生体防御反応としてとらえることもできる。多くの酵素反応の最適温度は実際には正常体温（36〜37℃）よりもやや高く，38℃付近で反応は最大になる。したがって，38℃程度の発熱では組織での代謝が亢進し，内分泌系が活性化されるため，生体の治癒力が増進し，ストレスに対抗できる状態になるからである。しかしながら，40℃以上の発熱では細胞傷害，代謝の異常亢進により，ついに酵素反応系は破綻し，生体にとって不利となる。

文　　献

●参考文献

- 有田　眞，山田和廣編：『看護テキスト生理学　第2版』，廣川書店（2002）
- Ganong, W. F.：Review of Medical Physiology, Lange Medical Publishers（1977）
- 後藤昌義，橋村三郎，桝村純生，安部良治，前野　巍，有田　眞：『生理学』，理工学社（1980）
- Guyton, A. C.：Textbook of Medical Physiology, W. B. Saunders（1976）
- 堀江宗之：『心臓の電気現象』，東京電機大学出版局（1982）
- 貴邑冨久子，根来英雄：『シンプル生理学』，南江堂（1988）
- 久木野憲司，穐吉敏男：『解剖生理学』，金原出版（2002）
- 三井但夫：『入門解剖図譜』，建帛社（2002）
- Netter, F. H.：『（図解）医学図譜集心臓編（日本語版）』，丸善（1975）（1981）
- Rushmer, R. F.：Cardiovascular Dynamics, 3rd ed., W. B. Saunders（1970）
- 佐藤昭夫，佐藤優子，五嶋摩理：『自律機能生理学』，金芳堂（1995）
- 「週間インサイド・ヒューマンボディ」，デアゴスティーニ（2003）
- 武藤　浩，柴田幸雄，椙江　勇，木村忠直：栄養・健康科学シリーズ『解剖生理学　改訂第2版』，南江堂（1994）
- 福原武彦，入来正躬（訳），Silbernagl/Despopoulos：『生理学アトラス』，文光堂（1982）
- 堀江孝至（訳）：『ウエスト呼吸の生理と病態生理』，メディカル・サイエンス・インターナショナル（2002）
- 井上清恒，井上正子：『現代生理学』，内田老鶴圃（1986）
- 近藤和雄，脊山洋右，藤原葉子，森田　寛：『人体の構造と機能　Ⅰ．解剖・生理学』，東京化学同人（2003）
- 中野昭一編：『図説からだの仕組みと働き』，医歯薬出版（1979）
- 櫻田忍，櫻田司：『機能生理学』，南江堂（2002）
- 杉　晴夫編：『人体機能生理学　第3版』，南江堂（1997）
- 古川太郎，本田良行編：『現代の生理学』，金原出版（1999）
- 中野昭一編：『ヒトのからだ』，医歯薬出版（2001）
- 高野康夫編：『解剖生理学』，化学同人（2004）
- 荒木英爾編著：Nブックス『解剖生理学』，建帛社（2004）
- Olof Lippold, Barbara Cogdell 著　入來正躬，永井正則（訳）：『生理学』，総合医学社（1995）
- 高野廣子：『解剖生理学』，南山堂（2003）
- 星　猛，藤田道也編：『新生理学大系　18．消化と吸収の生理学』，医学書院（1988）
- 橋本勲編：『運動・栄養生理学』，同分書院（2003）
- 星　猛編：『新・生理学読本』，日本評論社（1984）
- 日野原重明，安部正和，浅見一羊，関　泰志，坂井建雄，熊田　衛：『人体の構造と機能［1］．解剖生理学』，医学書院（2002）
- 森田之大，下山一郎：『新版看護学全書3　生理学』，メヂカルフレンド社（1993）
- 貴邑冨久子，根来英雄：『シンプル生理学』，南江堂（1999）
- 本郷利憲，廣重　力，豊田順一，熊田　衛編：『標準生理学』，医学書院（1993）
- Guyton, A.C., Hall, J.E.:Textbook of Medical Physiology（10 th）, Saunders（2000）
- 山本順一郎編：エキスパート管理栄養士養成シリーズ『運動生理学』，化学同人（2005）

第 6 章

生活活動と健康

1．人間の知的行動

1.1 大脳の構造と大脳皮質における意識活動の局在性

　第3章の2．（⇨p.49）や3．（⇨p.57）で述べたように，神経細胞はゴツゴツとした突起をもった細胞体と軸索から成る。神経細胞の軸索小丘で活動電位（情報）が発生し，活動電位は軸索中を移動していく。神経細胞は互いに連絡をとる手段として神経細胞同士が結合する部分をシナプスといい，そこでの連絡方法は終末ボタンのシナプス小胞から化学伝達物質がシナプス間隙に放出され，もう一方の神経細胞の樹状突起側にある化学伝達物質の受容体に結合して神経の情報が伝達される。シナプスの伝達には促進的伝達と抑制的伝達があり，抑制的伝達は神経興奮伝達の抑制によく使われる。促進的伝達の化学物質はアセチルコリン（ACh），アドレナリン（Adr），ノルアドレナリン（NA），ドーパミン（DOPA），ヒスタミン（His），セレトニン（5-HT）で，抑制系伝達の化学物質はγ-アミノ酪酸（γ-amino butyric acid：GABA）である。

　人間の行動は神経系によって支配されている。神経系は大まかに分類すると中枢神経系と末梢神経系に分かれる。中枢神経系は脳と脊髄で，末梢神経系は脳脊髄神経系と自律神経系である。脳は終脳（大脳皮質，大脳基底核），間脳，中脳，小脳，橋，延髄に分類され，間脳，中脳，橋，延髄を脳幹とよび生命維持の中枢である（図6-1）。大脳皮質は左右の大脳半球から成り，そこには約140億個の神経細胞がある。現在までに知られている大脳半球の生理学的機能はブロードマン（Brodomann）の脳図（⇨p.66，図3-14）に示すように大脳全体の約10％にすぎない。

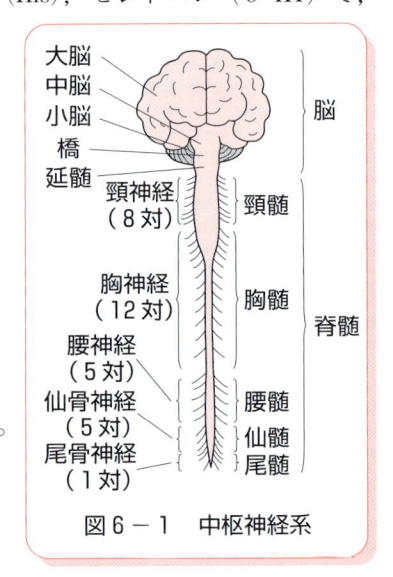

図6-1　中枢神経系

1.2 行動の原理：恒常性行動（動機付け行動）と社会的・文化的行動

　大脳辺縁系は旧皮質・古皮質とよばれる場所で，旧皮質は梨状葉および扁桃体から成り，古皮質は海馬，歯状回，海馬支脚などから形成されている。大脳辺縁系の機能

の詳細な説明は第3章3．2（⇨p.62）を参照されたい（⇨p.65, 表3－3）。普段は大脳辺縁系の機能は大脳皮質によって抑制されており，大脳皮質の抑制が外れると辺縁系の機能が表面に出てきて本能行動や情動行動が出現する。

　大脳基底核は狭義では尾状核，被殻，淡蒼球を指すが，広義では扁桃体，中隔核，前障，ルイス体，黒質，赤核を含めた範囲を指す。生理学的機能は大脳皮質の運動野からの錐体外路系の中継地点で，大脳基底核群で複雑にシナプスを作って脳幹のレベルで交叉して脊髄を下行していく。そこでのシナプスの化学伝達物質で重要なのはドーパミンとアセチルコリンである。ドーパミンとアセチルコリンがうまくバランスがとれていれば問題はないが，バランスが崩れると（特にドーパミンの減少）錐体外路系の障害が生じる。有名な病名としてパーキンソン病，舞踏病（ハンチントン・コリア）などがある。

1．3　随意運動調節の機序

　随意運動の命令は大脳皮質の運動野から出る運動神経で錐体外路系と錐体路系がある。錐体外路系は巧みな運動や細かい運動をするときに使われる経路である。しかし巧みな運動や細かい運動をするには小脳の助けが必要である。つまり小脳は運動の制御をしている。その調節機序は筋原繊維内にある筋紡錘の情報が脊髄小脳路を上行して小脳に筋肉の収縮状態を伝え，小脳で情報処理をして適切な力で筋収縮を行っている。また小脳は眼球運動の調節，平衡感覚の調節も担当している。自分が静止していて動いている物を見たときや自分が動いていて静止している物を見るとき，物がぼやけて見えないのは小脳の調節によって眼が少しずつ動いているからである（図6－2）。また，日常生活の筋肉運動で大脳皮質運動野の助けを借りなくても，脊髄レベルの判断で筋肉運動を行える反応を脊髄反射という（⇨p.60, 2)－①)。

1．4　感覚と認知

（1）感覚の基本過程：客観的過程と主観的過程

　昔から感覚として五感というものが存在した。その五感とは触覚，味覚，嗅覚，聴覚，視覚である。現代の生理学の分類から触覚を除けば同じである。感覚の感じ方としては，感覚の強さは個々の感覚部位や，個々人によっても随分違う主観的なもので，定量化することは困難な場合が多い。感覚を引き起こす刺激の強さ（閾値）やその強さの差の弁別識は測定し得る（ウエーバーの法則：Weber）。また一定の同じ感覚の刺激が続くと痛覚を除いて感覚は消失する（感覚の適応，感覚の順応）。加えられた刺激とは違う感覚を感じることがあり，これを錯覚という。さらに実際には刺激が加わっていないのに物が見えたり，物音が聞こえたりする現象を幻覚という。

（2）体の感覚：深部感覚と平衡感覚

　触覚は皮膚感覚である痛覚，触圧覚，温覚，冷覚の感覚に相当する。痛覚の感覚受

第6章 生活活動と健康

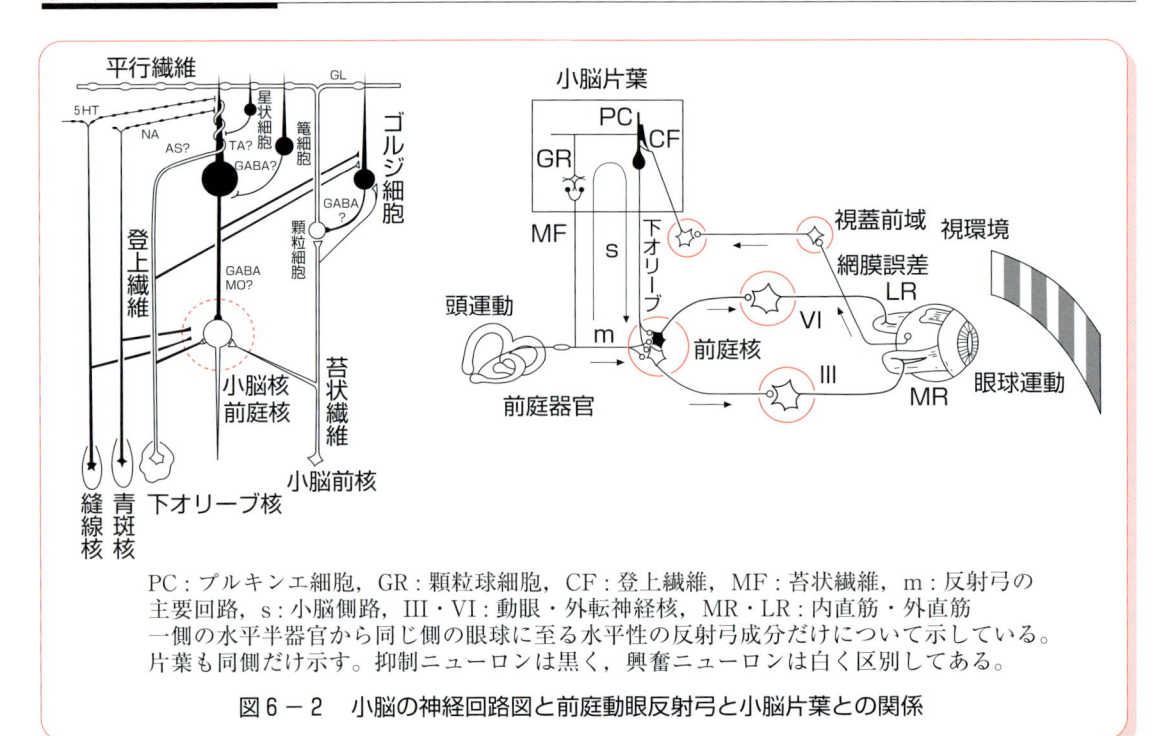

PC：プルキンエ細胞，GR：顆粒球細胞，CF：登上繊維，MF：苔状繊維，m：反射弓の主要回路，s：小脳側路，Ⅲ・Ⅵ：動眼・外転神経核，MR・LR：内直筋・外直筋
一側の水平半器官から同じ側の眼球に至る水平性の反射弓成分だけについて示している。
片葉も同側だけ示す。抑制ニューロンは黒く，興奮ニューロンは白く区別してある。

図6-2　小脳の神経回路図と前庭動眼反射弓と小脳片葉との関係

容器は感覚神経の自由神経終末で，触圧覚はマイスナー（meissner）小体，メルケル（merkel）触板，ゴルジ-マッツォニー（golgi-mazzoni）小体，パチニ（pacini）小体，ルフィニ（ruffini）小体，クラウゼ（krause）小体，毛根で，温覚および冷覚は感覚神経の自由神経終末である。感覚受容器の分布密度は大きい順に痛覚，触圧覚，冷覚，温覚である。痛覚の分布密度を知るには針のようなものを皮膚に当てると痛く感じる場所（痛点）を探せばよい。触圧点の分布密度を知りたい場合には2点識別を調べればよい。2点閾値（識別）とは先を丸くしたコンパスの2つの針を同時に皮膚に接触させ，その針が2点として感じる最小の距離を測定し，その距離が短いほど触圧点の分布密度が高い。痛覚刺激は鋭角な物質だけでなく，限度を超えた刺激はすべて痛覚になり得る。さらに痛覚はその原因を取り除かない限り消失することない。

一方，触圧覚はすぐに感覚の消失をきたす（感覚の順応）。痛覚および触圧覚は感覚神経でもって，その情報を大脳皮質の体性感覚野に伝える。痛覚を伝える神経は無髄神経で神経伝導速度が遅い。大脳皮質の体性感覚野では一番大きな面積を占めるのは下唇で，ここが一番敏感な場所である。

温覚および冷覚は暖かく感じたり，冷たく感じたりする温度感覚で，感覚神経でその情報を視床下部の温度感覚調節中枢に伝えて，体温調節に役立っている（図6-3，図6-4）。他の感覚としてはかゆみなど不快な感覚がある。これは化学物質（ヒスタミン，キニンなど）によって引き起こされる感覚である。

内臓痛覚と心臓，消化器官，腎臓などの痛みは必ずしも痛みのある臓器のすぐ上の皮膚上に現れると限らず，皮膚分節上のどこかに現れる。

1．人間の知的行動

平衡感覚と回転感覚を担当しているのは**前庭器官（三半規管）**とよばれる器官である。感覚器官には卵形嚢と球形嚢がある。各々には有毛細胞があり，位置が変化すると有毛細胞が変化して位置の変化を情報として伝える。卵形嚢は平衡感覚を球形嚢は回転感覚を担当し，その情報を橋経由で小脳に伝えている。小脳でその情報を処理して，体の平衡感覚，回転速度，物が二重にぼやけて見えないように眼球運動調節を行っている（図6-5）。

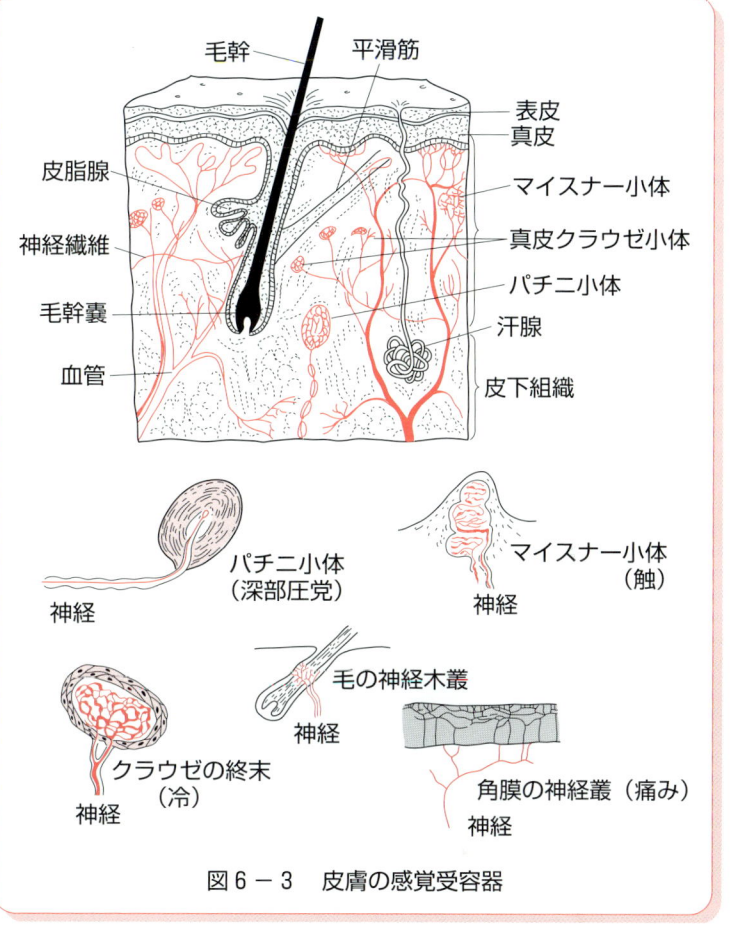

図6-3　皮膚の感覚受容器

（3）栄養の感覚要素：味覚と嗅覚

味覚は舌の表面にある味蕾とよばれる感覚受容器で味をとらえる。**味覚**の基本型は塩味，酸味，苦味，甘味の4種類に分けられるが，最近の研究によるとその4種類にさらにうま味が加わる。**うま味**は日本人と中国人において特にわかりやすい味覚である。4種類の味蕾は舌全体に分布しているらしい。味蕾にとらえられた味は舌の前2/3は顔面神経で，舌の後1/3は舌

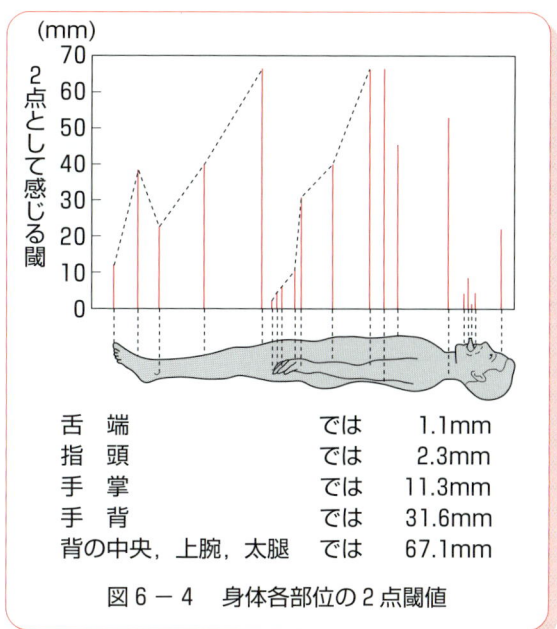

舌　端	では	1.1mm
指　頭	では	2.3mm
手　掌	では	11.3mm
手　背	では	31.6mm
背の中央，上腕，太腿	では	67.1mm

図6-4　身体各部位の2点閾値

213

咽神経で大脳皮質の感覚野に伝えられる。それからさらに視床下部の食欲中枢に伝達され，食欲を亢進または抑制したりする（図6-6）。

　嗅覚の受容器は鼻腔の最上部の嗅粘膜にある嗅細胞で，嗅細胞の嗅毛がにおいの分子をとらえる。嗅細胞からは嗅神経で嗅球に情報が伝えられ，さらに外側嗅索により梨状葉に伝えられにおいを感じる。その情報は視床下部の食欲中枢にも伝達され，食欲を亢進または抑制する。嗅覚には味覚における4種類の基本型のようなものはなく，基本型があるとすればフランスの調香師試験にある約200種類であろう（図6-7）。

（4）外界認知の感覚要素：視覚と聴覚

　視覚の受容器は眼である。眼は眼球，眼を動かす外眼筋，眼球の網膜に投影された像の情報を送る視神経から成る。眼球は角膜，虹彩，水晶体，ガラス体，網膜があり，瞳孔は虹彩の開いている中心部をいい，水晶体は毛様体の収縮および弛緩で厚みを変

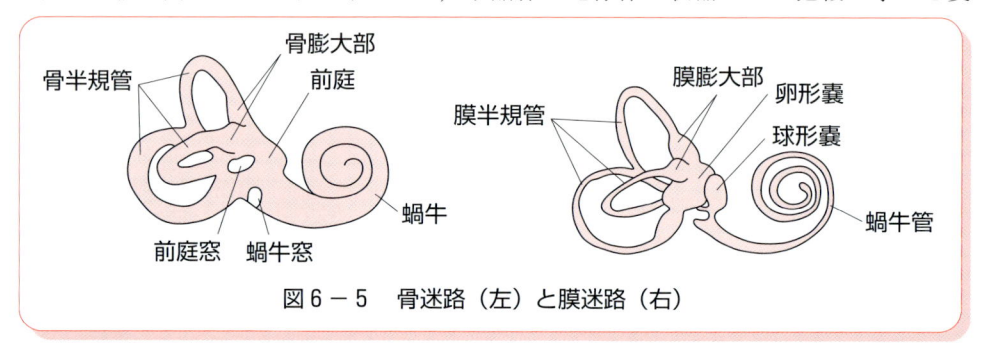

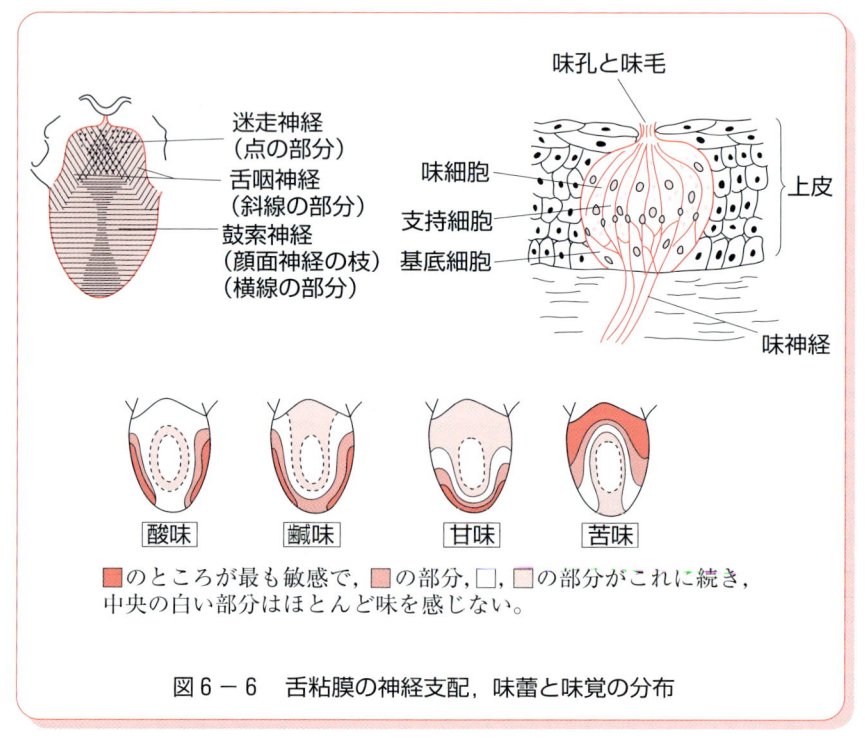

図6-5　骨迷路（左）と膜迷路（右）

図6-6　舌粘膜の神経支配，味蕾と味覚の分布

化させる。網膜には光を感じる2種類の細胞錐状体細胞（錐体）と杆状体細胞（杆体）がある。錐体は網膜の中心部に分布し，特に像がよく結ぶ部分を黄斑（さらにはっきりと像を結ぶ部分を中心窩）といい，一方杆体は網膜の周辺部に分布している（図6－8）。

錐体の生理学的機能は明暗と色彩の認識，杆体は明暗の認識だけである。明所では錐体を働かせ，暗所では杆体を働かせて物を見ている。杆体が働くためにはロドプシンを消費しなければならない。したがって，ロドプシンが不足すると物が見えづらくなる。またロドプシンを合成するにはビタミンAが必要である（ビタミンA_1＋スコトプシン→ロドプシン）。ビタミンAが不足すると夜盲症となり夜に物が見えづらくなる。

ヤング－ヘルムホルツ（Young-Helmholtz）の三色説に示すとおり，錐体細胞には光の三原色に対応して感知する細胞が存在する。3種類の錐体細胞は赤（約700～650 nm），緑（約580～490 nm），青（約490～450 nm）の色によく感じる。色彩はこれら3種類の錐体細

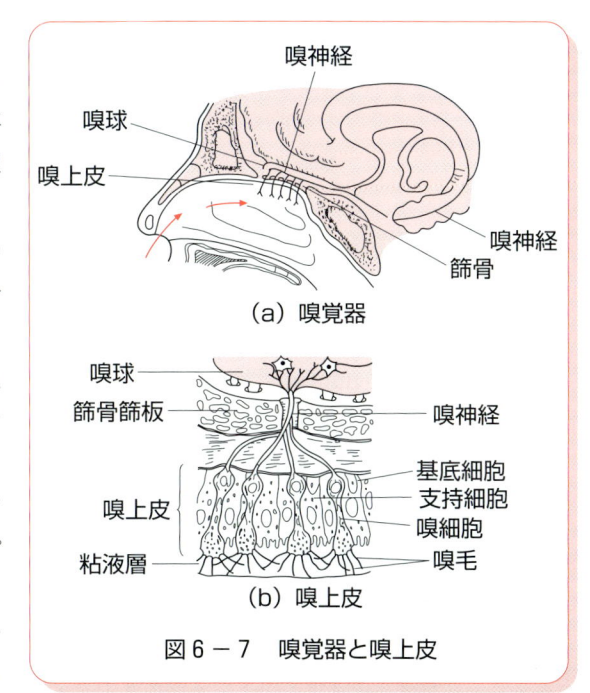

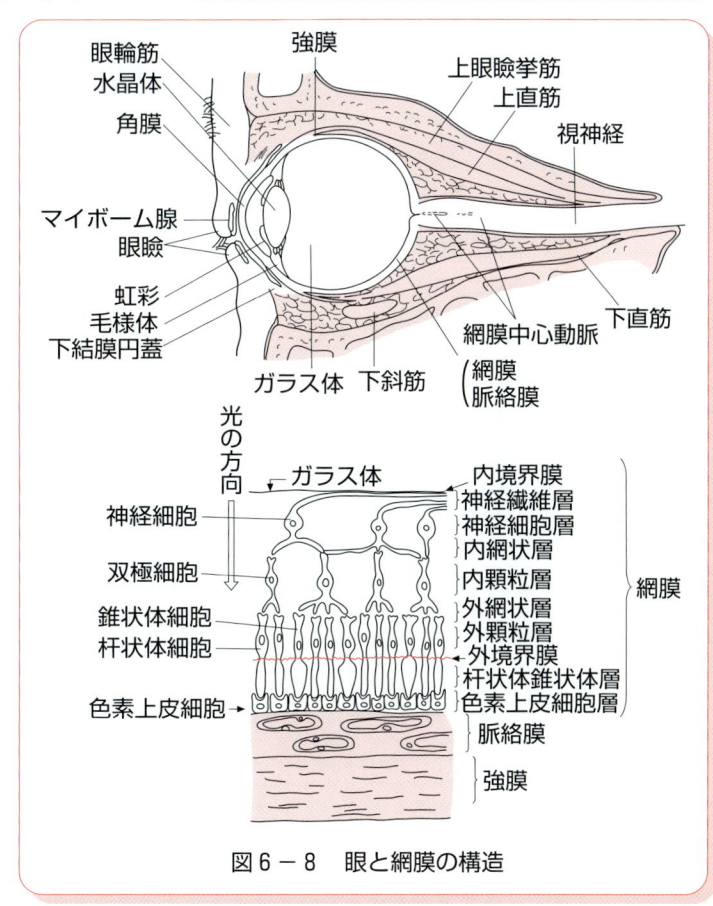

図6－7　嗅覚器と嗅上皮

図6－8　眼と網膜の構造

胞の感受性の度合いによって感じる。錐体細胞および杆体細胞で投影された像の情報は双極細胞，水平細胞などを経由して視神経となる。視神経の出口を視索乳頭といい，網膜の細胞がないのでそこに像を結んでも物は見えない（これをマリオットの盲点という）。網膜のある眼底には眼底動脈，眼底静脈が視索乳頭より放射状に広がっているが，黄斑部分には血管の分布は少ない。脳内の血管の状態を直接見ることは極めて困難であるが，脳内の血管の状態と眼底の血管の状態はよく似ているため，眼底の血管の状態を調べることで脳内の血管の状態を類推できる。網膜の血管に梗塞や出血があれば，脳内の血管に梗塞や出血があると考えてよい。眼底血圧の正常値は 60 / 40 mmHg（上腕血圧の約 1 / 2）である。

　眼球を動かす筋肉は外眼筋といわれ，上直筋，下直筋，内直筋，外直筋，上斜筋，下斜筋の六種類の筋肉である。外眼筋の支配神経は動眼神経が上直筋，下直筋，内直筋，下斜筋で，外転神経が外直筋で，滑車神経が上斜筋である。これらの動眼筋および支配神経の異常が生じる場合，物が二重に見える（複視）。脳出血の場合には両眼が出血側に傾くことがある（共同偏視）。

　網膜に像が投影されるのは，ちょうどカメラが像を投影するのに似ている。カメラのフィルムに相当するのが網膜で，レンズに相当するのは角膜，絞りに相当するのは瞳孔である。角膜の湾曲（曲率半径）によって像の光は屈折され，網膜に像を結ぶ。しかし，いつも網膜にはっきりした像を結ぶとは限らない。角膜によって曲げられた像は網膜にはっきりした像を結ばないので（角膜と網膜の距離が一定），水晶体は厚みを変化させ，屈折率を微妙に変化させて，網膜にはっきりとした像を結ばせる働きをする。遠方を注視したときに網膜上に鮮明な像を結ばない状態が生じることがある。近視，遠視，乱視，老視とよばれる症状である。近視は鮮明な像が網膜の前方に結ぶため，像がぼやけて見える。これを矯正するために眼の前に凹レンズを置いて鮮明な像が網膜に結ぶようにする。一方，遠視は鮮明な像が網膜の後方に結ぶため像がぼやけて見える。眼の前方に凸レンズを置いて像の矯正を行う。乱視は角膜の表面に凹凸があるため，光が乱反射し網膜には歪められた像を結ぶ。乱視の矯正には度の入っていないコンタクトレンズがよい（図6-9）。

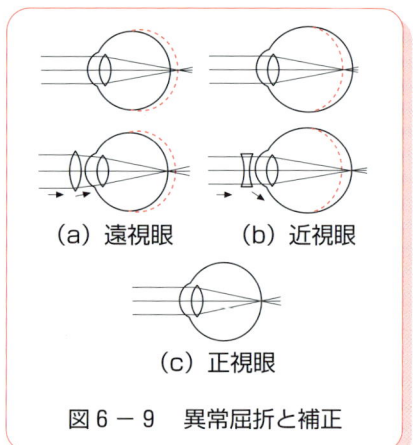

　明所と暗所では網膜の働く細胞が異なり，その切り換えには時間がかかる。例えば明るい所から映画館に入ると（錐体細胞から杆体細胞への切り換え）最初は映画のスクリーンだけしか見えないが，十数分後には周りの人のこともよく見えてくる（暗順応）。逆に映画館から外に出ると（杆体細胞から錐体細胞への切り換え）眩しくて物がよく見えないが，数分経過するとよく見えるようになる（明順応）。眩しい原因の一つには瞳孔の大きさも原因に挙げられる。視力とはラ

(a) 遠視眼　　(b) 近視眼

(c) 正視眼

図6-9　異常屈折と補正

1．人間の知的行動

ンドルト環（landolt ring）を 5 m 離れた地点で，環の切れ目を認識できれば視力1.0である。また物を見るとき主に左右どちらかの眼で見ていて，そうでない眼は補助的に見ている。さらに眼は普段は両眼で物を見ているため，物は立体的に見える。また物が動いて見えるのは残像現象によるものである。

色覚異常（色盲）は 23 番目の X 遺伝子の異常によって生じる。男性は異常 X 遺伝子 1 個で色盲を発症するが（約 5 ％），女性は異常 X 遺伝子が 2 個そろわないと色盲を発症しない（約 0.2 ％）。**全色盲**とは白黒の世界で，日本人に最も多いのは**部分色盲**で赤緑色盲ともいわれ，赤と緑両方とも灰色に見えて区別がつかない。

視野とは片眼または両眼で物の見える範囲をいう。網膜に結んだ像の情報は視神経によって外側膝状体に送られ，そこでシナプスを作って新しい神経で視覚野に情報を伝達している。視覚野の 17 野，18 野で複雑にシナプスを作り網膜に投影された像を反転して再現している。網膜の内側（鼻側）の情報は視交叉で交叉し，反体側の外側膝状体に送られる。いわゆる半交叉である（図 6 － 10）。

眼に関する反射で重要なものを以下に挙げる。対光反射とは片眼に斜めから光を当てると両眼の瞳孔が縮小する。この反射は中脳レベルでの反射で，反射の低下で意識レベルの判定，反射の消失で死の判定に使用される。近距離反射（輻輳反射）とは近距離の物を見るときに，両眼を鼻側に寄せて瞳孔を収縮させる反射である。眼瞼反射や角膜反射は物が眼球に迫ってきたり，角膜に柔らかい物が触れたりすると眼瞼を閉じる反射である。

聴覚は外耳道から入ってきた空気の振動（空気の疎密）を鼓膜でとらえ，中耳の耳小骨（ツチ骨，キヌタ骨，アブミ骨）で約 20 倍に振動を増幅して前庭窓に伝える。前庭窓に伝えられた振動は蝸牛で固有の振動に分かれて増幅され，蝸牛神経を介して大脳皮質の聴覚野に伝えられ音として認識する（図 6 － 11）。音は空気の振動のほかに波としてとらえることができる。

人の可聴範囲は **20 ～**

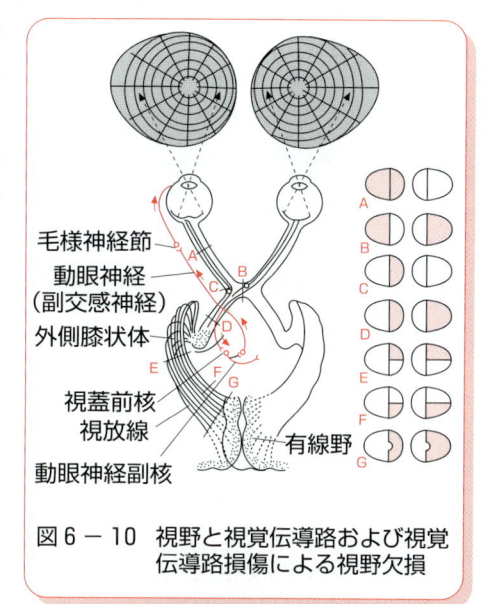

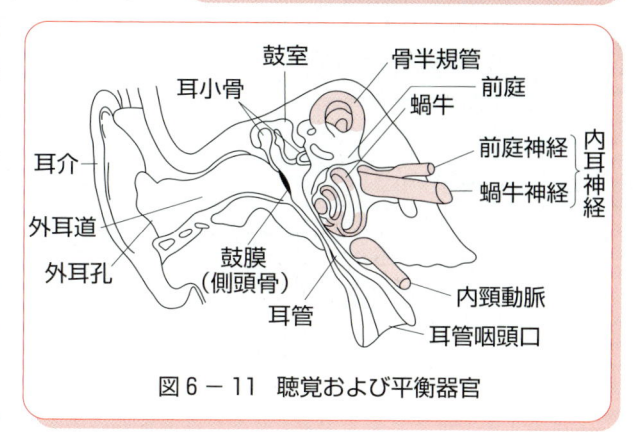

図 6 － 10 視野と視覚伝導路および視覚伝導路損傷による視野欠損

図 6 － 11 聴覚および平衡器官

20,000 Hz であるが，発声周波数は 85 〜 1,100 Hz である。ちなみに 20,000 Hz を超える音は超音波，20 Hz より低い音は低音振動とよばれ，耳には聴こえない。音の強さの単位は dB（デシベル）で表され，0 〜 120 dB までであり，静かだと感じる空間での音の強さは約 40 dB 位である。純粋なサイン波形の音は音叉位である。一般の音はサイン波にさらに小さいサイン波が乗ったのこぎりの刃のような波形をしている。その小さいサイン波の周波数ごとに出現頻度を解析したのが周波数分析である。出る音によってその分析パターンがそれぞれ異なるため，その音を特定することができる。また，音の伝導には空気伝導と骨伝導があり，他人の話し声や物音などは空気伝導で鼓膜に伝えられ，自分の話し声を聴くときは骨伝導で聴いている。骨伝導は頭蓋骨の振動を鼓膜に伝えている。骨伝導と空気伝導との音の強さを比較すると約 20 dB（0 dB の約 100 倍）の音の強さ差があり，同じ音の大きさとして聴くには骨伝導のほうが強い音が必要である。

（5）意識活動の制御：覚醒と睡眠

　脳の活動を表す手段の一つとして脳波がある。頭皮の表面に皿電極を貼布して，脳の電気活動を記録したものが脳波である。脳波は覚醒時には β 波が出現し，閉眼安静時や座禅時には α 波が見られる。睡眠時は睡眠脳といわれる δ 波や θ 波が出現する。したがって，覚醒および睡眠と脳波は切っても切れない関係にある（図 6 − 12）。

　脳幹網様体賦活系は視床，視床下部，中脳，橋，延髄を含む広い範囲を指し，ここの神経活動が活発であれば覚醒である。脳幹網様体賦活系の活動が低下してくると眠

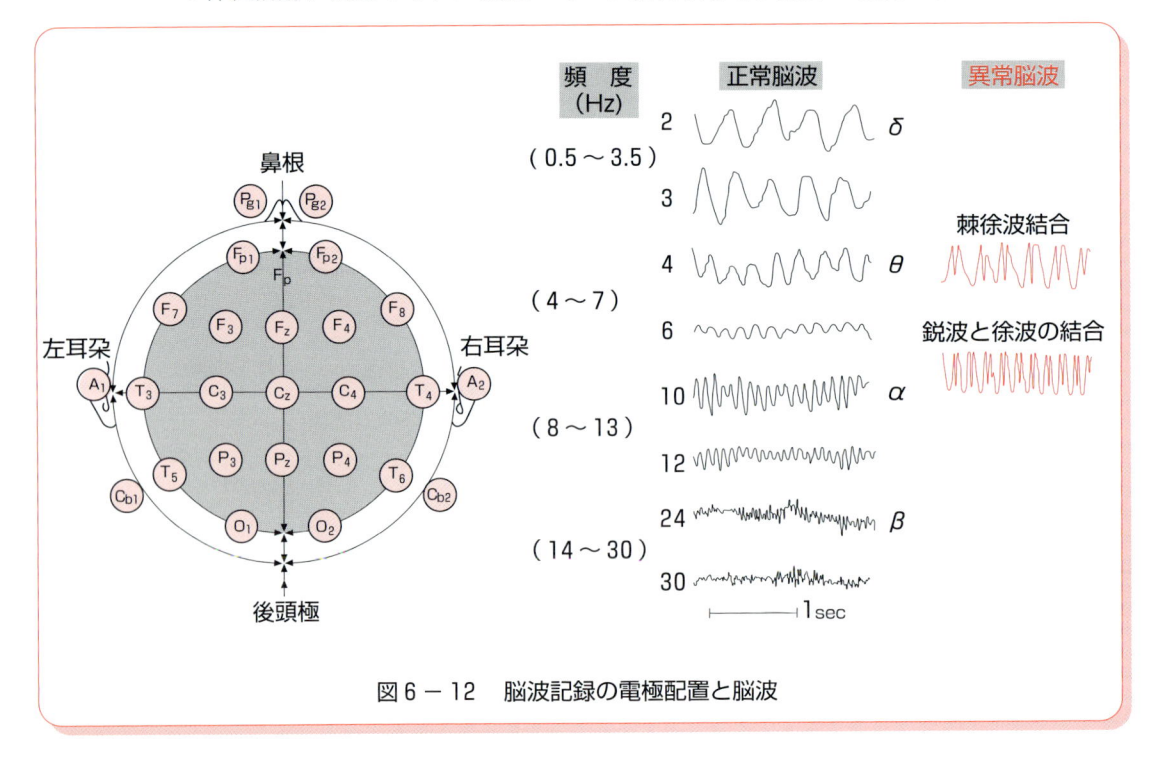

図 6 − 12　脳波記録の電極配置と脳波

くなる。この脳幹網様体賦活系は大脳から末梢への神経の通り道，また末梢から大脳への神経の通り道であり，神経活動が活発であれば覚醒で，逆に神経活動が低下すれば眠くなる。睡眠パターンについては，第3章3.2（3）－4）－⑥（⇨ p.69）を参照されたい。

（6）脳の内部環境：脳血管系，髄液・脳室系，BBB

　脳への血管は左右の内頸動脈と左右の椎骨動脈で，脳底で相互に連絡し合ってウィリス動脈輪（circle of Willis）を形成している。脳への血液供給量は心拍出量の約15％で，脳組織への血流量，酸素消費量はほぼ一定に保たれているので，一定の調節機構が働いていると考えられる。

　第3章3.2（3）－4）－⑦（⇨ p.70）に述べられているように，脳の血管はほかの臓器の血管と異なる別の性質をもっている。その特別の性質は血管から組織への物資の移動に関係している関門にあるという説である。その関門を血液脳関門（blood brain barrier：BBB）といい，分子量の大きな物質は血管から組織への移行はできなく，分子量の小さい物質や脳に必要な物質（例えばアミノ酸など）は容易に血管から脳組織へ移行していく。しかしこのBBBは脳に炎症（例えば髄膜炎など）を生じると壊れてしまい，分子量の大きい物質が容易に血管から脳組織へ移行していく。

　脳と脊髄は髄膜で囲まれており，その中には脳脊髄液という液体が詰まっていて，髄膜や，その外側の骨と脳や脊髄が接触しないようにしている。脳脊髄液の全量は120〜150 ml で，一日に湧き出てくる量は約550 ml である。脳脊髄液の機能としては脳脊髄神経組織に加わる衝撃の緩和，またリンパ液と同様に栄養素の供給や，老廃物の運搬を受けもつ。脳脊髄液はごく微量のたんぱく質を含む無色透明で，比重は水よりわずかに重く，圧力は80〜150 mmH$_2$O（側臥位）である。脳脊髄内異常があると，血球，細菌などの検出，脳脊髄液の異常圧力がみられる。赤血球の検出は脳出血，白血球の検出は感染症，炎症を疑う（図6－13）。

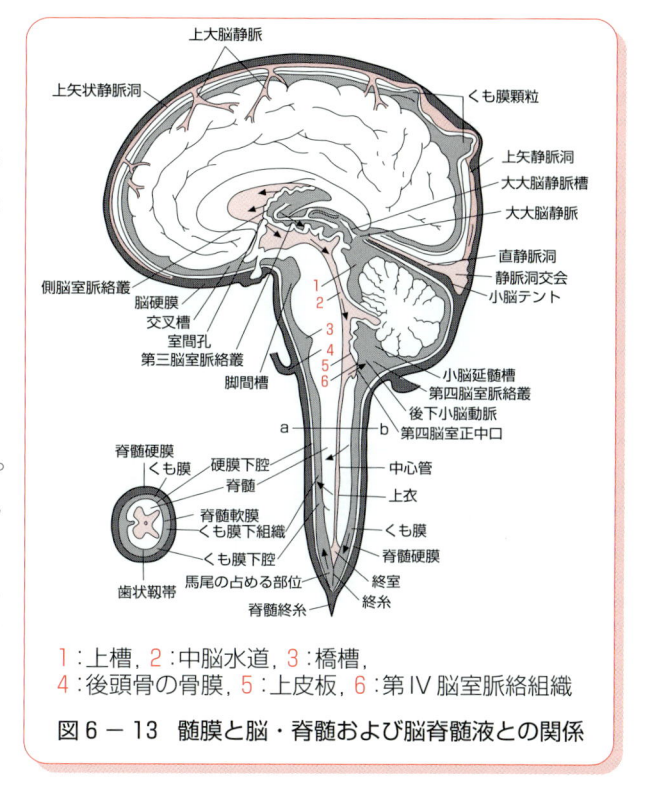

1：上槽，2：中脳水道，3：橋槽，
4：後頭骨の骨膜，5：上皮板，6：第Ⅳ脳室脈絡組織

図6－13　髄膜と脳・脊髄および脳脊髄液との関係

2．生活活動としての運動

2．1　筋収縮の仕事と栄養供給過程

　筋肉を顕微鏡で見ると，横に縞のある筋肉（横紋筋）と，平たんに見える筋肉（平滑筋）に分けられる。横紋筋には骨格筋と心筋がある。平滑筋は消化器系の筋肉，血管にある筋肉がこれにあたる。筋肉を意思のままに動かせるか否かに分類すると，随意筋と不随意筋に分けられる。随意筋は骨格筋で，不随意筋は心筋，平滑筋である。

　ここでは主として骨格筋について述べていく。骨格筋は筋肉の両端または片端は腱によって骨とつながっている。骨格筋は多数の筋繊維の集まりで，その筋繊維は多くの筋原繊維の集合で，さらに筋原繊維は**ミオシンフィラメント**（太いフィラメント）と**アクチンフィラメント**（細いフィラメント）が長軸に沿って交互に並んでいる（⇨ p.110，図4－9）。

　筋肉の収縮をミクロ的に見るとアクチンフィラメントがミオシンフィラメントに滑り込んで（滑り説）アクチンフィラメントとミオシンフィラメントの端が重なり合い，さらに重なりを強固にするために両フィラメントの端にはマジックテープのようなギザギザが付いており，横行小管（T管）より出てきたカルシウムイオンによって一層強固な収縮になる。カルシウムイオンは収縮が終われば再び元の横行小管に戻る。筋肉の収縮には等張性収縮と等尺性収縮がある（図6－14）。等張性収縮は筋肉にある一定の張力がかかっており，筋肉が収縮すると筋肉の長さが短くなる。一方，等尺性収縮は筋肉の長さは一定で，筋肉が収縮すると，筋肉は膨らみ中に張力を生じる（例として上腕二頭筋の収縮時の力こぶ）。

　筋肉が収縮するにはエネルギーが必要である。エネルギーは筋肉内に蓄えている

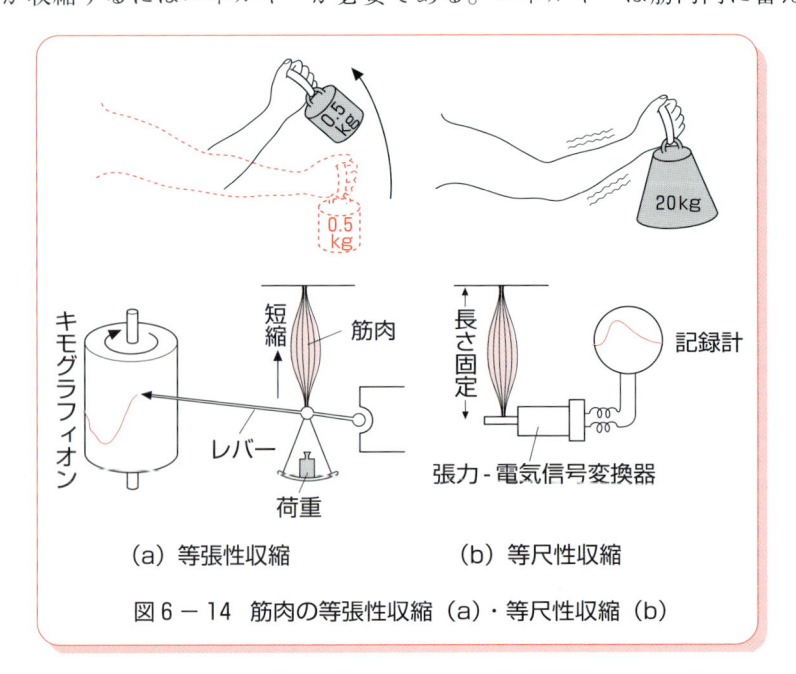

図6－14　筋肉の等張性収縮（a）・等尺性収縮（b）

2. 生活活動としての運動

ATPの分解（高エネルギー結合のリン酸を1個離すことにより）によって生じるエネルギーの一部が使用され，残りのエネルギーは熱エネルギーに変換され体温を約37℃に保つことに使われる。したがって，筋収縮をするにはあらかじめ筋肉内にATPを蓄えておかなければならない。また，激しい運動や運動の初期にはATPのほかにクレアチンリン酸（CP）も使用されるが，CPは産生量も少なくまたすぐに消費されてしまう。ATPの産生は解糖系（嫌気的および好気的解糖系）によって行われる。嫌気的解糖系とは酸素を必要としない系で，グルコースからピルビン酸までで，酸素がなければピルビン酸は乳酸へと変化していく。グルコース1分子よりATPが8個産生される。一方，好気的解糖系は酸素が十分にある状態での系で，ピルビン酸がアセチルCoAになりクエン酸回路に入って行き，最終的にはCO_2とH_2Oになる。この系ではATPが15個産生されるが，グルコース1分子よりピルビン酸は2個できるのでATPは30個できる（図6-15）。したがって，運動をするときは有酸素運動のほうが効率がよい。乳酸は肝臓でしか代謝されず，乳酸の蓄積は筋肉疲労を生じる。また，死後硬直は乳酸による筋肉のたんぱく質変性によるものである。

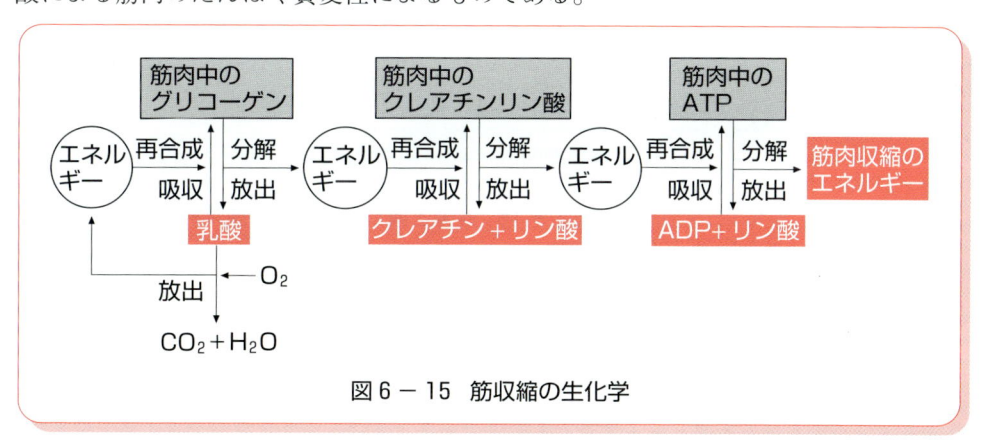

図6-15 筋収縮の生化学

2.2 運動時の動的生理学的機能調節とその意義

運動をすると筋肉は筋収縮を行うために十分なATPを準備しなければならない。運動時のエネルギー代謝および酸素供給は，エネルギー源となるグルコースを筋肉中，肝臓よりの供給によってまかなわれる。運動の開始時には酸素の供給は不足する。また，激しい運動時にも運動中に酸素不足を生じる。その不足する酸素量は運動後に補充している（酸素負債，図6-16）。適度の運動強度であれば運動中に十分に酸素を取り入れて運動ができる。

また一方では，循環機能の亢進（心拍数の増加，分時心拍出量の増加），呼吸機能の亢進（呼吸数の増加，分時肺胞換気量の増加）がみられる。大動脈弓および頸動脈の化学受容器での血液中の酸素濃度不足，二酸化炭素濃度の増加や，筋肉中の酸素濃度不足，二酸化炭素濃度の増加が要因となり，延髄の心臓血管中枢や呼吸中枢を刺激するからである。

第6章　生活活動と健康

　運動不足になると，筋肉の萎縮や運動反応時間の遅延などを生じる。そのため老年になって足腰が弱り，寝たきりになる確率が高い。運動強度が適度であれば，筋肉の強化や血中の中性脂肪酸を適量に保つのに役立ち，高脂血症の予防にもなる。

　一方，運動負荷量を増加させていくとそれに伴って酸素摂取量も増加するが，酸素摂取量に限界（心肺機能の限界）があり，その限界点を最大酸素摂取量（$\dot{V}O_2max$）という。$\dot{V}O_2max$ の限界は個々人によって違うが，$\dot{V}O_2max$ を求めるには高度の測定機器が必要であるが，$\dot{V}O_2max$ は心拍数とよく比例するので，通常は心拍数で運動の強度を推定している（図6－16）。

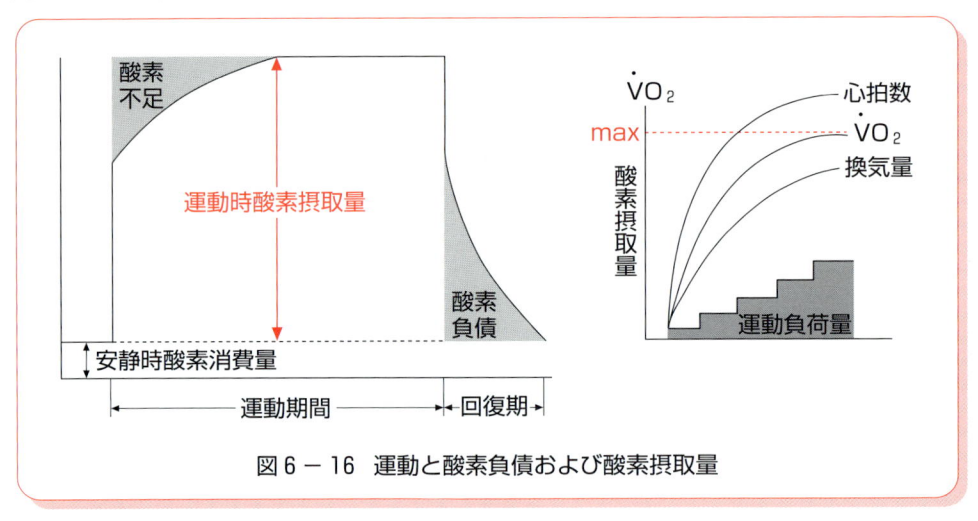

図6－16　運動と酸素負債および酸素摂取量

2.3　生活活動能力（運動能力）の評価とライフサイクル

　普通に日常生活を送るには，行動体力として姿勢の維持，筋肉の持久力・敏捷性・瞬発力・柔軟性，筋肉の調整力が考えられる。筋肉の持久力・敏捷性・瞬発力・柔軟性は運動能力として種々の体力検査で評価できる。しかし，体力検査の評価がよいからといって，健康な生活を送ることができるとは限らない。運動能力が優れているとつい体力にものをいわせて無茶な生活を送ったりしがちである。健康な生活を送るには体力ももちろん必要であるが，なんといっても規則正しい生活（ライフスタイル）を送ることが重要である。年齢・性別に合ったライフスタイル，すなわち起床時間，日中の生活態度，食事時間（朝食，昼食，夕食時間），就寝時間などが規則正しいか，食事中の時間，睡眠時間が十分か，その上，適度の運動を行っているかである。

2.4　運動の効果：運動不足の影響と運動鍛錬効果

　日常の運動を全く行わないと，ひどい場合は筋肉の萎縮が起こる。筋肉の萎縮が起こらなくても筋力の低下が起こる。最悪の場合は自力で歩行や立つことができないようになる。また，とっさの反応に対応できなくなり，命を落とす場合もある。自力で歩行や立つことができないと寝たきりになり，循環器系の機能低下で種々の病気を発

病しやすくなる。

　逆に，運動鍛錬することによって筋肉の増強，刺激反応時間の短縮（敏捷性の増加），心肺機能の亢進などが得られる。血液中のコレステロール値にもよい結果をもたらす。

3．健康づくり

3．1　生活バランスの体組成と生理学的機能に対する影響

　直立して二足歩行する人間は，常に重力に対して逆らって血液の循環や，筋肉の運動を行っている。重力に逆らって筋肉運動をするには，丈夫な骨格をもつことが必要となる。宇宙飛行士が体験する無重力状態が長く続くと，骨のカルシウムが流出して骨重量が最大約8％減少し，また筋肉も減少する。これは適度に筋肉運動をしないことは，丈夫な骨の形成不良や筋肉の萎縮を招くことを意味している。ダイエットで運動をしないで食事のみで減量することは，脂肪の減少だけでなく，骨や筋肉の減少も招くことになるから注意が必要である。

　日ごろから適度に運動すると心肺機能を活発にする。心肺機能に影響を与える血清コレステロール値の高密度リポたんぱく質コレステロール値（high density lipoprotein cholesterol：HDLC）値は動脈硬化や狭心症の予防に役立つもので，健康のバロメータの一つでもある。表6－1はある電気機器メーカー勤労者を運動量別に4群に分けて，運動量とHDLC値の関係を比較検討したものである。運動量の多い群ほどHDLC値が高い。また血中総コレステロール（TC値），BMI値も運動する群は運動しない群に較べて小さな値である。適度に運動していれば健康に過ごせるということである。

表6－1　運動量の異なる4群の勤労者別の血清HDLコレステロール（HDLC），総コレステロール（TC），HDLコレステロールの割合（HDLC％）およびBMIの平均値および標準偏差と分析分布による平均値の検定

	人数	HDLC(mg/dl)	TC(mg/dl)	HDLC％	BMI
第1群	282	49.0±13.5	201.7±37.6	25.1±8.3	22.8±2.7
第2群	41	52.0±18.3	199.6±37.4	26.5±8.8	22.7±2.2
第3群	19	53.8±15.6	185.5±30.8	29.3±8.4	21.6±2.6
第4群	31	57.7±14.6	189.7±30.7	30.5±6.3	22.0±2.1
分散分析　F値		4.2*	2.0	5.2*	1.9

＊　$p<0.01$，HDLC：高密度リポたんぱく質コレステロール，BMI：body mass index，肥満指数の一つで，（体重kg）÷（身長m）^{2}。RMR：relative metabolic rate，エネルギー代謝率といい，運動強度を示す。

注）第1群；ふだん運動を全く行っていないか，月に一度くらい軽い運動をする（ゴルフなど）　第2群；軽い運動（RMR 5未満）で，回数が多い（ラジオ体操，ウォーキングなど）　第3群；強い運動（RMR 5以上）だが，持続時間が短いか，または回数が少ない（なわとび）　第4群；強い運動（RMR 5以上）。1回30分，週3回以上行っている（ジョギング，水泳）　第1→4群ほどHDLCが高い．

出典）小山　洋，小川正行，鈴木庄亮：日公衛誌，**36**，p 33－37，（1989）

3.2 健康づくりの基本

生活するにしろ運動するにしろ，私たちはエネルギーを消費して生活している。そのエネルギー源は摂取する食物に頼っている。したがって，エネルギーを消費する際に使われる栄養素の構成を知れば，摂取しなければいけない食物も変わる。糖質と脂質の代謝にはビタミンB群（ビタミンB_1，B_2，ニコチン酸，パントテン酸など）が必要である。たんぱく質の代謝産物のアミノ酸がエネルギー源として使用されることは少ない。激しい運動時や極度の糖質および脂質摂取不足の場合エネルギー源として使用される。無機質に関してはナトリウムは日常生活でも皮膚および尿からナトリウムが排泄されるが，運動時になると発汗によってさらにナトリウムの損失が促進される。カルシウムは骨を形成する重要なミネラルであるが，発汗などで損失するので十分に補給する必要がある。鉄は赤血球の主成分のヘモグロビンの構成成分であり，鉄不足が起こると**貧血**をまねき酸素運搬能力が低下する。

(1) 基礎代謝

基礎代謝（basal metabolism：BM）とは，食後12〜16時間絶食後覚醒している状態で生命の維持に必要な最小限のエネルギー代謝をいう。体重60 kgの成人男子で1,400〜1,600 kcal／日の量である。基礎代謝は年齢，性別，人種，体格，風土などによっても異なる。基礎代謝は体表面積に比例するので体表面積の多い人は基礎代謝が高い。基礎代謝測定方法について図6−17に挙げる。

(2) 基礎代謝率

実際に基礎代謝を求めることは難しいので，測定した代謝量が基礎代謝とどのくらい相違があるかを比較したのが基礎代謝率（basal metabolism rate：BMR）であり，次の式で表される。

$$BMR = \frac{X - Y}{Y} \times 100 (\%)$$

※ X：実測値　Y：基準値

正常範囲は±10％であり，＋15％以上増加の場合は内分泌疾患（甲状腺機能亢進症，副腎機能亢進症など）を疑い，−15％以下減の場合は甲状腺機能低下症，副腎機能低下症，栄養失調などを疑う（表6−2）。

(3) エネルギー代謝率

作業中に必要とするエネルギー量を基礎代謝量と比較したものがエネルギー代謝（relative metabolic rate：RMR）で，作業の強度を示す指標となる。

$$RMR = \frac{(作業時消費エネルギー量) - (安静時消費エネルギー量)}{基礎代謝量（作業時間当たり）} \times 100$$

図6－17 基礎代謝測定方法

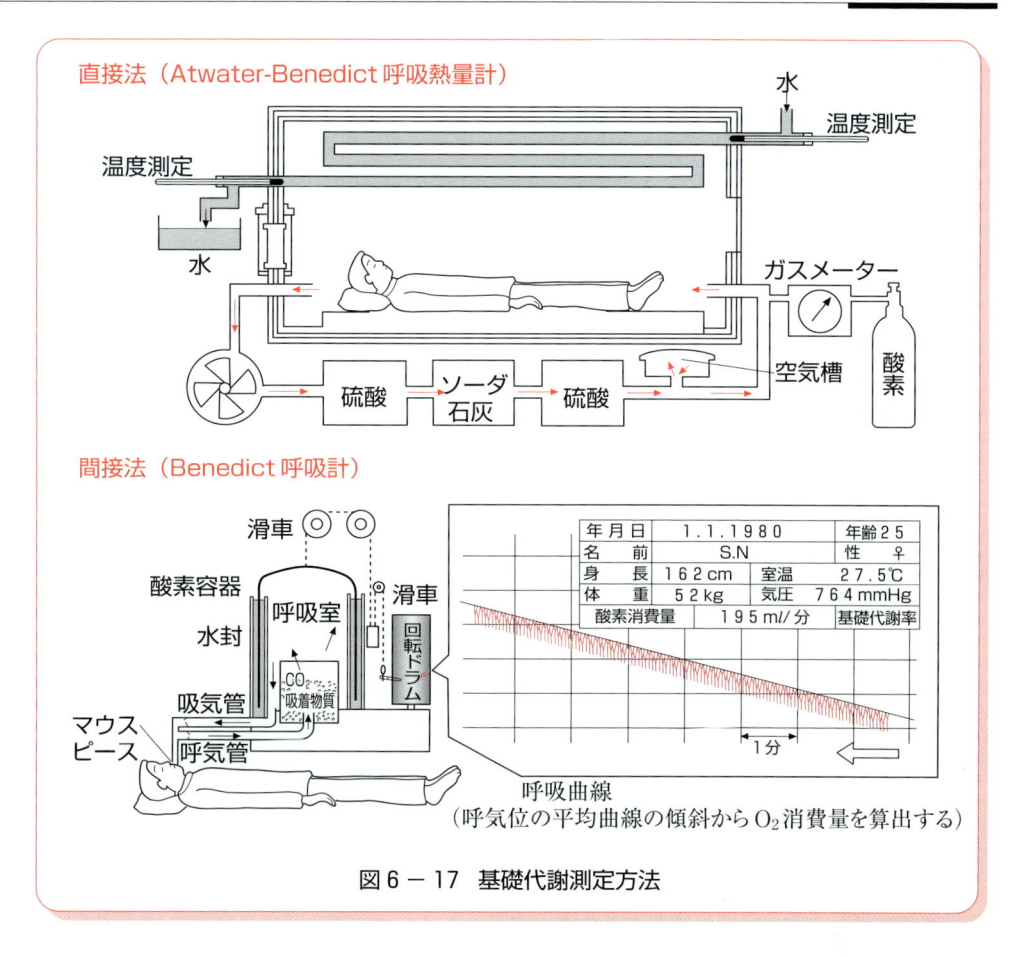

●一日の推定エネルギー必要量

一日の活動状況から身体活動レベルを3段階（Ⅰ，Ⅱ，Ⅲ）に分けて分類し，一日の推定エネルギー必要量を算出したものである。

$$A = x \times B$$

※ A：一日の推定エネルギー必要量
※ B：一日の基礎代謝量
　　x：身体活動レベル　（Ⅰ：1.50，Ⅱ：1.75，Ⅲ：2.00）

身体活動レベルとエネルギーの食事摂取基準について表6－3に，日本人の食事摂取基準について表6－4に，それぞれまとめたので参照されたい。

第6章　生活活動と健康

表6-2　基礎代謝およびRMRとBMR

① 性・年齢階層別基礎代謝基準値と基礎代謝量

性別	男性			女性		
年齢（歳）	基礎代謝基準値 (kcal/kg/体重/日)	基準体重 (kg)	基礎代謝量 (kcal/日)	基礎代謝基準値 (kcal/kg/体重/日)	基準体重 (kg)	基礎代謝量 (kcal/日)
1～2	61.0	11.7	710	59.7	11.0	660
3～5	54.8	16.2	890	52.2	16.2	850
6～7	44.3	22.0	980	41.9	22.0	920
8～9	40.8	27.5	1,120	38.3	27.2	1,040
10～11	37.4	35.5	1,330	34.8	34.5	1,200
12～14	31.0	48.0	1,490	29.6	46.0	1,360
15～17	27.0	58.4	1,580	25.3	50.6	1,280
18～29	24.0	63.0	1,510	22.1	50.6	1,120
30～49	22.3	68.5	1,530	21.7	53.0	1,150
50～69	21.5	65.0	1,400	20.7	53.6	1,110
70以上	21.5	59.7	1,280	20.7	49.0	1,010

② 日常生活のRMR

食事 0.4		身仕度 0.4	
入浴 0.7			
通勤（歩） 3.0			
〃（乗物） 0.4～2.2			
階段上り 6.0～7.0			
〃下り 3.5			
読書 0.2		休憩 0.2	
立ち休み 0.4			
炊事 1.0～2.5			
裁縫 0.3～1.0			
洗濯 1.4～2.5			
はきそうじ 2.5～3.0			
ふきそうじ 3.5～4.0			
ふとんあげ 4.5～5.3			
育児 1.0			
歩行 60m/分 1.8			
80m/分 2.8			
100m/分 4.7			

③ BMR異常をきたす疾患（井川）

BMR＋15％以上の増加	BMR－10％以下の減少
1．甲状腺機能亢進 　軽　症　＋15～25％ 　中等症　＋25～50％ 　重　症　＋50～75％ 　最重症　＋75％以上 2．他の内分泌疾患 　末端肥大症，クッシング症候群，副腎機能亢進症，褐色脂肪腫，尿崩症 3．本態性高血圧症，貧血，多血症（心臓の過労） 4．呼吸困難時 5．発熱，手術後 6．細胞分裂の亢進 　白血病，多血症，悪性腫瘍*	1．甲状腺機能低下，粘液水腫，クレチン病 2．副腎機能低下，アジソン病 3．下垂体機能低下，シモンズ病 4．類宦官症 5．浮腫，腹水 6．ショック時 7．低栄養状態 　神経性食欲不振，分裂病（何もしないでじっと寝てばかりいる），重症貧血，栄養失調症など 8．広範囲の麻痺

*全身の消耗が伴えばBMRは減少する。

④ 年齢区分別安静時エネルギー消費量

年齢（歳）	男性					女性				
	人数	平均値 (kcal/日)	標準偏差	平均値 (kcal/kg)	標準偏差	人数	平均値 (kcal/日)	標準偏差	平均値 (kcal/kg)	標準偏差
1～5	45	980	238	62.7	14.2	35	815	211	55.8	10.9
6～8	60	1,486	404	62.3	20.2	57	1,326	314	56.6	16.0
9～11	78	1,559	422	47.8	14.6	61	1,443	370	44.6	11.3
12～14	56	1,882	531	40.6	11.3	23	1,583	335	39.2	9.4
15～17	31	1,593	476	29.6	6.5	7	1,417	638	25.0	7.5
18～29	303	1,871	538	29.2	8.2	1,179	1,468	344	28.6	6.4
30～49	265	1,808	497	27.6	7.2	260	1,503	421	28.7	8.1
50～69	389	1,807	490	29.6	8.0	569	1,590	390	29.9	7.5
70以上	187	1,757	530	30.9	8.8	228	1,331	411	28.1	8.2

出典）健康・栄養情報研究会編：『日本人の栄養所要量』，第一出版（1999）
　　（①のみ　厚生労働省：「日本人の食事摂取基準（2010年版）」（2009））

3．健康づくり

表6－3　生活活動レベル区分とエネルギーの食事摂取基準

エネルギーの食事摂取基準：推定エネルギー必要量（kcal/日）*1

性別	男性			女性		
身体活動レベル	I	II	III	I	II	III
0～5（月）	－	550	－	－	500	－
6～8（月）	－	650	－	－	600	－
9～11（月）	－	700	－	－	650	－
1～2（歳）	－	1,000	－	－	900	－
3～5（歳）	－	1,300	－	－	1,250	－
6～7（歳）	1,350	1,550	1,700	1,250	1,450	1,650
8～9（歳）	1,600	1,800	2,050	1,500	1,700	1,900
10～11（歳）	1,950	2,250	2,500	1,750	2,000	2,250
12～14（歳）	2,200	2,500	2,750	2,000	2,250	2,550
15～17（歳）	2,450	2,750	3,100	2,000	2,250	2,500
18～29（歳）	2,250	2,650	3,000	1,700	1,950	2,250
30～49（歳）	2,300	2,650	3,050	1,750	2,000	2,300
50～69（歳）	2,100	2,450	2,800	1,650	1,950	2,200
70以上（歳）*2	1,850	2,200	2,500	1,450	1,700	2,000
妊婦（付加量）　初期				+50	+50	+50
中期				+250	+250	+250
末期				+450	+450	+450
授乳婦（付加量）				+350	+350	+350

*1 成人では，推定エネルギー必要量＝基礎代謝量（kcal/日）×身体活動レベルとして算定した。18～69歳以上では，身体活動レベルはそれぞれI＝1.50，II＝1.75，III＝2.00としたが，70歳以上では，それぞれI＝1.45，II＝1.70，III＝1.95とした。
*2 主として，70～75歳ならびに自由な生活を営んでいる対象者に基づく報告から算定した。

（参考1）身体活動レベル別にみた活動内容と活動時間の代表例（15～69歳）*1

	低い（I） 1.50 （1.40～1.60）	ふつう（II） 1.75 （1.60～1.90）	高い（III） 2.00 （1.90～2.20）
身体活動レベル*2			
日常生活の内容*3	生活の大部分が座位で，静的な活動が中心の場合	座位中心の仕事だが，職場内での移動や立位での作業・接客等，あるいは通勤・買い物・家事，軽いスポーツ等のいずれかを含む場合	移動や立位の多い仕事への従事者。あるいは，スポーツなど余暇における活発な運動習慣をもっている場合
個々の活動の分類（時間/日） 睡眠（0.9）	7～8	7～8	7
座位または立位の静的な活動（1.5:1.0～1.9）*4	12～13	11～12	10
ゆっくりした歩行や家事など低強度の活動（2.5:2.0～2.9）*4	3～4	4	4～5
長時間持続可能な運動・労働など中強度の活動（普通歩行を含む）（4.5:3.0～5.9）*4	0～1	1	1～2
頻繁に休みが必要な運動・労働など高強度の活動（7.0:6.0以上）*4	0	0	0～1

*1 表中の値は，東京近郊在住の成人を対象とした。3日間の活動記録の結果から得られた各活動時間の標準値。二重標識水法及び基礎代謝量の実測値から得られた身体活動レベル（PAL）に及ぼす職業の影響が大きいことを考慮して作成。
*2 代表値。（　）内はおよその範囲。
*3 活動記録の内容に加え，Black, et al. を参考に，身体活動レベル（PAL）に及ぼす職業の影響が大きいことを考慮して作成。
*4 （　）内はメッツ値（代表値：下限～上限）。

（参考2）身体活動の分類例

身体活動の分類（メッツ値*1の範囲）	身体活動の例
睡眠（0.9）	睡眠
座位または立位の静的な活動（1.0～1.9）	テレビ・読書・電話・会話など（座位または立位），食事，運動，デスクワーク，縫物，入浴（座位），動物の世話
ゆっくりした歩行や家事など低強度の活動（2.0～2.9）	ゆっくりした歩行，身支度，炊事，洗濯，料理や食材の準備，片付け（歩行），植物への水やり，軽い掃除，コピー，ストレッチング，ヨガ，キャッチボール，ギター，ピアノなどの楽器演奏
長時間持続可能な運動・労働など中強度の活動（普通歩行を含む）（3.0～5.9）	ふつうの歩行～速歩，床掃除，荷造り，自転車（ふつうの速さ），大工仕事，車の荷物の積み下ろし，苗木の植栽，階段を下りる，子どもと遊ぶ，動物の世話（歩く/走る，ややきつい），ギター：ロック（立位），体操，バレーボール，ボーリング，社交ダンス
頻繁に休みが必要な運動・労働など高強度の活動（6.0以上）	家財道具の移動，運搬，雪かき，階段を上る，山登り，エアロビクス，ランニング，テニス，サッカー，水泳，縄跳び，スキー，スケート，柔道，空手

*1 メッツ値（metabolic equivalent, MET：単数形，METs：複数形）は，Ainsworth, et al. による。いずれの身体活動でも活動実施中における平均値に基づき，休憩・中断中は除く。

出典）厚生労働省：「日本人の食事摂取基準（2010年版）」（2009）

第6章 生活活動と健康

表6-4 日本人の食事摂取基準（g／日）

たんぱく質の食事摂取基準（g／日）

性別	男性				女性			
年齢	推定平均必要量	推奨量	目安量	耐容上限量	推定平均必要量	推奨量	目安量	耐容上限量
0～5（月）	-	-	10	-	-	-	10	-
6～8（月）	-	-	15	-	-	-	15	-
9～11（月）	-	-	25	-	-	-	25	-
1～2（歳）	15	20	-	-	15	20	-	-
3～5（歳）	20	25	-	-	20	25	-	-
6～7（歳）	25	30	-	-	25	30	-	-
8～9（歳）	30	40	-	-	30	40	-	-
10～11（歳）	40	45	-	-	35	45	-	-
12～14（歳）	45	60	-	-	45	55	-	-
15～17（歳）	50	60	-	-	45	55	-	-
18～29（歳）	50	60	-	-	40	50	-	-
30～49（歳）	50	60	-	-	40	50	-	-
50～69（歳）	50	60	-	-	40	50	-	-
70以上（歳）	50	60	-	-	40	50	-	-
妊婦（付加量）初期					+0	+0	-	-
中期					+5	+5	-	-
末期					+20	+25	-	-
授乳婦（付加量）					+15	+20	-	-

炭水化物・食物繊維の食事摂取基準

	炭水化物（％エネルギー）*1	食物繊維（g／日）	
	目標量（範囲）	男性 目標量	女性 目標量
0～5（月）	-	-	-
6～11（月）	-	-	-
1～2（歳）	50以上70未満	-	-
3～5（歳）	50以上70未満	-	-
6～7（歳）	50以上70未満	-	-
8～9（歳）	50以上70未満	-	-
10～11（歳）	50以上70未満	-	-
12～14（歳）	50以上70未満	-	-
15～17（歳）	50以上70未満	-	-
18～29（歳）	50以上70未満	19以上	17以上
30～49（歳）	50以上70未満	19以上	17以上
50～69（歳）	50以上70未満	19以上	17以上
70以上（歳）	50以上70未満	19以上	17以上
妊婦	-		
授乳婦	-		

*1 アルコールに由来するエネルギーを含む。

脂質の食事摂取基準

	脂質（脂質の総エネルギーに占める割合）（脂肪エネルギー比率）		飽和脂肪酸	n-6系脂肪酸			n-3系脂肪酸			コレステロール	
	目安量（％エネルギー）	目標量（範囲）（％エネルギー）	目標量（％エネルギー）	男性 目安量（g／日）	女性 目安量（g／日）	目標量（％エネルギー）	男性 目安量（g／日）	女性 目安量（g／日）	目標量*1（g／日）	男性 目標量（mg／日）	女性 目標量（mg／日）
0～5（月）	50	-	-	4	4	-	0.9	0.9	-	-	-
6～11（月）	40	-	-	5	5	-	0.9	0.9	-	-	-
1～2（歳）	-	20以上30未満	-	5	5	-	0.9	0.9	-	-	-
3～5（歳）	-	20以上30未満	-	7	6	-	1.2	1.2	-	-	-
6～7（歳）	-	20以上30未満	-	8	7	-	1.6	1.3	-	-	-
8～9（歳）	-	20以上30未満	-	9	8	-	1.7	1.5	-	-	-
10～11（歳）	-	20以上30未満	-	10	9	-	1.8	1.7	-	-	-
12～14（歳）	-	20以上30未満	-	11	10	-	2.1	2.1	-	-	-
15～17（歳）	-	20以上30未満	-	13	11	-	2.5	2.1	-	-	-
18～29（歳）	-	20以上30未満	4.5以上7.0未満	11	9	10未満	-	-	1.8以上	750未満	600未満
30～49（歳）	-	20以上25未満	4.5以上7.0未満	10	9	10未満	2.1以上	1.8以上	-	750未満	600未満
50～69（歳）	-	20以上25未満	4.5以上7.0未満	10	8	10未満	2.4以上	2.1以上	-	750未満	600未満
70以上（歳）	-	20以上25未満	4.5以上7.0未満	8	7	10未満	2.2以上	1.8以上	-	750未満	600未満
妊婦（付加量）	-	-	-		+1	-		1.9			
授乳婦（付加量）	-	-	-		+0	-		1.7			

*1 目標量では、EPA及びDHAを1g／日以上摂取することが望ましい。

3. 健康づくり

水溶性ビタミンの食事摂取基準

ビタミンB_1 (mg/日) [*1]

	男性			女性		
	推定平均必要量	推奨量	目安量	推定平均必要量	推奨量	目安量
0〜5 (月)	-	-	0.1	-	-	0.1
6〜11 (月)	-	-	0.3	-	-	0.3
1〜2 (歳)	0.4	0.5	-	0.4	0.5	-
3〜5 (歳)	0.6	0.7	-	0.6	0.7	-
6〜7 (歳)	0.7	0.8	-	0.7	0.8	-
8〜9 (歳)	0.8	1.0	-	0.8	0.9	-
10〜11 (歳)	1.0	1.2	-	0.9	1.1	-
12〜14 (歳)	1.2	1.4	-	1.1	1.3	-
15〜17 (歳)	1.3	1.5	-	1.0	1.2	-
18〜29 (歳)	1.2	1.4	-	0.9	1.1	-
30〜49 (歳)	1.2	1.4	-	0.9	1.1	-
50〜69 (歳)	1.1	1.3	-	0.9	1.0	-
70以上 (歳)	1.0	1.2	-	0.8	0.9	-
妊婦 (付加量) 初期				+0.0	+0.0	-
中期				+0.1	+0.1	-
末期				+0.2	+0.2	-
授乳婦 (付加量)				+0.2	+0.2	-

ビタミンB_1：*1 身体活動レベルⅡの推定エネルギー必要量を用いて算定した。

ビタミンB_2 (mg/日) [*1]

	男性			女性		
	推定平均必要量	推奨量	目安量	推定平均必要量	推奨量	目安量
0〜5 (月)	-	-	0.3	-	-	0.3
6〜11 (月)	-	-	0.4	-	-	0.4
1〜2 (歳)	0.5	0.6	-	0.5	0.5	-
3〜5 (歳)	0.7	0.8	-	0.6	0.8	-
6〜7 (歳)	0.8	0.9	-	0.7	0.9	-
8〜9 (歳)	0.9	1.1	-	0.9	1.0	-
10〜11 (歳)	1.1	1.4	-	1.1	1.2	-
12〜14 (歳)	1.3	1.5	-	1.2	1.4	-
15〜17 (歳)	1.4	1.7	-	1.1	1.4	-
18〜29 (歳)	1.3	1.6	-	1.0	1.2	-
30〜49 (歳)	1.3	1.6	-	1.0	1.2	-
50〜69 (歳)	1.2	1.5	-	1.0	1.2	-
70以上 (歳)	1.1	1.3	-	0.9	1.0	-
妊婦 (付加量) 初期				+0.0	+0.0	-
中期				+0.1	+0.2	-
末期				+0.2	+0.3	-
授乳婦 (付加量)				+0.3	+0.4	-

ビタミンB_2：*1 身体活動レベルⅡの推定エネルギー必要量を用いて算定した。

ナイアシン (mgNE/日) [*1]

	男性			女性		
	推定平均必要量	推奨量	耐容上限量 [*2]	推定平均必要量	推奨量	耐容上限量 [*2]
0〜5 (月)	-	-	-	-	-	-
6〜11 (月)	-	-	-	-	-	-
1〜2 (歳)	5	6	60(15)	4	5	60(15)
3〜5 (歳)	6	7	80(20)	6	7	80(20)
6〜7 (歳)	7	9	100(30)	7	8	100(30)
8〜9 (歳)	9	10	150(35)	8	10	150(35)
10〜11 (歳)	11	13	200(45)	10	12	150(45)
12〜14 (歳)	12	14	250(60)	11	13	250(60)
15〜17 (歳)	13	16	300(70)	11	13	250(65)
18〜29 (歳)	13	15	300(80)	9	11	250(65)
30〜49 (歳)	13	15	350(85)	10	12	250(65)
50〜69 (歳)	12	14	350(80)	9	11	250(65)
70以上 (歳)	11	13	300(75)	8	10	250(60)
妊婦 (付加量)				+0	+0	-
授乳婦 (付加量)				+3	+3	-

	目安量
0〜5 (月)	2 [*3]
6〜11 (月)	3

ナイアシン：*1 NE＝ナイアシン当量＝ナイアシン＋1/60トリプトファン。身体活動レベルⅡの推定エネルギー必要量を用いて算定した。*2 耐容上限量はニコチンアミドのmg量、( )内はニコチン酸のmg量。*3 単位は、mg/日

ビタミンB_6 (mg/日) [*1]

	男性			女性		
	推定平均必要量	推奨量	耐容上限量 [*2]	推定平均必要量	推奨量	耐容上限量 [*2]
0〜5 (月)	-	-	-	-	-	-
6〜11 (月)	-	-	-	-	-	-
1〜2 (歳)	0.4	0.5	10	0.4	0.5	10
3〜5 (歳)	0.5	0.6	15	0.5	0.6	15
6〜7 (歳)	0.7	0.8	20	0.6	0.7	20
8〜9 (歳)	0.8	0.9	25	0.8	0.9	25
10〜11 (歳)	0.9	1.0	30	0.9	1.0	30
12〜14 (歳)	1.0	1.3	40	1.0	1.3	40
15〜17 (歳)	1.1	1.4	50	1.0	1.3	45
18〜29 (歳)	1.1	1.4	55	1.0	1.1	45
30〜49 (歳)	1.1	1.4	60	1.0	1.1	45
50〜69 (歳)	1.1	1.4	55	1.0	1.1	45
70以上 (歳)	1.1	1.4	50	1.0	1.1	40
妊婦 (付加量)				+0.7	+0.8	-
授乳婦 (付加量)				+0.3	+0.3	-

ビタミンB_6：*1 たんぱく質食事摂取基準の推奨量を用いて算定した（妊婦・授乳婦の推奨量の付加量は除く）。*2 食事性ビタミンB_6の量ではなく、ピリドキシンとしての量である。

葉酸 (μg/日) [*1]

	男性			女性			
	推定平均必要量	推奨量	目安量	耐容上限量 [*2]	推定平均必要量	推奨量	耐容上限量 [*2]
0〜5 (月)	-	-	40	-	-	-	-
6〜11 (月)	-	-	65	-	-	-	-
1〜2 (歳)	80	100	-	300	80	100	300
3〜5 (歳)	90	110	-	400	90	110	400
6〜7 (歳)	110	140	-	600	110	140	600
8〜9 (歳)	130	160	-	700	130	160	700
10〜11 (歳)	160	190	-	900	160	190	900
12〜14 (歳)	200	240	-	1,200	200	240	1,200
15〜17 (歳)	200	240	-	1,300	200	240	1,300
18〜29 (歳)	200	240	-	1,300	200	240	1,300
30〜49 (歳)	200	240	-	1,400	200	240	1,400
50〜69 (歳)	200	240	-	1,400	200	240	1,400
70以上 (歳)	200	240	-	1,300	200	240	1,300
妊婦 (付加量)					+200	+240	-
授乳婦 (付加量)					+80	+100	-

葉酸：*1 妊娠を計画している女性、または、妊娠の可能性がある女性は、神経管閉鎖障害のリスクの低減のために、付加的に400μg/日のプテロイルモノグルタミン酸の摂取が望まれる。*2 耐容上限量は、プテロイルモノグルタミン酸の量である。

ビタミンB_{12} (μg/日)

	男性			女性		
	推定平均必要量	推奨量	目安量	推定平均必要量	推奨量	目安量
0〜5 (月)	-	-	0.4	-	-	0.4
6〜11 (月)	-	-	0.6	-	-	0.6
1〜2 (歳)	0.8	0.9	-	0.8	0.9	-
3〜5 (歳)	0.9	1.1	-	0.9	1.1	-
6〜7 (歳)	1.1	1.3	-	1.1	1.3	-
8〜9 (歳)	1.3	1.6	-	1.3	1.6	-
10〜11 (歳)	1.6	1.9	-	1.6	1.9	-
12〜14 (歳)	2.0	2.4	-	2.0	2.4	-
15〜17 (歳)	2.0	2.4	-	2.0	2.4	-
18〜29 (歳)	2.0	2.4	-	2.0	2.4	-
30〜49 (歳)	2.0	2.4	-	2.0	2.4	-
50〜69 (歳)	2.0	2.4	-	2.0	2.4	-
70以上 (歳)	2.0	2.4	-	2.0	2.4	-
妊婦 (付加量)				+0.3	+0.4	-
授乳婦 (付加量)				+0.7	+0.8	-

ビオチン (μg/日)

	男性 目安量	女性 目安量
0〜5 (月)	4	4
6〜11 (月)	10	10
1〜2 (歳)	20	20
3〜5 (歳)	25	25
6〜7 (歳)	30	30
8〜9 (歳)	35	35
10〜11 (歳)	40	40
12〜14 (歳)	50	50
15〜17 (歳)	50	50
18〜29 (歳)	50	50
30〜49 (歳)	50	50
50〜69 (歳)	50	50
70以上 (歳)	50	50
妊婦 (付加量)		+2
授乳婦 (付加量)		+5

パントテン酸 (mg/日)

	男性 目安量	女性 目安量
0〜5 (月)	4	4
6〜11 (月)	5	5
1〜2 (歳)	3	3
3〜5 (歳)	4	4
6〜7 (歳)	5	5
8〜9 (歳)	6	5
10〜11 (歳)	7	6
12〜14 (歳)	7	6
15〜17 (歳)	7	5
18〜29 (歳)	5	5
30〜49 (歳)	5	5
50〜69 (歳)	5	5
70以上 (歳)	6	5
妊婦 (付加量)		+1
授乳婦 (付加量)		+1

ビタミンC (mg/日)

	男性		女性		
	推定平均必要量	推奨量	目安量	推定平均必要量	推奨量	目安量
0〜5 (月)	-	-	40	-	-	40
6〜11 (月)	-	-	40	-	-	40
1〜2 (歳)	35	40	-	35	40	-
3〜5 (歳)	40	45	-	40	45	-
6〜7 (歳)	45	55	-	45	55	-
8〜9 (歳)	55	65	-	55	65	-
10〜11 (歳)	65	80	-	65	80	-
12〜14 (歳)	85	100	-	85	100	-
15〜17 (歳)	85	100	-	85	100	-
18〜29 (歳)	85	100	-	85	100	-
30〜49 (歳)	85	100	-	85	100	-
50〜69 (歳)	85	100	-	85	100	-
70以上 (歳)	85	100	-	85	100	-
妊婦 (付加量)				+10	+10	-
授乳婦 (付加量)				+40	+50	-

脂溶性ビタミンの食事摂取基準

	ビタミンA（μgRE／日）*1							ビタミンD（μg／日）				ビタミンE（mg／日）						ビタミンK（μg／日）	
	男性				女性			男性		女性		男性			女性			男性	女性
	推定平均必要量*2	推奨量*2	目安量*3	耐容上限量*3	推定平均必要量*2	推奨量*2	耐容上限量*3	目安量	耐容上限量	目安量	耐容上限量	目安量	目安量	耐容上限量	目安量	耐容上限量		目安量	目安量
0～5（月）	-	-	300	600	-	-	600	2.5(5.0)*1	25	2.5(5.0)*1	25	3.0	-	-	3.0	-		4	4
6～11（月）	-	-	400	600	-	-	600	5.0(5.0)*1	25	5.0(5.0)*1	25	3.5	-	-	3.5	-		7	7
1～2（歳）	300	400	-	600	250	350	-	2.5	25	2.5	25	3.5	150	3.5	150		25	25
3～5（歳）	300	450	-	700	300	450	-	2.5	30	2.5	30	4.5	200	4.5	200		30	30
6～7（歳）	300	450	-	900	300	400	-	2.5	30	2.5	30	5.0	300	5.0	300		40	40
8～9（歳）	350	500	-	1,200	350	500	-	3.0	35	3.0	35	6.0	350	5.5	350		45	45
10～11（歳）	450	600	-	1,500	400	550	-	3.5	35	3.5	35	6.5	450	6.0	450		55	55
12～14（歳）	550	750	-	2,000	450	700	-	3.5	45	3.5	45	7.0	600	7.0	600		70	65
15～17（歳）	650	900	-	2,500	450	650	-	4.5	50	4.5	50	8.0	750	7.0	650		80	60
18～29（歳）	600	850	-	2,700	450	650	-	5.5	50	5.5	50	7.0	800	6.5	700		75	65
30～49（歳）	600	850	-	2,700	500	700	-	5.5	50	5.5	50	7.0	900	6.5	700		75	65
50～69（歳）	600	850	-	2,700	500	700	-	5.5	50	5.5	50	7.0	850	6.5	700		75	65
70以上（歳）	550	800	-	2,700	450	650	-	5.5	50	5.5	50	7.0	750	6.5	650		75	65
妊婦（付加量）初期	+0	+0								+1.5	-				+0.0	-			+0
中期	+0	+0																	
末期	+60	+80																	
授乳婦（付加量）	+300	+450								+2.5	-				+3.0	-			+0

ビタミンA：*1 レチノール当量（μgRE）＝レチノール（μg）＋β-カロテン（μg）×1／12＋α-カロテン（μg）×1／24＋β-クリプトキサンチン（μg）×1／24＋その他のプロビタミンAカロテノイド（μg）×1／24
*2 プロビタミンAカロテノイドを含む。*3 プロビタミンAカロテノイドを含まない。

ビタミンE：*1 α-トコフェロールについて算定した。α-トコフェロール以外のビタミンEは含んでいない。

ビタミンD：*1 適度な日照を受ける環境にある乳児の目安量。（ ）内は、日照を受ける機会が少ない乳児の目安量。

微量ミネラルの食事摂取基準

	クロム（μg／日）*1				モリブデン（μg／日）：暫定値						マンガン（mg／日）			
	男性		女性		男性			女性			男性		女性	
	推定平均必要量	推奨量	推定平均必要量	推奨量	推定平均必要量	推奨量	耐容上限量	推定平均必要量	推奨量	耐容上限量	目安量	耐容上限量	目安量	耐容上限量
0～5（月）	-	-	-	-	-	-	-	-	-	-	0.01	-	0.01	-
6～11（月）	-	-	-	-	-	-	-	-	-	-	0.5	-	0.5	-
1～2（歳）	-	-	-	-	-	-	-	-	-	-	1.5	-	1.5	-
3～5（歳）	-	-	-	-	-	-	-	-	-	-	1.5	-	1.5	-
6～7（歳）	-	-	-	-	-	-	-	-	-	-	2.0	-	2.0	-
8～9（歳）	-	-	-	-	-	-	-	-	-	-	2.5	-	2.5	-
10～11（歳）	-	-	-	-	-	-	-	-	-	-	3.0	-	3.0	-
12～14（歳）	-	-	-	-	-	-	-	-	-	-	4.0	-	3.5	-
15～17（歳）	-	-	-	-	-	-	-	-	-	-	4.5	-	3.5	-
18～29（歳）	35	40	25	30	20	25	550	20	20	450	4.0	11	3.5	11
30～49（歳）	35	40	25	30	25	30	600	20	25	500	4.0	11	3.5	11
50～69（歳）	30	40	25	30	20	25	600	20	25	500	4.0	11	3.5	11
70以上（歳）	30	35	20	25	20	25	550	20	20	450	4.0	11	3.5	11
妊婦（付加量）			-	-				+3	+3	-			+0	-
授乳婦（付加量）			-	-				-	-	-			+0	-

クロム：*1 身体活動レベルⅡの推定エネルギー必要量を用いて算定した。

3. 健康づくり

亜鉛 (mg/日), セレン (μg/日), ヨウ素 (μg/日)

	亜鉛 男性			亜鉛 女性				セレン 男性			セレン 女性				ヨウ素			
	推定平均必要量	推奨量	耐容上限量	推定平均必要量	推奨量	耐容上限量	目安量	推定平均必要量	推奨量	耐容上限量	推定平均必要量	推奨量	耐容上限量	目安量	推定平均必要量	推奨量	目安量	耐容上限量
0~5 (月)	-	-	-	-	-	-	2	-	-	-	-	-	-	15	-	-	100	250
6~11 (月)	-	-	-	-	-	-	3	-	-	-	-	-	-	15	-	-	130	250
1~2 (歳)	4	5	-	4	5	-	-	10	10	50	10	10	50	-	35	50	-	250
3~5 (歳)	5	6	-	5	6	-	-	10	15	70	10	15	70	-	45	60	-	350
6~7 (歳)	6	7	-	6	7	-	-	15	15	100	15	15	100	-	55	75	-	500
8~9 (歳)	7	8	-	7	8	-	-	15	20	120	15	20	120	-	65	90	-	500
10~11 (歳)	8	10	-	8	10	-	-	20	25	160	20	25	150	-	75	110	-	500
12~14 (歳)	9	11	-	8	9	-	-	25	30	210	20	25	200	-	95	130	-	1,300
15~17 (歳)	11	13	-	7	9	-	-	25	35	260	20	25	220	-	100	140	-	2,100
18~29 (歳)	10	12	40	7	9	35	-	25	30	280	20	25	230	-	95	130	-	2,200
30~49 (歳)	10	12	45	8	9	35	-	25	30	300	20	25	230	-	95	130	-	2,200
50~69 (歳)	10	12	45	8	9	35	-	25	30	280	20	25	210	-	95	130	-	2,200
70以上 (歳)	9	11	40	7	9	30	-	25	30	260	20	25	-	-	95	130	-	2,200
妊婦 (付加量)	-	-	-	+1	+2	-	-	-	-	-	+5	+5	-	-	+75	+110	-	-
授乳婦 (付加量)	-	-	-	+3	+3	-	-	-	-	-	+15	+20	-	-	+100	+140	-	-

鉄 (mg/日)*1, 銅 (mg/日)

	鉄 男性			鉄 女性 月経なし		鉄 女性 月経あり		鉄 女性 耐容上限量	鉄 女性 目安量	銅 男性				銅 女性			
	推定平均必要量	推奨量	耐容上限量	推定平均必要量	推奨量	推定平均必要量	推奨量			推定平均必要量	推奨量	目安量	耐容上限量	推定平均必要量	推奨量	目安量	耐容上限量
0~5 (月)	-	-	-	-	-	-	-	-	0.5	-	-	0.3	-	-	-	0.3	-
6~11 (月)	3.5	5.0	-	3.5	4.5	-	-	-	-	-	-	0.3	-	-	-	0.3	-
1~2 (歳)	3.0	4.0	25	3.0	4.5	-	-	20	-	0.2	0.3	-	-	0.2	0.3	-	-
3~5 (歳)	4.0	5.5	25	4.0	5.5	-	-	25	-	0.3	0.4	-	-	0.3	0.4	-	-
6~7 (歳)	4.5	6.5	30	4.5	6.5	-	-	30	-	0.4	0.5	-	-	0.4	0.5	-	-
8~9 (歳)	6.0	8.5	35	5.5	8.0	-	-	35	-	0.5	0.6	-	-	0.5	0.6	-	-
10~11 (歳)	7.0	10.0	35	6.5	9.5	9.5	13.5	35	-	0.6	0.8	-	-	0.6	0.8	-	-
12~14 (歳)	8.0	11.0	50	7.0	10.0	10.0	14.0	45	-	0.7	0.9	-	-	0.6	0.8	-	-
15~17 (歳)	8.0	9.5	45	5.5	7.0	8.5	10.5	40	-	0.7	0.9	-	10	0.6	0.7	-	-
18~29 (歳)	6.0	7.0	50	5.0	6.0	8.5	10.5	40	-	0.7	0.9	-	10	0.6	0.7	-	10
30~49 (歳)	6.5	7.5	55	5.5	6.5	9.0	11.0	40	-	0.7	0.9	-	10	0.6	0.7	-	10
50~69 (歳)	6.0	7.5	50	5.5	6.5	9.0	11.0	45	-	0.7	0.9	-	10	0.6	0.7	-	10
70以上 (歳)	6.0	7.0	50	5.0	6.0	-	-	40	-	0.6	0.8	-	-	0.5	0.7	-	-
妊婦 (付加量) 初期				+2.0	+2.5									+0.1	+0.1		
妊婦 (付加量) 中期・末期				+12.5	+15.0												
授乳婦 (付加量)				+2.0	+2.5									+0.5	+0.6		

鉄：＊1 過多月経（月経出血量が 80 mL/回以上）の人を除外して策定した。

第6章 生活活動と健康

多量ミネラルの食事摂取基準

	マグネシウム (mg/日)*1				カルシウム (mg/日)					リン (mg/日)			
	男性		女性		男性		女性			男性	女性		
	推定平均必要量	推奨量	推定平均必要量	推奨量	推定平均必要量	推奨量	推定平均必要量	推奨量	目安量	耐容上限量	目安量	目安量	耐容上限量
0〜5 (月)	-	-	-	-	-	-	-	-	200	-	120	120	-
6〜11 (月)	-	-	-	-	-	-	-	-	250	-	260	260	-
1〜2 (歳)	60	70	60	70	350	400	350	400	-	-	600	600	-
3〜5 (歳)	80	100	80	100	500	600	450	550	-	-	800	700	-
6〜7 (歳)	110	130	110	130	500	600	450	550	-	-	900	900	-
8〜9 (歳)	140	170	140	160	550	650	600	750	-	-	1,100	1,000	-
10〜11 (歳)	180	210	170	210	600	700	600	700	-	-	1,200	1,100	-
12〜14 (歳)	240	290	230	280	800	1,000	650	800	-	-	1,200	1,100	-
15〜17 (歳)	290	350	250	300	650	800	550	650	-	-	1,200	1,000	-
18〜29 (歳)	280	340	230	270	650	800	550	650	-	2,300	1,000	900	3,000
30〜49 (歳)	310	370	240	290	550	650	550	650	-	2,300	1,000	900	3,000
50〜69 (歳)	290	350	240	290	600	700	550	650	-	2,300	1,000	900	3,000
70以上 (歳)	270	320	220	260	600	700	500	600	-	2,300	1,000	900	3,000
妊婦 (付加量)			+30	+40			+0	+0	-	-		+0	-
授乳婦 (付加量)			+0	+0			+0	+0	-	-		+0	-

マグネシウム：*1 通常の食品からの摂取の場合、耐容上限量は設定しない。通常の食品以外からの摂取量の耐容上限量は、成人の場合 350 mg/日、小児では 5 mg/kg 体重/日とする。

	ナトリウム (mg/日, ( ) は食塩相当量 (g/日))				カリウム (mg/日)			
	男性		女性		男性		女性	
	推定平均必要量	目安量	目標量	目安量	目標量	目安量*1	目標量*2	目安量*1	目標量*2
0〜5 (月)	-	100 (0.3)	-	-	-	400	-	400	-
6〜11 (月)	-	600 (1.5)	-	-	-	700	-	700	-
1〜2 (歳)	-	-	(4.0 未満)	-	(4.0 未満)	900	-	800	-
3〜5 (歳)	-	-	(5.0 未満)	-	(5.0 未満)	1,000	-	1,000	-
6〜7 (歳)	-	-	(6.0 未満)	-	(6.0 未満)	1,300	-	1,200	-
8〜9 (歳)	-	-	(7.0 未満)	-	(7.0 未満)	1,500	-	1,400	-
10〜11 (歳)	-	-	(8.0 未満)	-	(7.5 未満)	1,900	-	1,700	-
12〜14 (歳)	-	-	(9.0 未満)	-	(7.5 未満)	2,300	-	2,100	-
15〜17 (歳)	-	-	(9.0 未満)	-	(7.5 未満)	2,700	-	2,000	-
18〜29 (歳)	600 (1.5)	-	(9.0 未満)	-	(7.5 未満)	2,500	2,800	2,000	2,700
30〜49 (歳)	600 (1.5)	-	(9.0 未満)	-	(7.5 未満)	2,500	2,900	2,000	2,800
50〜69 (歳)	600 (1.5)	-	(9.0 未満)	-	(7.5 未満)	2,500	3,000	2,000	3,000
70以上 (歳)	600 (1.5)	-	(9.0 未満)	-	(7.5 未満)	2,500	3,000	2,000	2,900
妊婦 (付加量)	-	-	-					+0	-
授乳婦 (付加量)	-	-	-					+400	-

カリウム：*1 体内のカリウム平衡を維持するために適正と考えられる値と現在の日本人の摂取量を考慮して目安量として設定した。
*2 高血圧の一次予防を積極的に進める観点から設定した。

出典) 厚生労働省：「日本人の食事摂取基準 (2010 年版)」(2009)

文　献

●参考文献
- 荒木英爾編：Nブックス『解剖生理学』，建帛社（2003）
- 江畑郁子編：Nブックス『応用栄養学』，建帛社（2004）
- 市河三太ら：『新版図説生理学』，建帛社（2003）
- 広重　力，加藤正道：『小生理学』，南山堂（1996）
- 貴邑冨久子，根来英夫：『シンプル生理学（改訂第4版）』，南江堂（1999）
- 鈴木圧亮，久道　茂：『シンプル衛生公衆衛生学2004』，南江堂（2004）
- 伊藤正男ら：『小脳の神経学』，医学書院（1986）
- 中野昭一編：『図説生理学』，医学書院（2000）
- 中野昭一編：『図説生理学（第2版）』，医学書院（2000）
- 日野原重明ら：『系統看護学講座人体の構造と機能［1］解剖生理学』，医学書院（2003）
- 坂井健雄：『解剖生理学』，ミクス（2000）

索 引

欧文
ABO式血液型 40
ATP 111, 221
A帯 109
Bリンパ球 39
DNA 2, 10
I帯 109
mRNA 10
Rh式血液型 42
RNA 2, 10
TCA回路 ⇨ クエン酸回路
T系 111
Z線 109

あ
アウエルバッハ神経叢 175
アクチンフィラメント 110, 220
アシドーシス 16, 26, 155
汗 23, 115
アセチルコリン 73, 110, 185, 211
アドレナリン 82, 87, 89
アポクリン腺 115, 204
アポトーシス 8, 9
アルカローシス 27, 155
アルドステロン 16, 24, 82, 166
アルブミン 32
アレルギー 39
アンギオテンシノーゲン 142
アンギオテンシン 16, 25
暗順応 216
安静時代謝 197
アンドロゲン 82, 92

い
胃運動 172
胃液 175, 184
閾値 27
――（刺激） 50
（2点――） 212, 213
胃腺 184
胃腸相 184
一酸化炭素中毒 36, 154
胃底腺 184
飲作用 6
インスリン 80, 87, 90
咽頭 144
インパルス 29

う
ウエルニッケ中枢 68
ウォルフ管 91
右心室 119
うつ熱 206
運動ニューロン 56

え
栄養素 170
栄養膜 97
液性調節 141
液性免疫 39
エキソサイトーシス 6
エクリン腺 115, 204
壊死 8
エストロゲン 91
エネルギー代謝 195
――率 196, 224
エリスロポエチン 84
嚥下 107, 171
塩酸（胃液） 184
遠視 216
延髄 64, 74
エンテロガストロン 175
エンドサイトーシス 5

お
横隔膜 107
横行小管 111, 120
黄色骨髄 106
黄体期 94
黄体形成ホルモン 78, 93, 94
嘔吐 173
黄斑 215
横紋筋 106, 220
オキシトシン 78, 96
オッディ括約筋 193, 195
温覚 212
温度勾配 197

か
外呼吸 142
介在ニューロン 56
概日リズム 84
外生殖器 91
外層温 197, 200
解糖 3
――過程 111
――系 221
海馬 68
灰白質 57, 65
外反射 178
外分泌腺 13
外膜 122
海綿骨 103
核（細胞） 2
核酸 10
核小体 2
核心温 200
覚醒 69, 218
拡張期 129, 132
――血圧 136
核膜孔 2
角膜反射 217
過呼吸 159
下垂体 77
下垂体ホルモン 78
ガス交換 4, 152
ガストリン 84, 87, 174, 185
下大静脈 125
滑液 102
活動時代謝 196
活動電位 6, 29, 50, 110, 128, 210
滑膜 102
カテコールアミン 85, 87
可動結合 102
カフ圧 137
硝子軟骨 14, 102
カルシトニン 79, 88
感覚受容器 212
眼窩反射 217
含気骨 101
眼球 214
冠血管系 121
幹細胞 6
間質液 2, 22
――圧 21
――膠質浸透圧 21
緩衝液 25
緩衝作用 155
冠状動脈 121
肝小葉 192
関節 102
汗腺 115
肝臓 191
眼底血圧 216
肝動脈 192
管内消化 189
間脳 64
――の中枢 75
寒冷血管反応 203

き
気化熱 203
器官 1, 15
気管 144
気候馴化 204
基礎代謝 196, 224
――測定方法 225
――率 224
基底膜（腎小体） 162
気道 145
ギャップ結合 12

嗅覚	214	
──器	215	
──野	67	
吸気	108	
嗅細胞	214	
嗅上皮	215	
旧皮質	210	
橋	63	
胸郭	146	
胸腔	146	
凝血塊	30	
凝固時間（血液）	45	
胸式呼吸	146	
凝集原	40, 42	
凝集素	42	
胸水	22	
巨大結腸症	180	
筋	106	
──細胞	6	
──収縮	129	
──小胞体	120	
──繊維	108	
近距離反射	217	
近視	216	

く

空腹期収縮	174
クエン酸回路	3, 221
屈曲反射	61
グリココール酸	194
クリスタ	2
グルカゴン	80, 87
クレアチンリン酸	221
グロビン	152
グロブリン	32

け

毛	114
頸動脈洞	157
──反射	140
血圧	25
──測定（触診法）	139
血液	29
──型検査	43
──循環時間	123
──中の分圧	152
──の凝固	30
──のpH	16
血管	115, 122
──運動中枢	140
──内圧	20
──の構造	122
月経周期	94
結合組織	13
血色素	33
血漿	22, 30
──膠質浸透圧	20
──たんぱく質	31
──の電解質組成	20
血小板	34

血清	30
──コレステロール値	223
血栓	45
血中カルシウムの調節	16
血中総コレステロール	223
血中ナトリウムの調節	16
血糖値	80, 87
血餅退縮	30
血流量	123
解熱	208
ゲノム	100
下痢	180
嫌気性解糖	3
嫌気的解糖系	221
原形質	1
減呼吸	159
言語中枢（運動性）	68
原尿	161

こ

コア温	197
高温環境	116
交感神経	71, 140, 177, 179
高血圧症	136
抗原	42
──抗体反応	39
──性	40
後索路	58
恒常性	15, 18, 48, 87, 161, 195
甲状腺刺激ホルモン	78
甲状腺ホルモン	17, 78, 79, 85, 89, 90, 166
抗体	42
喉頭	144
更年期	99
興奮	6, 50
──・収縮連関	129
──の伝導	51
──伝導系	119, 120
合胞体	120
抗利尿ホルモン	15, 24, 78, 88, 166
呼気	108
呼吸	3, 142
──運動	146
──筋	146
──数	147
──性代償	26
──性不整脈	134
──中枢	64, 156
呼出量	147
骨格筋	14, 103, 106, 220
──細胞	108
骨芽細胞	104, 105
骨吸収	105
骨形成	105
骨結合	102
骨細胞	14

骨粗鬆症	106
骨伝導	218
骨膜	103
骨迷路	214
古皮質	65, 210
小人症	105
コレシストキニン	84, 193
コロトコフ音	137, 139
コンプライアンス	150

さ

サーカディアンリズム	84
最高（大）血圧	136, 139
最小（低）血圧	136, 139
臍帯	98
最適温度	204
最適pH	25
サイトカイン	40
再分極	51
細胞	1
──外液	19
──外（内）浮腫	22
──呼吸	142
──質	1
──小器官	1
──性免疫	39
──内液	19, 22
──内電位	128
──膜	2, 4
左心室	119
酸化的リン酸化	111
残気量	148
三尖弁	119
酸素解離曲線	36, 153
酸素化ヘモグロビン	36
三半規管	213

し

シェル温	197
視覚	214
──野	67
弛緩血圧	136
色覚異常	217
色盲	217
糸球体	160, 161
子宮内膜周期	94
軸索	49
軸偏位	134
止血機構	43
視交叉上核	65
支持細胞	15
支持組織	13
思春期	91
視床下部	49, 74, 75, 77, 86, 204
──（体温恒常性）	204
──の機能	64
指趾乱調反応	203
脂腺	115
膝蓋腱反射	61

索　引

自動性細胞 …………………… 129	──系 ………………… 48, 76	性周期 …………………………… 94
シナプス ……… 15, 49, 110, 210	──細胞 ………………… 15, 210	生殖 ……………………………… 90
脂肪 ………………………………… 9	──細胞体 ………………… 49	生殖腺 …………………………… 90
──（吸収） …………… 191	──衝撃 ………………… 50	──隆起 ………………… 90
視野欠損 ………………………… 217	──内分泌細胞 ………… 86	性腺刺激ホルモン ……………… 94
周期性呼吸 ……………………… 159	心室 ……………………… 118, 119	精巣 ……………………………… 92
収縮期 …………………… 129, 131	──性期外収縮 ………… 134	声帯 ……………………………… 144
──血圧 ………………… 136	心周期 …………………… 129	成長ホルモン ……………… 78, 90
重層上皮 ………………………… 11	腎小体 …………………… 160	赤芽球 …………………………… 33
集中（シナプス伝達） ……… 55	腎髄質 …………………… 160	赤色骨髄 ………………………… 106
十二指腸腺 ……………………… 186	腎性代謝 ………………… 26	脊髄 ……………………………… 57
終板 ……………………………… 110	心臓 ……………………… 118	──視床路 ……………… 57
絨毛 ……………………………… 190	──機能促進（抑制）反射 140	──小脳路 ……………… 59
主細胞 …………………………… 184	腎臓 ……………………… 159, 160	──神経 ………………… 57
樹状突起 ………………………… 49	──（ホルモン） ……… 84	──の中枢 ……………… 74
受精 ……………………………… 97	靱帯 ……………………… 102	──反射 …………… 60, 211
受動輸送 ………………………… 5	人体（構成成分） ……… 9	──膀胱 ………………… 168
受容体 …………………………… 6	腎単位 …………………… 160	セクレチン ………… 84, 87, 185
シュワン細胞 …………………… 15	伸張反射 ………………… 61	赤血球 …………………………… 33
消化 ……………………………… 170	心電図 …………………… 132	──の機能 ……………… 35
消化管（ホルモン） …………… 84	浸透 ……………………… 5	節前（後）繊維 ………………… 71
松果体（ホルモン） …………… 84	──圧 ……………… 5, 88	絶対不応期 ……………………… 51
少呼吸 …………………………… 159	心拍出量 ………………… 131	セロトニン ……………………… 44
上室性期外収縮 ………………… 134	心拍数 …………………… 134, 222	繊維素
小循環系 ………………… 30, 122, 124	心拍動時間 ……………… 130	──原 …………………… 32
小泉門 …………………………… 102	真皮 ……………………… 114	──溶解系 ……………… 45
上大静脈 ………………………… 125	新皮質 …………………… 65	──溶解現象 …………… 30
小腸 ……………………………… 175	腎皮質 …………………… 160	繊維軟骨 ………………………… 14
──液 …………………… 186	心房 ……………………… 118	全か無かの法則 …………… 28, 50
──腺 …………………… 186	──性ナトリウム利尿ペプ	染色質 …………………………… 2
小脳 ……………………………… 211	チド ……………… 84, 142	染色体 …………………………… 90
上皮細胞 ………………………… 190	──（ホルモン） ……… 84	先体反応 ………………………… 97
上皮小体ホルモン ……………… 166	心膜 ……………………… 118	選択的透過性 …………………… 28
上皮組織（働き） ……………… 12	**す**	前庭器管 ………………………… 213
小胞体 …………………………… 2	膵アミラーゼ …………… 187	蠕動運動 ………………… 166, 175, 179
静脈圧 …………………………… 136	随意筋 …………………… 106, 220	繊毛 ………………………………… 3, 6
静脈血 …………………………… 36	随意呼吸運動中枢 ……… 156	繊溶 ……………………………… 30
静脈弁 …………………………… 122	膵液 ……………………… 187	──系 …………………… 45
触圧覚 …………………………… 212	膵臓 ……………………… 187	前立腺肥大症 …………………… 168
食作用 …………………………… 6	錐体路 …………………… 59, 113	**そ**
食事摂取基準 …………… 227, 228	──外路 ………………… 59	桑実胚 …………………………… 97
食道 ……………………………… 172	膵島 ……………………… 79, 80	相反神経支配 …………………… 61
徐呼吸 …………………………… 158	睡眠 ……………………… 69, 218	相対不応期 ……………………… 51
女性ホルモン …………… 82, 91, 93	──時代謝 ……………… 196	総胆管 …………………………… 192
──と性周期 …………… 94	膵リパーゼ ……………… 187, 189	総炭酸 …………………………… 37
徐脈 ……………………… 129, 134	ステロイド系ホルモン	僧帽弁 …………………………… 119
自律神経 ………………………… 72	……………… 76, 81, 82, 85	塞栓症 …………………………… 45
──系 …………………… 56	ストレス ………………… 89	組織 ……………………………… 1
──節 …………………… 73	ストレッサー ……… 38, 89	組織呼吸 ………………………… 142
──反射 ………………… 75	スパイク電位 …………… 182	咀嚼 ……………………………… 170
自律性反射 ……………………… 60	スパイログラム ………… 147	──筋 …………………… 107
心音 ……………………………… 134	滑り説 …………………… 110, 220	疎性結合組織 …………………… 13
腎機能（調節） ………………… 165	**せ**	**た**
心筋 ……………………… 14, 118, 120	精細管 …………………… 92	第一（二）次性徴 ……………… 92
神経 ……………………………… 115	精子 ………………… 90, 92, 97	体液 ……………………………… 18, 19
──インパルス ………… 50	静止電位 ………………… 6	──と海水 ……………… 20
──核 …………………… 74	静止膜電位 ………… 28, 50, 128	体温 ……………………………… 197, 201
──筋接合部 …………… 110	静止膜平衡 ……………… 27	──調節中枢 …………… 205

索　引

──の恒常性 …………… 205
──の生理的変動 ……… 199
対光反射 ……………………… 217
対向流熱交換系 ……………… 202
胎児 …………………………… 98
代謝 …………………………… 3
体循環系 ………… 30, 122, 124, 125
大循環系 …………… 30, 122, 124
体深部温 ……………………… 197
体性感覚野 …………………… 67
体性－内臓反射 ……………… 75
体性反射 ……………………… 60
大泉門 ………………………… 102
大腸 ……………………… 178, 188
　　──液 …………………… 188
　　──性便秘 …………… 182
大動脈弓 ……………………… 125
　　──反射 ……………… 140
大動脈洞 ……………………… 157
大脳
　　──基底核 …………… 65
　　──髄質 ……………… 65
　　──半球 ……………… 65
　　──皮質 ………… 65, 211
　　──辺縁系 …………… 210
　　──辺縁系の中枢 …… 75
胎盤 …………………………… 98
対流 …………………………… 202
タウロコール酸 ……………… 194
唾液 …………………………… 183
多呼吸 ………………………… 159
短関節 ………………………… 103
短骨 …………………………… 101
胆汁 …………………………… 193
　　──色素 ……………… 194
胆汁酸 ………………………… 194
　　──の働き …………… 194
単収縮 ………………………… 112
弾性軟骨 ……………………… 14
男性ホルモン … 82, 89, 90, 91, 92
単層上皮 ……………………… 11
胆嚢 ……………………… 192, 193
たんぱく質 …………………… 9
　　──の吸収 …………… 190
　　──ペプチド系ホルモン
　　　　………………… 76, 85

ち
置換骨 ………………………… 104
緻密骨 ………………………… 103
中枢神経系 …………… 56, 210
中心体 ……………………… 3, 7
中脳 ………………………… 62, 74
中膜 …………………………… 122
聴覚 …………………………… 217
　　──野 ………………… 67
長骨 …………………………… 101
腸内細菌 ……………………… 188
直腸性便秘 …………………… 182

つ
痛覚 …………………………… 211
爪 ……………………………… 115

て
低温環境 ……………………… 116
低血圧症 ……………………… 136
ティフィノー曲線 …………… 149
デオキシリボ核酸 ………… 2, 10
テストステロン ……… 82, 91, 92
テロメア ……………………… 99
電解質 ………………………… 20
　　──コルチコイド … 81, 82
　　──の吸収 …………… 191
電子伝達系 …………………… 3
伝導 …………………………… 201

と
糖質 …………………………… 9
　　──コルチコイド
　　　　………………… 81, 89, 90
等尺性収縮 …………… 112, 220
等張性収縮 …………… 112, 220
糖の吸収 ……………………… 190
逃避反射 ……………………… 61
洞房結節 ……………………… 120
動脈血 ………………………… 36
等容性拡張期 ………………… 132
等容性収縮期 ………………… 131
洞リズム ……………………… 134
ドーパミン …………………… 211
トリプシン …………………… 187

な
内呼吸 ………………………… 142
内生殖器 ……………………… 91
内臓－体性反射 ……………… 75
内臓－内臓反射 ……………… 75
内部環境 ……………………… 18
内分泌系 ……………………… 76
内分泌腺 …………………… 13, 76
内膜 …………………………… 122
ナトリウムポンプ …………… 28
軟骨結合 ……………………… 102
軟骨組織 ……………………… 14

に
二重支配 ……………………… 140
2点閾値 ……………………… 212
2点識別 ……………………… 212
ニューロン …………………… 15
　　──運動 ……………… 56
尿 ………………………… 23, 161
尿管 ……………………… 159, 166
　　──の神経支配 ……… 167
尿細管
　　──の機能 …………… 162
　　──（物質の再吸収） … 164
尿失禁 ………………………… 168
尿道 …………………………… 160

ね
ネクローシス ………………… 8

の
熱（筋の）…………………… 113
熱中症 ………………………… 207
熱平衡（体温）……………… 199
熱放散 ………………………… 116
ネフロン ……………………… 160
粘液細胞 ……………………… 184

の
脳幹 ……………………… 62, 210
　　──の中枢 …………… 74
　　──網様体 …………… 64
　　──網様体賦活系 …… 218
脳橋 …………………………… 63
脳脊髄液 ………………… 70, 219
脳相 …………………………… 183
能動輸送 ……………………… 5
濃度勾配 ……………………… 50
脳波 ……………………… 69, 218
ノルアドレナリン … 73, 82, 87
ノンレム睡眠 ………………… 70

は
肺 ……………………………… 145
　　──活量 ……………… 148
　　──気量 ……………… 147
　　──呼吸 ……………… 142
　　──循環系 … 30, 122, 124
排泄 …………………………… 4
排尿 ……………………… 166, 167
　　──困難 ……………… 168
胚盤胞 ………………………… 97
排便 …………………………… 180
肺胞 …………………………… 145
　　──換気量 …………… 151
肺葉 …………………………… 145
排卵期 ………………………… 94
白質 ……………………… 57, 65
バソプレッシン
　　　　……… 24, 78, 88, 142, 166
発汗 …………………… 116, 202, 203
白血球 ………………………… 33
発散（シナプス伝達）……… 55
発熱 ……………………… 206, 207
パラトルモン ……… 79, 88, 166
反射 …………………………… 55
反射弓 ………………………… 61
半透膜 ………………………… 5

ひ
皮下組織 ……………………… 114
鼻腔 …………………………… 143
非周期性呼吸 ………………… 159
左冠状動脈 …………………… 121
ビタミンの吸収 ……………… 191
非電解質 ……………………… 20
非特異的防御反応 …………… 38
ヒト絨毛性ゴナドトロピン … 95
泌尿器系 ……………………… 159
皮膚 …………………………… 115
　　──温 ………………… 197
表情筋 ………………………… 107

237

表皮	113	
ビリルビン	194	
ヒルススプリング症	180	
疲労（筋の）	113	
貧血	34	
頻呼吸	158	
頻尿	168	
頻脈	129, 134	

ふ

フィードバック	48
──（恒常性）	48
──（ホルモン）	17
──制御	93, 94
フィブリノーゲン	32
フィブリン	45
──塊	30
フェノール誘導体系ホルモン	77, 85
フォスファチジルコリン	150
付加骨	104
不感蒸泄	22, 116, 202
不規則骨	101
複関節	103
副交感神経	72, 140, 176, 179
副甲状腺ホルモン	79, 88
腹式呼吸	146
副腎アンドロゲン	81, 82
副腎髄質ホルモン	166
副腎皮質	81
──刺激ホルモン	24, 78, 89
──ホルモン	166
腹水	22
副生殖器	90
副鼻腔	143
浮腫	22
──（成因）	23
不随意筋	75, 220
不整脈	134
プチアリン	183, 189
物質交換	18, 20
不動結合	102
プラスミノーゲンアクチベータ	45
プラトー相	128
振子運動	176
プルキンエ繊維	120
ブルンネル腺	186
ブローカ中枢	68
プロゲステロン	90
プロラクチン	78, 96
分節運動	179
分泌	4
分娩	96
噴門腺	184

へ

平滑筋	14, 220
平均血圧	136
閉経	99
ベインブリッジ反射	140
ペースメーカー（小腸運動）	176
ペースメーカー細胞	129
壁細胞	184
壁内反射	177
ペプシン	189
ヘマトクリット	33
ヘム	152
ヘモグロビン	33, 35, 152
辺縁系	68
扁平骨	101
弁膜	118
鞭毛	3, 6
ヘンレ係蹄	160, 162, 164

ほ

防御反射	61
縫合	102
膀胱	159, 166
──炎	168
房室弁	118, 119
放射	201
放出ホルモン	77
ボーマン嚢	161
歩調取り	120
──細胞	129
骨	
──のカルシウム代謝	105
──の生理機能	106
ホメオスタシス ⇨ 恒常性	
ホルモン	76
──の作用機序	84
──のフィードバック	17

ま

マイスナー神経叢	175
膜消化	189
膜性骨	104
膜電位	28, 50, 182
膜迷路	214
マクロファージ	13
末梢神経系	56
マトリックス	2
マンシェット圧	137

み

ミオグロビン	36
ミオシンフィラメント	109, 110, 111, 220
味覚	213
──相	184
──野	68
右冠状動脈	121
密性結合組織	13
ミトコンドリア	2
ミネラルコルチコイド	166
脈圧	136
脈拍	129
ミュラー管	91
味蕾	213

む

無呼吸	159
ムチン	183
無尿	168

め

明順応	216
眼（構造）	215
メラトニン	84
免疫グロブリン	32

も

毛球	114
毛包	114
網膜	215, 216
門脈	125, 192

や

夜盲症	215

ゆ

有核赤血球	33
有酸素運動	221
幽門	173
──腺	184
輸血	42, 43

よ

溶血	33
羊水	98
抑制ホルモン	77

ら

ラプラスの法則	150
卵割	97
ランゲルハンス島	79, 80
卵子	90, 97
卵巣	93
──周期	94
ランビエの絞輪	49
卵胞	93
──期	94
──刺激ホルモン	78, 94
卵膜	98

り

リソゾーム	3
立毛筋	114
リボ核酸	2, 10
リボゾーム	2
リモデリング	105
リン脂質	9
リンパ液	22, 126
リンパ管	127
リンパ球	13
リンパ系	126
リンパ節	127

れ

冷覚	212
レシチン	150
レニン	16, 25, 84
レニン-アンギオテンシン-アルドステロン系	89, 142, 166
レム睡眠	70
連合野	68

ろ

老化	99
ロドプシン	215

〔編著者〕		（執筆分野）
田中　明 （たなか あきら）	女子栄養大学栄養学部　教授	第1章, 第4章

〔著　者〕（五十音順）

青峰　正裕 （あおみね まさひろ）	中村学園大学　名誉教授	第5章 1, 2
荒木　英爾 （あらき えいじ）	女子栄養大学保健センター　所長	第3章 1～4
京泉　誠之 （きょういずみ せいし）	元安田女子大学家政学部　教授	第3章 5
中条　正 （ちゅうじょう ただし）	元金沢学院大学経営情報学部　教授	第6章
深尾　偉晴 （ふかお ひではる）	元くらしき作陽大学食文化学部　教授	第2章, 第5章 5
山里　晃弘 （やまさと てるひろ）	元岡山学院大学人間生活学部　教授	第5章 3, 4

Nブックス

生　理　学

2005年（平成17年）9月10日　初　版　発行
2015年（平成27年）1月15日　第6刷発行

編著者　田　中　　　明
発行者　筑　紫　恒　男
発行所　株式会社　建帛社
　　　　　　　　KENPAKUSHA

〒112-0011 東京都文京区千石4丁目2番15号
TEL（03）3944-2611
FAX（03）3946-4377
http://www.kenpakusha.co.jp/

ISBN 978-4-7679-0318-7　C3047　　　　文唱堂印刷／常川製本
©田中ほか, 2005.　　　　　　　　　　　Printed in Japan
（定価はカバーに表示してあります）

本書の複製権・翻訳権・上映権・公衆送信権等は株式会社建帛社が保有します。
JCOPY〈(社)出版者著作権管理機構　委託出版物〉
本書の無断複写は著作権法上での例外を除き禁じられています。複写される場合は，そのつど事前に，(社)出版者著作権管理機構（TEL 03-3513-6969, FAX 03-3513-6979, e-mail : info@jcopy.or.jp）の許諾を得て下さい。